청진에서 기계 환기의 원리까지

쏙쏙 들어오는 호흡기 생리

군자출판사

쏙쏙 들어오는 호흡기생리: 청진에서 기계 환기의 원리까지

첫째판 1쇄 인쇄 | 2010년 2월 25일
첫째판 1쇄 발행 | 2010년 3월 5일
첫째판 2쇄 발행 | 2015년 7월 13일

지 은 이 이 현
발 행 인 장주연
편집디자인 김연정 · 민영선
표지디자인 이지선
발 행 처 군자출판사
등록 제 4-139호(1991. 6. 24)
본사 (110-717) 서울특별시 종로구 창경궁로 117 (인의동 112-1)동원회관 BD 6층
전화 (02) 762-9194/5 팩스 (02) 764-0209
홈페이지 | www.koonja.co.k

ISBN 978-89-6278-196-0

정가 28,000원

글 머리에...

의과대학을 다니던 마지막 해에 작은 자취방에서 조금씩 적어두었던 원고가 한 권의 책이 되기까지는 약 4년의 시간이 더 걸렸습니다. 호흡생리를 어려워하는 후배들을 위해 적어두었던 첫 원고에 산소와 이산화탄소의 생리 및 기계환기의 원리를 추가하였더니 꽤나 두꺼운 책이 되었습니다.

추가된 원고는 총소리와 훈련병들의 함성소리가 뒤섞인 교정에서 응급대기를 하며 대부분 작성하였습니다. 행간에 함께 적지는 못했지만 쉽게 풀어쓰기 위해 고민했던 흔적들이 환자의 상태를 섬세하게 관찰하고 그들의 호흡과 맥박을 지켜야 하는 여러 선생님들과 ICU 간호사님들에게 그리고 이러한 지식을 처음 배워야 하는 의과대학(원)생들에게 도움이 되었으면 합니다.

책 출판을 흔쾌히 승낙해 주신 군자출판사 장주연 사장님과 물심양면으로 지원해 주신 장병훈 과장님, 책 일부를 거의 새로 썼을 정도로 퇴고를 했지만 수정 작업을 기꺼이 해주신 김연정씨에게 큰 감사를 드립니다.

또한 글머리를 빌어 오랜 벗인 수현 누나와 대의 형, 성진이 형, 유선, 헌남, 진용 그리고 힘든 군 생활을 함께 해준 기훈 형, 황규 형에게 고마운 마음을 전합니다.

마지막으로 이 책을 사랑하는 아내와 하늘이에게 바칩니다.

2010년 2월
이 현

목 차...

4부 기계 환기

1부 청진의 원리

청진의 원리를 작성하는 동안 좋아했던 소아과 선생님이 청진에 대해 해주었던 이야기가 종종 생각이 났습니다.

"현아. 어린아이들이 울지 않게 청진하는 법을 아니?"

"방긋 웃으면서 '숨소리 좀 들어볼까?' 라고 묻거나 '가슴 좀 볼까?' 라고 물으면 되지 않을까요?"

"음, 내 경험상 아이들은 가슴이나 등이라는 단어를 쓰면 무얼 하는지 모르고 울어. 굉장히 아픈 것을 한다고 생각하는 것 같아."

"그럼 어떻게 해야 해요?"

"나는 배꼽 좀 보여달라고 해. '하늘아! 하늘이 배꼽 좀 볼까?' 하면,
아이들은 가슴까지 옷을 올려. 옷을 올린 아이에게 나는 배꼽에 대한 얘기를 해.
그러다가 배꼽 근처에 청진기를 올려놓는 거야.
아이들이 배꼽에 대해서는 잘 알기 때문에 무서워하지 않아.
청진기를 배꼽에 대도 아프지 않다는 것을 아이가 알면 이제 가슴하고 등에
대보는 거야. 처음 이렇게 청진기가 아프지 않다는 것을 아는 아이들은
청진기를 좋아하기도해. 궁금하겠지? 어떤 소리가 들리지..."

1부에서는 청진에 대해 공부해 봅시다. 우리가 만나는 환자들의 가슴에서 어떤 소리가 들릴지에 대해서.

만약 어떤 원리로 청진음이 들리는지에 대해 조금 더 공부하고 우리가 사용하는 청진기가 어떤 특징을 가지고 있는지 잘 알고 있다면, 우리는 아주 조금이라도 더 잘 들을 수 있는 의사가 될 수 있지 않을까요?

1. 호흡기계 청진의 원리

BATE' s Guide to Physical examination and history taking과 Clinical lung sound manual 등, 호흡기계의 physical examination에 대한 좋은 책들이 많음에도 불구하고 이렇게 호흡기계의 physical examination에 대해 지면을 할애한 이유는 호흡기계의 타진과 청진의 원리를 이해하는데 어려움을 겪는 후배들을 많이 봤기 때문입니다. "왜 폐렴에서는 호흡음이 크게 들려요?" 라는 질문에 어떤 대답을 해야 할 지 고민을 하다, 호흡음 뿐만 아니라 청진과 청진기의 원리에 대한 관심이 생기게 되었습니다. 생리학 시간에도 호흡역학에 대해 주로 배울 뿐 호흡음의 발생 원리와 청진에 대해서는 자세히 배우지 않기 때문에 첫 장에서는 이에 대해서 설명하도록 하겠습니다.

호흡기계를 진찰하는 순서는 시진-촉진-타진-청진입니다. 이 책에서는 타진과 청진을 순서대로 다루겠습니다.

1) 호흡기계 청진음의 묘사

소리는 pitch와 intensity의 두 가지 요소로 구성됩니다. Pitch와 intensity를 혼동하는 학생들이 많은데, 두 차이를 잘 알고 있어야 청진과 타진을 공부하는데 어려움을 겪지 않습니다. Pitch는 소리의 높낮이를 의미하고, intensity는 소리의 크기를 의미합니다. 예를 들어 조용히 말하는 여학생의 목소리는 high pitch이지만 low intensity입니다. 한편, 크게 말하는 남학생의 목소리는 low pitch이지만 high intensity입니다.

이 둘을 기록하는 방법도 다릅니다. 소리의 높낮이를 의미하는 pitch는 frequency로 나타내고 Hz를 사용합니다. 소리의 크기를 표현하는 intensity는 dB을 사용합니다.

또한 청진과 관련된 소리가 약 250ms 이상 지속되면 musical 또는 continuous(연속적)라고 묘사하고, 이보다 짧은 기간동안 발생하면 dicontinous(비연속적)라고 묘사합니다.

(1) 호흡기계의 청진음과 pitch

소리의 높낮이(pitch)는 소리의 진동수(frequency)와 비례합니다. 따라서 빨리 진동하는 소리(high frequency sound)는 고음(high pitched sound)을, 느리게 진동하는 소리(low frequency sound)는 저음(low pitched sound)을 발생시킵니다.

사람의 가청주파수는 약 50~1200Hz입니다. 사람의 가청주파수를 고려했을 때 100Hz에서 가장 큰 소리가 발생하는 호흡음은 low frequency sound로 상당한 저음이지만, 심음은 그보다 더 낮은 음으로 들리기 때문에 청진과 관련하여 호흡음은 high pitched sound로 심음은 low pitched sound로 묘사됩니다.

(2) 호흡기계의 청진음과 intensity

소리의 진폭은 소리의 크기(intensity)와 비례합니다. 따라서 소리의 진폭이 클수록 큰 소리가 발생하게 합니다. 청진기는 사람의 귀에 잘들리지 않는 100Hz 이하의 소리를 증폭시켜 귀에 전달하는 기능을 합니다.

정리

호흡기계의 소리를 묘사하는 방법

	기술법	단위
소리의 크기(intensity)	크다/작다	dB
소리의 높낮이(pitch)	높다/낮다	Hz
소리의 기간(duration)	Musical(continuous)/discontinuous	-

문제

1. 북소리와 캐스트너츠의 intensity와 pitch를 각각 적으시오.

	Intensity	Pitch
북	(1)	(2)
캐스트너츠	(3)	(4)

▶ 정답 문제 1. (1) 크다. (2) 낮다. (3) 작다. (4) 높다.

2) 타진의 생리학(Physiology of percussion)

타진은 chest wall을 손가락으로 두드려서 chest wall 내부(폐 실질 또는 pleural space)의 밀도를 알아보는 방법입니다. 따라서 chest wall의 타진 시 이상음이 들린다고 해서 폐의 이상인지 pleural sapce의 이상인지를 감별하기는 어렵습니다.

밀도의 증가는 chest wall 내부의 정상 공기가 액체나 고체화 되었다는 것을 의미하고, 밀도의 감소는 chest wall 내부에 더 많은 공기가 차 있다는 것을 의미합니다. 정상 타진음은 resonance라고 하고, 밀도의 증감에 따라 표 1-1에 묘사된 용어를 사용합니다.

많은 학생들이 생각하는 것과는 달리 공기가 차 있는 구조를 타진할 때 들리는 resonance나 hyperresonance는 높은 음을 가진 소리가 아닙니다. 또한 고체나 액체가 차 있는 구조를 타진할 때 들리는 dullness나 flatness는 낮은 음을 가진 소리가 아닙니다. 이는 intensity와 pitch를 구분하지 못해서 생기는 오해입니다.

소리의 크기(intensity)는 고체를 타진할 때 들리는 flatness에서 가장 작고 공기가 차 있는 구조를 타진할 때 들리는 hyperresonance에서 가장 크지만, 소리의 높낮이(pitch)는 flatness에서 가장 높고 hyperresonance에서 가장 낮습니다.

즉, 밀도가 높은 물질(액체나 고체)을 타진할 때 나는 소리의 크기는 작지만 pitch는 높습니다. 반면에 밀도가 낮은 물질(공기)를 타진할 때 나는 소리의 크기는 크지만 pitch는 낮습니다.

하지만 타진음에 대한 정확한 묘사를 하지 못한다고 해서 dullness와 hyperre-

표 1-1. 타진을 묘사하는 용어와 특징

	밀도	Relative intensity	Relative pitch	Relative duration	예
Flatness	매우 높다	작은 소리	높은 음	짧다	허벅지
Dullness	높다	중간 소리	중간 음	중간	간
Resonance	정상	큰 소리	낮은 음	길다	정상 폐
Hyperresonance	감소	매우 큰 소리	더 낮은 음	더 길다	-
Tympany	매우 감소	큰 소리	높은 음*	*	공기가 차 있는 위

* 주로 음색으로 구분 가능, - 정상적인 구조에서는 존재하지 않음

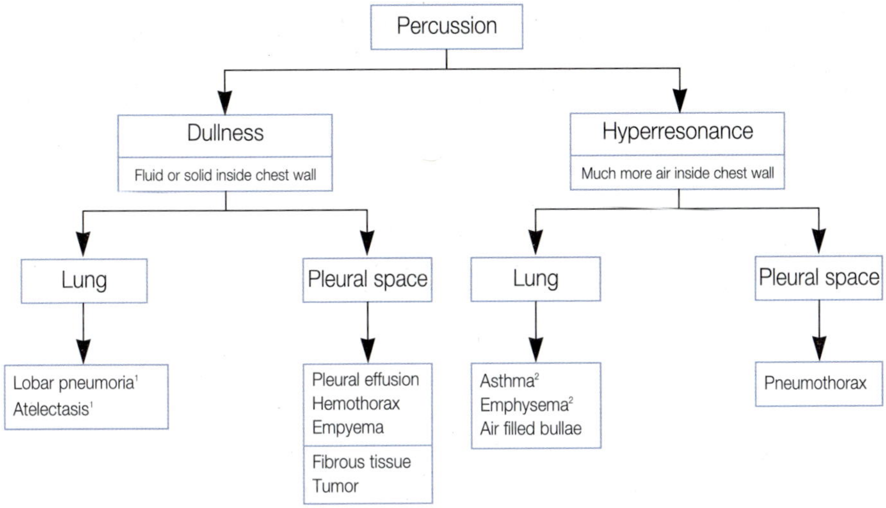

1. Patency에 관계없이 dullness가 들림
2. Hyperinflated lung에서 generalized hyperresonance가 들릴 수 있지만 reliable sign은 아님

표 1-2. Percussion의 알고리즘

sonance를 구분하지 못하는 사람은 거의 없습니다. 또한 의사고시를 비롯한 학교 시험 문제에서 타진음을 묘사할 때 “타진 시 dullness 혹은 hyperresonance가 들렸다” 라는 표현으로만 기술합니다.

따라서 타진음의 특성보다는 dullness가 들렸을 때에는 “chest wall 내부에 액체나 고체가 존재한다.”는 것과 hyperesonance가 들렸을 때에는 “chest wall 내부에 공기가 더 많이 존재한다”는 것만 알고 있으면 됩니다.

폐 또는 pleural space에 무엇이 존재하는지에 따라 표 1-2와 같이 분류할 수 있습니다.

참고 타진은 다음과 같은 순서대로 실시합니다(그림 1-1).

① 한 손의 3번째 손가락을 갈비뼈 사이 공간과 평행하게 놓습니다.

② 한 손의 3번째 손가락의 끝 마디를 chest wall에 단단히 밀착합니다.

③ 다른 손의 3번째 손가락 끝으로 손목만을 사용해서 90° 각도로 chest wall 위에 놓인 손가락의 DIP joint 부위를 빠르게 두드립니다. 이 때 3번째 손가락만이 chest wall에 닿아야 합니다.

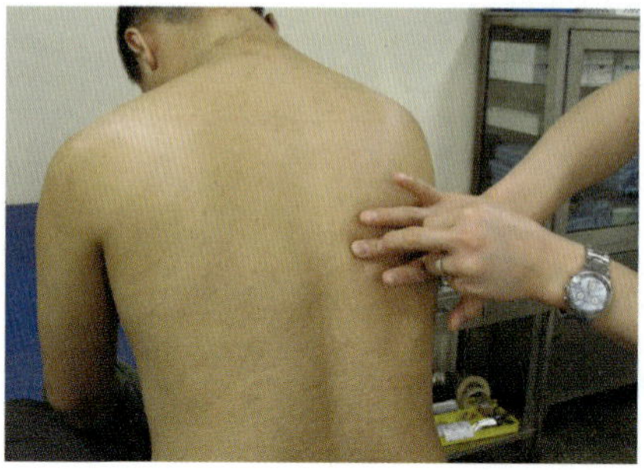

그림 1-1. Percussion 방법

정리

타진의 생리학적 의미

1. Hyperresonance

큰 소리의 낮은 음(intensity가 크고 pitch는 낮은 음)

Much more air inside chest wall(pleural space or lung)

2. Dullness

작은 소리의 높은 음(intensity가 작고 pitch는 높은 음)

Fluid or solid tissue inside chest wall(pleural space or lung)

3. Percussion으로 pleural space의 이상인지 lung의 이상인지 감별할 수가 없다(그림 1-2).

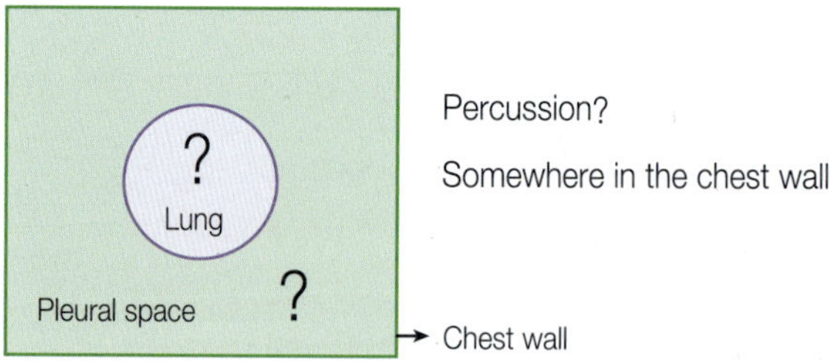

그림 1-2. Percussion의 제한점

문제

1. 호흡곤란으로 내원한 환자의 흉부를 타진했을 때, 좌측 흉부에서만 hyperresonance가 들렸다. 어떤 질환을 의심할 수 있는가? 아래 보기에서 답을 2가지 고르시오.

1) Lobar pneumonia
2) Emphysema
3) Pneumothorax
4) Atelectasis
5) Pleural effusion
6) Air-filled bullae in the lung

풀이 Chest wall 내부에 공기가 더 많이 존재합니다. Pleural space에 이상이 있으면 pneumothorax, lung에 이상이 있으면 emphysema, air-filled bullae in the lung입니다. 하지만 emphysema나 asthma의 경우 양 폐가 모두 hyperinflation을 일으키기 때문에 한쪽 폐에서만 hyperresonance를 일으키지는 않습니다.

2. 정상인의 앞가슴 타진 시 폐-간 경계는 우측 빗장뼈중앙선을 기준으로 할 때 몇 번 째 갈비뼈사이 공간에 위치하는가? (KMLE 06')

1) 3 2) 4 3) 5 4) 6 5) 7

풀이 절대 탁음이 들리는 폐-간 경계는 midclavicular line에서는 6th intercostal space에서 midaxillary line에서는 8th intercostal space에서 midscapular line에서는 10th intercostal space에서 들립니다.

3. 호흡곤란으로 내원한 환자의 흉벽을 타진했을 때, 우측 아래 흉벽에서 dullness가 느껴졌다. 다음 보기에서 의심할 수 있는 질환이 아닌 것은?

1) Pleural effusion
2) Lobar pneumonia
3) Hemothorax
4) Empyema
5) Pneumothorax

풀이 Chest wall 안쪽 어디엔가에 solid or fluid가 존재할 때 dullness가 발생합니다. 만약 pleural space에 흉수가 있다면 pleural effusion, blood가 있다면 hemothorax, 농이 있다면 empyema입니다. 또한 pleural space에 fibrous tissue와 tumor와 같은 고체가 존재할 때에도 dulness가 발생할 수 있습니다. 또한 폐렴 등에 의해 폐의 공기가 액체 또는 고체화(consolidation)되어도 dullness가 발생합니다.

▶ 정답 문제 1: 3), 6) 문제 2: 4) 문제 3: 5)

3) 청진기의 원리

앞서 공부했듯이 타진만으로는 chest wall 내부의 어느 부위에 이상이 있는지 알 수 없습니다. 이를 구분하는데 청진이 큰 도움을 줍니다. 청진기에는 단순히 diaphragm과 bell로 구성된 청진기부터 한쪽 면으로 diaphragm과 bell의 기능을 다 할 수 있는 청진기, 옷 위에서 청진해도 잡음을 걸러주어 청진음을 들을 수 있다는 디지털 청진기까지 다양한 종류가 존재하지만 우리는 가장 기본적인 diaphragm과 bell로 구성된 청진기에 대해서 알아봅시다.

(1) 청진기의 구성

청진기는 diaphragm, bell, tube, ear pieces로 구성됩니다(그림 1-3). Diaphragm과 bell을 chest pieces라고 부릅니다(그림 1-4).

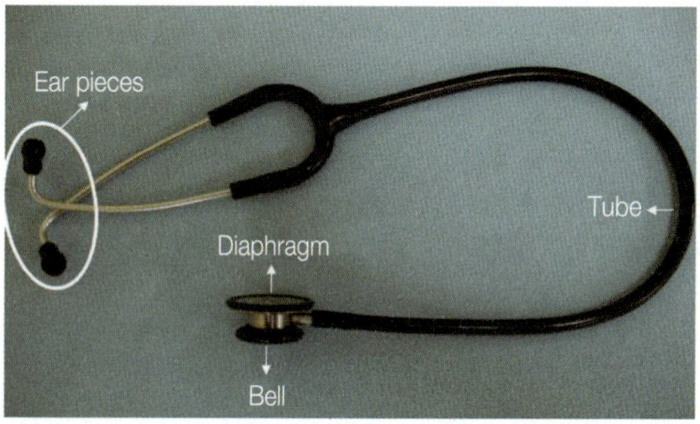

그림 1-3. 청진기의 구성

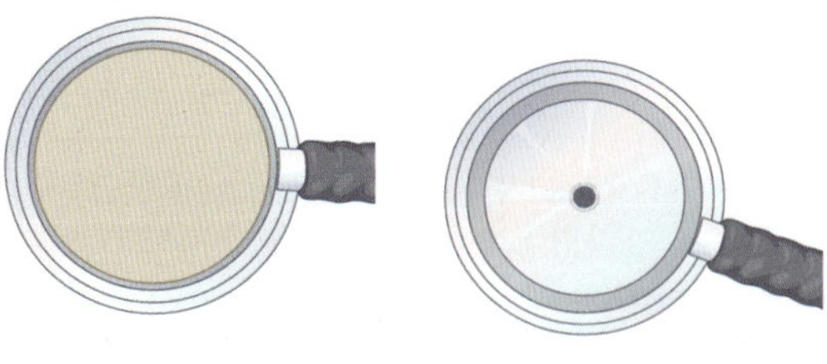

그림 1-4. Diaphragm(좌측)과 bell(우측)

(2) Chest pieces와 청음

Diaphragm은 high pitched sound를 듣는데 적합하고, bell은 low pitched sound를 듣는데 적합합니다. 예로, 혈압을 잴 때 들리는 Korotkoff sound는 low pitched sound로 bell로 들을 때 더 잘 들립니다.

호흡음 자체도 low pitched sound이지만, 심음에 비교한다면 상대적으로 high pitched sound입니다. 따라서 호흡음은 주로 diaphragm으로 듣습니다.

많은 사람들이 생각하는 것과는 달리 청진기는 실제 호흡음을 들려주지는 않습니다. 사람의 귀에 low pitched sound가 잘 들리지 않기 때문에 대부분의 청진기는 120Hz 이상의 소리를 감소시키고, 그 이하의 소리는 증가시킵니다.

참고로 심장의 murmur는 낮은 음부터 높은 음까지 다양한 frequency를 갖습니다. High frequency murmur와 split sound, systolic click, ejaculation 등은 diaphragm으로 듣는 것이 좋고, low frequency murmur와 diastolic rumble, gallop 등은 bell로 듣는 것이 좋습니다.

정리

1. 청진기의 구성

Diaphragm, bell, tube, ear pieces

2. Chest pieces와 청음

	Pitch	청음
Diaphragm	High pitch	Lung sound
Bell	Low pitch	Heart sound, 혈압측정

참고 크기가 큰 diaphragm으로 높은 음(high pitch)을 듣는다고 외웁시다.

문제

1. 다음 보기는 청진기의 사용법에 대한 설명이다.
   옳은 설명이면 괄호 안에 O, 그른 설명이면 괄호 안에 X 표시를 하시오.

1) 혈압을 잴 때에는 diaphragm을 사용하는 것이 좋다. ( )
2) Diaphragm은 심음을 청진할 때 사용하는 것이 좋다. ( )
3) Bell은 심음을 청진할 때 사용하는 것이 좋다. ( )

풀이 본문 참고

4) 정상 호흡음

(1) 정상 호흡음(Normal lung sound)의 발생기전

건강한 사람의 chest 표면에서 들리는 호흡과 관련된 소리를 정상 호흡음(normal lung sound)이라고 합니다. 정상 호흡음은 1821년 Laennec(1781-1825)에 의해 호흡 세포들(alveolar cells)의 안과 밖으로 flow가 이동하면서 들리는 소리로 정의된 이 후 vesicular sound라고 불렸지만, 실제 호흡음은 alveolar(vesicular) level에서 발생하지는 않습니다.

그렇다면 우리가 청진기에서 듣는 호흡음은 폐의 어느 부위에서 어떤 기전으로 발생한 것일까요? 호흡음이 어느 부위에서 어떻게 발생하는지 아직 명백히 밝혀지지는 않았지만 대부분의 학자들은 기류가 기도(airway)를 통과하며 발생하는 turbulence에 의해 발생하는 것으로 생각합니다.

지금까지의 연구에 의하면 inspiratory sound는 lobar 또는 segmental bronchiole level에서 발생하는 것으로 생각되고, expiratory sound는 이보다 proximal location에서 발생하는 것으로 여겨집니다(그림 1-5). 이네들보다 더 작은 airway에서는 turbulence를 유도할 만큼 airflow의 velocity가 충분하지 못하므로 호흡음이 발생하지 않습니다.

그런데 이렇게 lobar 또는 segmental bronchiole level에서 발생하는 소리를 우리가 그대로 청진기로 들을 수 있는 것은 아닙니다. 정상적으로 공기가 차 있는 폐는 소

▶ 정답 문제 1: 1) (X) 2) (X) 3) (O)

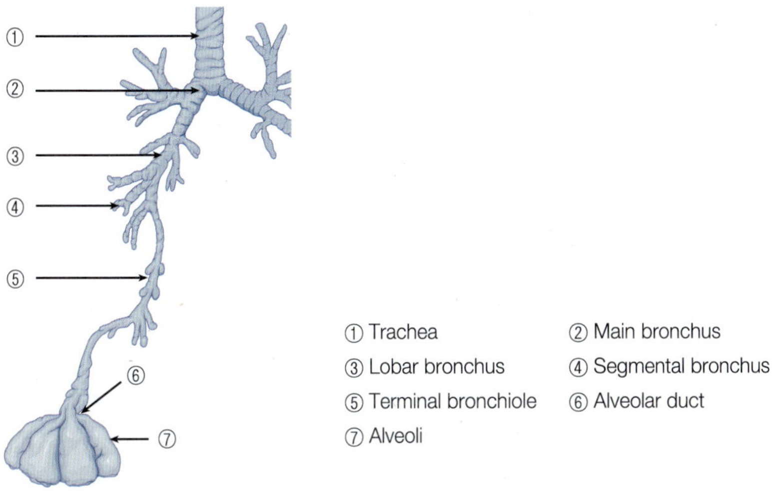

그림 1-5. Airway tree와 호흡음의 발생

리를 여과(filtration)하는데, 특히 high frequency를 가진 sound가 걸러져 주로 low frequency(<200Hz, 100Hz 부위에서 peak intensity를 가짐)의 소리가 주로 들리게 됩니다(그림 1-6, 1-7). 마지막으로 여과된 소리는 pleural space와 chest wall을 통과한 후에 청진기를 통해 우리 귀에 들리게 됩니다.

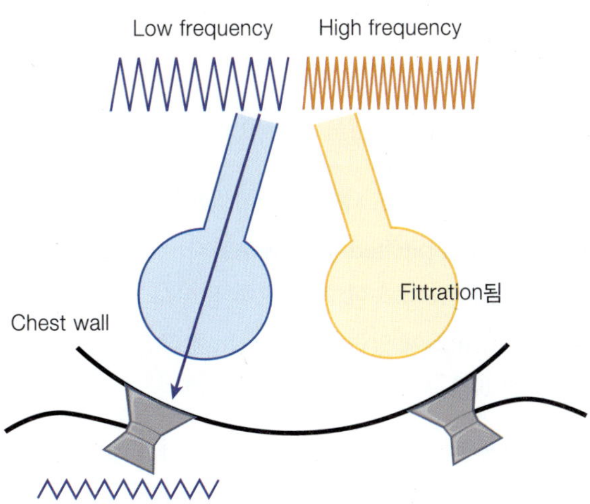

그림 1-6. 호흡음의 여과(filtration)와 청진과의 관계

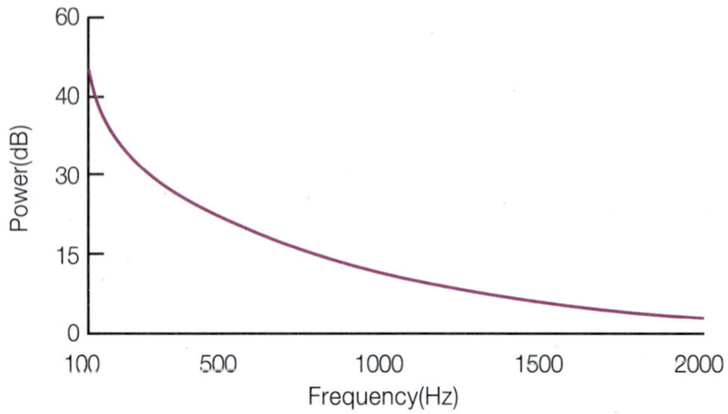

그림 1-7. Normal breathing sound의 frequency와 power

정리

호흡음이 우리 귀에 전달되는 과정

1) 호흡음의 발생 - Segmental bronchiole에서 air turbulence에 의해 발생
2) 호흡음의 여과 - 정상 폐가 high frequency sound를 여과
3) 호흡음의 전달 - pleural space, chest wall를 통해 전달
4) 청진기 - low frequency sound를 증폭
5) 귀

문제

1. 다음 설명 중 옳지 않은 설명은?

1) 호흡음은 alveoli를 드나드는 air flow에 의해 발생한다.
2) 정상 폐는 high pitched 음을 흡수한다.
3) 호흡음은 100Hz의 음이 가장 크게 들린다.
4) Pleural effusion이 있는 부위에서는 호흡음이 들리지 않는다.
5) 뚱뚱한 환자에서 호흡음은 작게 들린다.

풀이 호흡음은 alveoli를 드나드는 airflow에 의해 발생하는 것이 아니라, airflow에 의한 turbulence에 의해 발생하는 것으로 생각됩니다.

▶ 정답 문제 1: 1)

(2) 정상 호흡음의 묘사

정상 호흡음은 tracheal, bronchial, bronchovesicular, vesicular 등의 4종류로 구분하여 묘사합니다. 정상 호흡음의 발생 기전에서 공부했듯이, 실제 chest wall을 통해 들리는 호흡음이 alveoli에서 발생하지는 않지만 아직도 vesicular sound라는 말이 사용되고 있습니다. 또한 tracehea와 bronchial sound는 큰 관에서 나는 소리로 소리가 크고 pitch가 높기 때문에, 함께 묶어 tracheobronchial sound라고 표혀하기도 합니다.

Physical examination을 할 때 추천되는 청진 위치는 그림 1-8과 같습니다. 참고로 tracheobronchial sound는 추천되는 청진 위치(그림 1-8)에서는 들을 수 없으며, 이러한 소리가 추천되는 청진 위치에서 들리게 된다면 비정상입니다. 추천되는 청진 위치에서는 vesicular sound만이 들려야 합니다.

1 호흡음의 모식도

호흡음을 나타내는 모식도는 그림 1-9와 같습니다. 선의 기울기(그림 1-9의 ②)는 pitch를 나타내고 선의 굵기는 intensity를 나타냅니다. 그림 1-9의 ①과 같이 위로 향하는 직선은 inspiratory sound를, ③과 같이 아래로 향하는 직선은 expiratory sound를 묘사합니다.

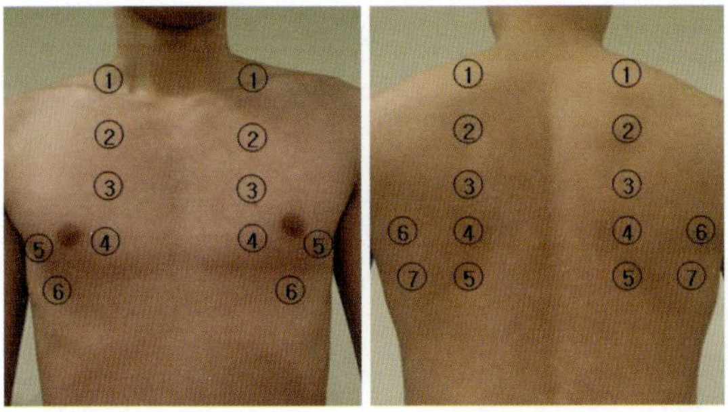

그림 1-8. Physical examination시 추천되는 타진 및 청진 위치와 청진 순서

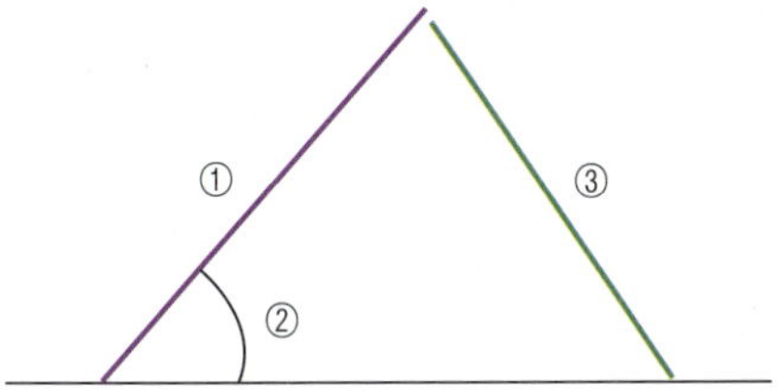

그림 1-9. 호흡음의 모식도

2 정상호흡음

정상호흡음은 흉부 중심부(tracheobronchial sound)에서 말초(vesicular sound)로 갈수록 pitch와 intensity가 모두 감소합니다(그림 1-10).

① Tracheobrochial sound

Tracheal sound는 목 위에서 들을 수 있고, bronchial sound는 manubrium 위에서 들을 수 있습니다. 자신의 목과 manubrium에 청진기를 올려 놓고 tracheal sound와 bronchial sound를 들어보기 바랍니다(그림 1-11). 주의할 점은 tracheobronchial sound는 추천되는 청진 위치(그림 1-8)에서는 들을 수 없다는 점입니다. 만일 이런 소리가 들리게 된다면 폐에 공기 대신 fluid나 solid가 차 있는 것을 의미합니다. 공기 대신 fluid나 solid가 차 있게 되면, 소리를 filtration하는 폐의 기능이 감소되어 호흡음은 high pitched(high frequency)음으로 들리게 됩니다.

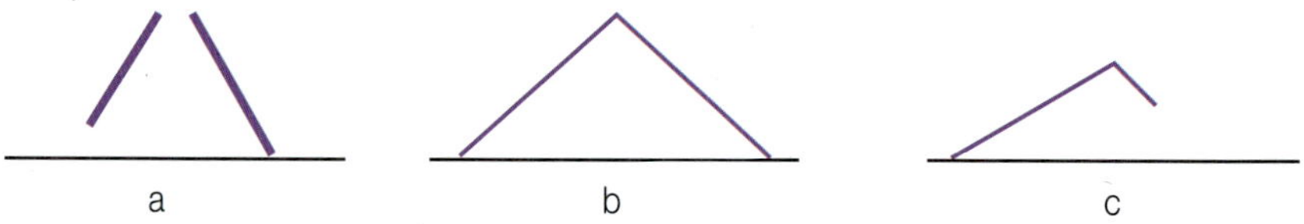

Trachea sound에서 vesicular sound로 갈수록 pitch와 intensity가 모두 감소합니다.
(a: tracehobrhonchial sound, b: bronchiovesicular sound, c: vesicular sound)

그림 1-10. 정상 호흡음의 모식도

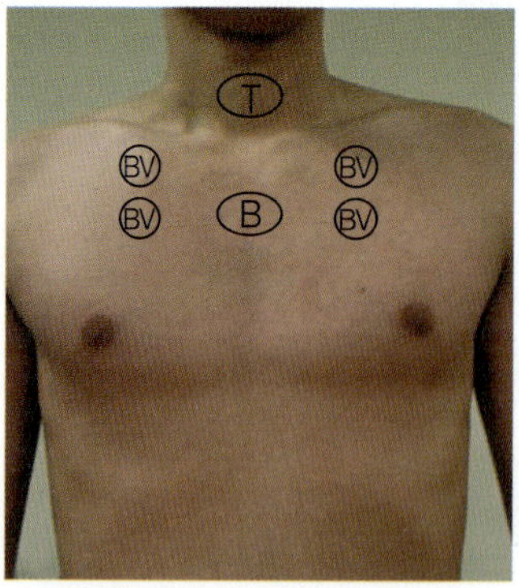

그림 1-11. tracheal sound(T), bronchial sound(B), bronchovesicular sound(BV)를 들을 수 있는 chest wall의 위치

② **Bronchovesicular sound**

Bronchial sound는 anterior chest에서는 1st, 2nd intercostal space와 posterior chest에서는 interscapular space에서 들을 수 있습니다(그림 1-10b).

③ **Vesicular sound**

대부분의 chest wall에서 들을 수 있는 호흡음입니다. 흡기에 비해 호기 음은 처음 약 1/3밖에 들을 수 없습니다(그림 1-10c).

5) 비정상 호흡음

앞서 정상 호흡음의 발생에서 공부했듯이 호흡음은 호흡음의 발생(segmental bronchiole)-filtration(폐 실질)-conduction(pleural space, chest wall)의 과정을 거쳐 발생합니다. 만약 이 과정에 이상이 발생하면 호흡음을 증가하거나 감소하게 됩니다.

1) 호흡음이 감소하는 경우

호흡음의 감소는 기도가 막혀 호흡음이 발생하지 않는 경우, 폐 실질에서 filtration이 증가한 경우, conduction zone의 비후에 의해 발생합니다.

청진을 안방에 켜놓은 라디오 소리를 거실에서 듣는 것으로 비유해 봅시다. 라디오의 volume을 줄이거나 끄면(기도가 막힘) 소리가 들리지 않습니다. 또한 방이 넓을수록(공기의 증가로 인한 filtration의 증가) 소리가 작아집니다. 마지막으로 벽이 두꺼울수록(chest wall, pleural space의 비후) 소리가 흡수되어 거실에서는 들리지 않게 됩니다(그림 1-12).

1 기도의 obstruction

보통 호흡음을 증가시키는 consolidation에서도 airway가 막히면 호흡음 자체가 발생을 하지 않기 때문에 호흡음은 흉벽에서 들리지 않게 됩니다. 예를 들어 아래 그림 1-13(흉부 axial CT)의 A는 airway가 patent한 반면, B는 large airway가 막혀있고(화살표) consolidation된 부위의 airway가 보이지 않습니다. 청진을 하면 기도가 열려있는 A에서는 호흡음이 크게 들리고, 기도가 닫힌 B에서는 호흡음이 들리지 않을 것입니다.

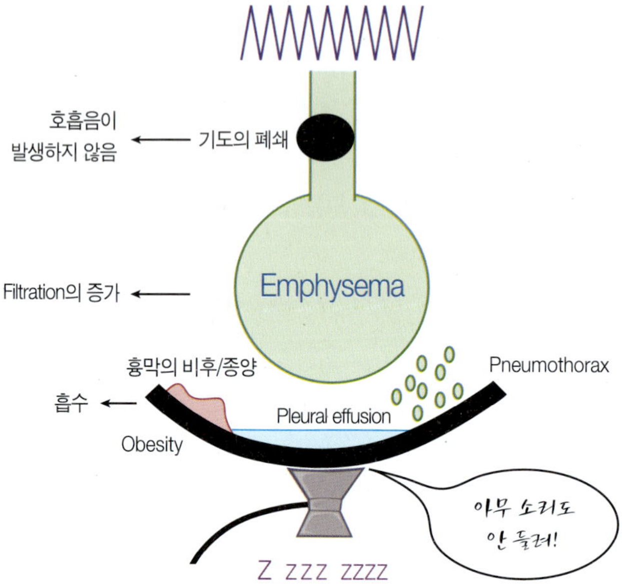

그림 1-12. 호흡음이 감소하는 기전

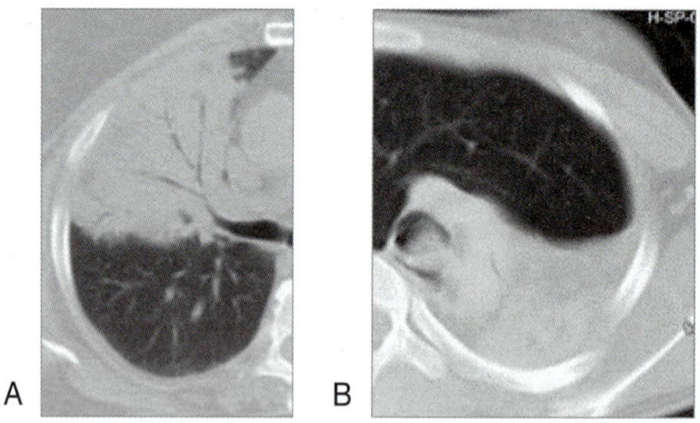

그림 1-13. Airway가 patent한 consolidation(A)과 collapsed airway를 가진 consolidation (B)

2 폐 실질의 filtration의 증가

Emphysema와 같이 폐 실질에 공기가 증가하게 되면 호흡음이 더 많이 여과되므로 호흡음이 감소합니다(그림 1-14).

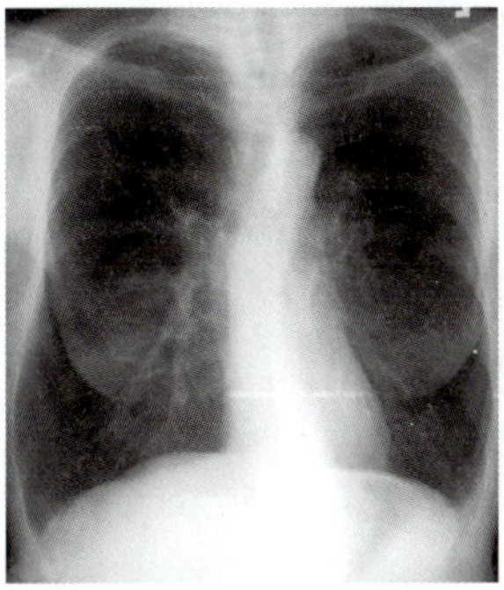

그림 1-14. Emphysema 환자의 chest PA

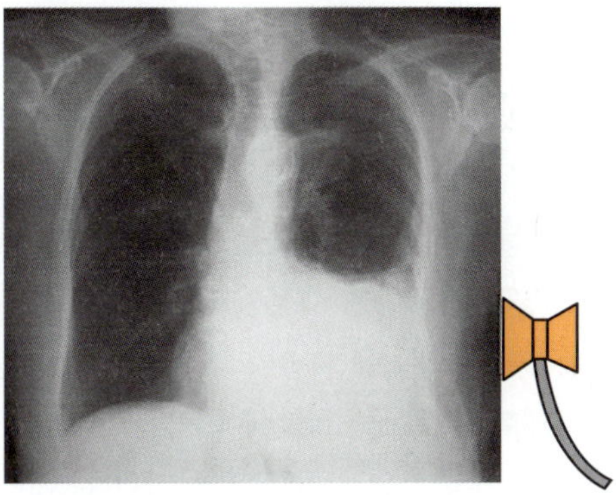

그림 1-15. Pleural effusion

3 Conduction zone의 확장

Chest wall의 비후(비만)와 pleural space의 확장(pleural effusion, pnemothorax, 종양 등)은 호흡음을 감소시킵니다.

그림 1-15는 pleural effusion 환자의 chest PA입니다. 좌측 흉부에서 청진을 했을 때 pleural effusion은 소리의 전달을 감소시킵니다.

그림 1-16은 mesothelioma 환자의 CT입니다. Mesothelioma는 asbestosis(석면폐증)에 의해 발생하는 pleural tumor입니다. 흉막의 종양은 소리의 전달을 막습니다.

Lung의 공기가 액체나 고체로 대체되면 소리의 전달이 증가해서 소리가 크게 들리지만, pleural space와 chest wall의 확장은 이들 부위를 확장시키는 원인(공기, 액체, 고체)에 관계없이 소리의 전달을 감소시킵니다.

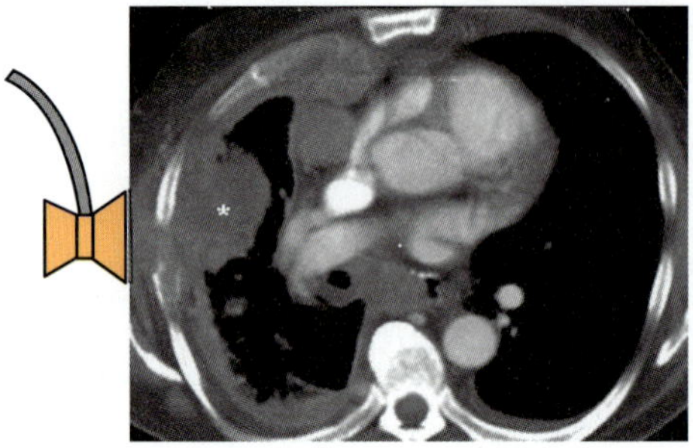

그림 1-16. Mesothelioma

(2) 호흡음이 증가하는 경우

호흡음이 증가하는 경우는 filtration이 감소하는 경우입니다. 정상적으로 공기가 차 있는 폐는 호흡음을 흡수(filtration)하는데, consolidation(경화, 공기가 액체나 고체로 대체)이 된 폐에서는 호흡음의 흡수(filtration)가 감소하므로 호흡음이 크게 들리게 됩니다. 이는 고체가 공기보다 소리를 더 잘 전달하기 때문입니다. 예로 책상을 두드리는 소리는 그냥 들을 때보다 책상에 귀를 대고 들을 때 더 크게 들립니다.

따라서 공기로 채워진 폐가 경화(고체화, 예로 pneumonia)가 되거나 atelectasis가 일어나 폐의 밀도가 증가하게 되면 호흡음이 증가되게 됩니다. 하지만 airway가 모두 막히게 되면, 소리의 전달 자체가 일어나지 않기 때문에 이네들에서도 호흡음은 감소합니다.

추천되는 청진 위치 중 bronchial breathing sound가 들리지 않아야 하는 부위에서 bronchial breathing sound가 들리면 호흡음이 증가한 것입니다. 이러한 경우 chest X-ray 등을 촬영하여 호흡음이 증가한 원인(폐렴 등)을 감별해야 합니다.

정리

1. 호흡음의 증가하는 경우

폐 실질의 밀도가 증가(고체, 액체화) 예: Consolidation, Atelectasis

2. 호흡음의 감소

폐 실질의 밀도가 감소하면 호흡음이 감소(공기 증가) 예: Emphysema

폐 실질의 밀도가 증가하더라도 airway가 막힌경우

Pleural space disease 예: pneumothorax, pleural effusion

Chest wall의 비후 예: 비만

표 1-3. **호흡음 변화의 기전과 원인**

		호흡음의 발생 (기도)	Filtration (폐 실질)	Conduction (Pleural space, chest wall)
호흡음의 감소	기전	Obstructive airway[1]	Filtration 증가 (공기의 증가)	Conduction zone의 확장 (공기, 액체, 고체에 관계없이)
	예	1) Obstructive airway 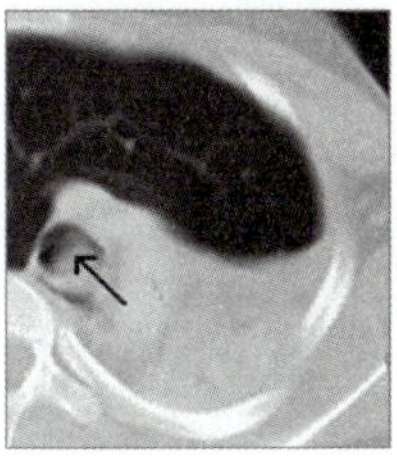	1) Emphysema 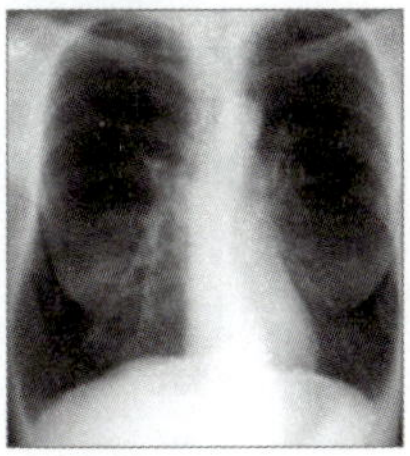 2) Large bullae 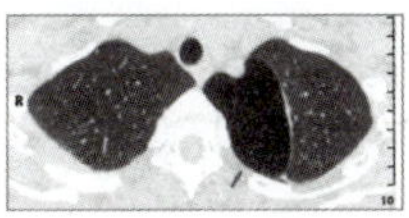	1) Pleural space의 비후 ① Pleural effusion 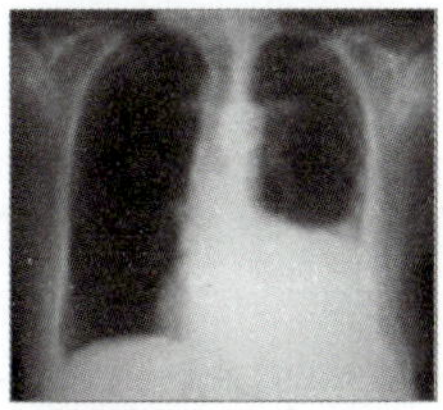 ② Pnuemothorax 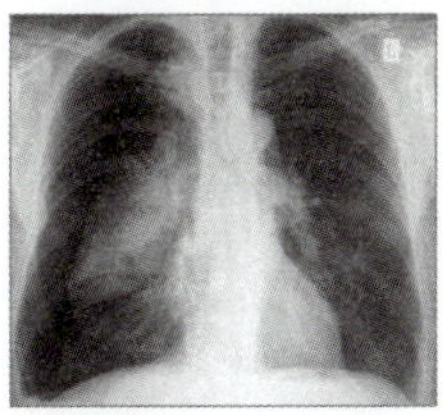 ③ Methothelioma 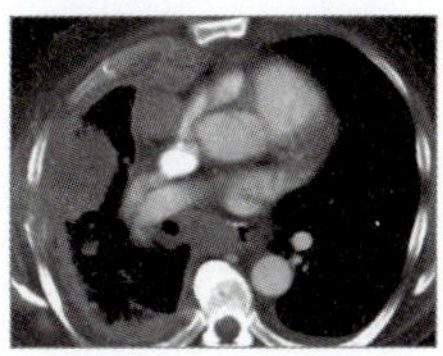 2) Chest wall의 비후 ① Obesity

	기전	Patent airway	Filtration의 감소	
호흡음의 증가	예		1) Consolidation[2] ① Pneumonia 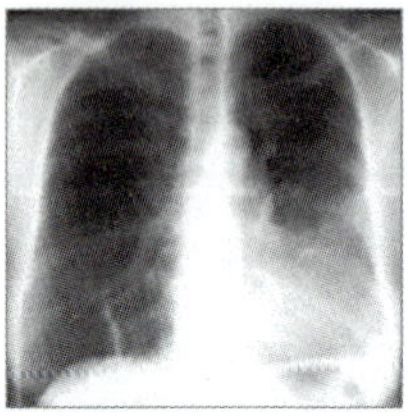 ② Atelectasis 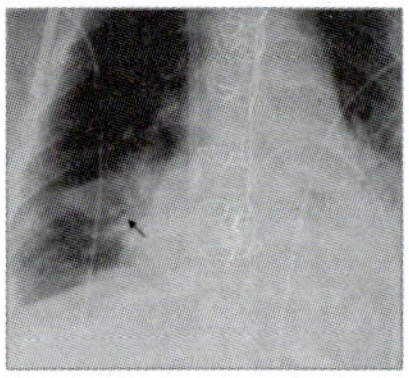	

[1] 보통 호흡음을 증가시키는 consolidation이 있어도 airway가 막히면 호흡음이 발생하지 않아 호흡음은 감소합니다.

[2] Airway patency가 유지된 경우

문제

1. 58세의 남자환자가 건강검진상 발견한 chest PA의 이상으로 종합병원에 내원하였다. Percussion시 우측 상부 가슴 벽에서 dullness가 느껴졌고, 청진상 같은 위치에서 호흡음이 들리지 않았다. 환자가 가져온 chest PA는 아래 그림과 같았다. 다음 중 틀린 것은?

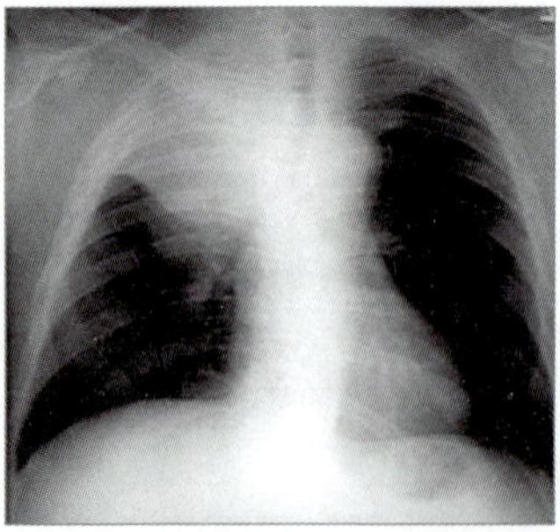

▶ 정답 문제 1: 5)

1) 환자에게 흡연력을 물어봐야 한다.
2) Chest PA에서 보이는 sign은 inverted S sign으로 우상엽 기관지의 종양에 의한 atelectasis에 의해 발생한다.
3) 기관지 내시경이 필요하다.
4) 호흡음이 들리지 않은 것은 기관지가 완벽히 막혔기 때문이다.
5) Atelectasis가 발생하면 항상 호흡음이 감소한다.

풀이 환자의 chest PA에서 보이는 inverted S sign은 종양에 의해 우 상엽의 기관지가 막혀 발생합니다. 기관지 내시경이 필요하며 조직검사를 해야합니다. Atelectasis시 airway가 patent하다면 호흡음은 증가합니다.

(3) Voice transmission

어떤 사람이 말하는 소리를 흉벽에서 청진기를 통해 듣게 되면 높은 주파수를 가지는 목소리는 폐에서 선택적으로 여과되므로 낮은 음의 웅얼웅얼거리는 소리로 들리게 됩니다. 하지만 폐의 밀도가 증가하면 소리의 여과가 감소해 환자가 말하는 소리가 청진기를 통해 분명하고 크게 들리게 됩니다.

이렇게 환자가 말하는 소리를 청진하여 폐의 밀도 변화를 살펴보는 것을 voice transmission이라고 합니다.

1 Bronchophony

폐의 밀도가 증가하면 호흡음의 filtration이 감소하므로 호흡음이 크게 들립니다. 마찬가지로 폐 밀도가 증가하면 환자가 말하는 소리도 여과가 되지 않기 때문에 크고 분명하게 들리게 됩니다. 이를 bronchophony라고 합니다.

2 Egophony

폐의 밀도가 증가하면 환자가 "e-e-e"(이-이-이)라고 말하는 소리가 청진기를 통해 "a-a-a"(에이-에이-에이)라고 들리게 됩니다. Egophony는 염소 소리를 의미합니다. 실제로 consolidation이 있는 환자에서 들어보면 "매에~ 에~"하는 것처럼 들린답니다.

3 Whispered pectoriloquy

보통 우리가 속삭일 때 내는 소리는 실제 우리가 말하는 소리보다 작지만 high pitch 음입니다(실제로 '안녕하세요' 라고 속삭여 보세요. 여러분들 평소 목소리보다 high pitch 음이 들릴 거랍니다). 이런 high pitch 음은 정상 폐에서는 여과가 되기 때문에 청진시 잘 들리지 않습니다. 그런데 폐의 밀도가 증가하게 되면, high pitch 음을 여과하는 폐의 능력이 감소되므로 환자가 속삭이는 소리가 크게 들릴 수 있습니다.

보통 외국 교과서를 읽어보면 "ninety-nine" 을 속삭이듯이 말하라고 하는데, 우리나라에서는 환자에게 "하나-둘-셋" 을 속삭여 보라고 하는 것이 좋을 듯 합니다. 환자에게 "나인 티 나인이라고 속삭여 보세요." 라고 말하면 이상한 의사라고 생각하겠지요?

참고

Chest wall 위에 손바닥의 proximal 부위나 손의 ulnar side를 밀착시킨 다음 환자가 말하는 소리("구십 구" 또는 "하나-둘-셋" "이-이-이" 등)의 진동을 느끼는 것을 tactile fremitus 또는 vocal fremitus라고 합니다. Tactile fremitus의 원리는 호흡음의 원리나 voice transmission의 원리와 동일합니다. 폐의 밀도가 증가하면 lung의 filtration이 감소하여 호흡음이 더 크게 들리는 것처럼, 소리의 전달이 더 많이 되어 진동을 더 느끼게 됩니다.

마찬가지로 호흡음이 감소하는 기도의 막힘, 폐의 filtation의 증가, conduction zone의 비후 등이 생기면 vocal fremitus는 감소하게 됩니다.

(4) 부가음(Adventitious lung sounds)

부가음은 청진시 들리는 잡음을 의미합니다. 부가음은 정상인의 일상적인 호흡에서는 들리지 않기 때문에 폐질환을 진단하는데 큰 도움을 줍니다.

1 부가음의 명명

이상 호흡음을 기술하는 용어가 너무나도 다양했기 때문에 ATS(American Thoracic Society)와 ACCP(American College of Chest Physician)의 nomenclature committee에서는 부가음의 연속성과 높낮이에 따라 아래와 같이 명명하기를 제안합니다.

① **Wheezes & Rhonchi**

연속적인 높은 호흡음을 wheezes라고 정의하고 연속적인 낮은 호흡음을 rhonchi라고 정의합니다. Wheezing은 주로 400Hz 이상의 높은 소리로 구성되고, rhonchi는 200Hz 이하의 낮은 소리로 구성됩니다.

② **Crackles**

Crackles는 비연속적인 수포음을 묘사하는 단어로 예전에는 rale이라는 표현을 사용했습니다. ATS는 rales라는 표현보다 crackle이라는 표현을 권장합니다.

③ **Stridor**

후두나 기관 등 큰 기도가 폐쇄되었을 때 주로 흡기 시 발생하는 소리입니다. 청진을 하지 않아도 매우 크게 들립니다. Croup, 이물질 흡인, extubation 후 기도 부종, 종양, 기도 협착 등에 의해서 나타날 수 있습니다.

특히 소아의 croup에서 들리는 barking cough와 stridor는 기도 폐쇄가 임박했다는 것을 알리는 소견입니다.

④ **흉막 마찰음(Pleural friction rub)**

Pleural friction rub는 pleural space에 염증이나 섬유화에 의해 발생합니다. 교과서에는 낡은 가죽이 삐걱거리는 소리로 설명하는데 드르륵거리는 소리처럼 들립니다. 비연속적인 low pitched sound로 흡기와 호기 모두에서 들리고 crackle로 착각하는 경우가 적지 않습니다.

2 부가음들의 발생 기전과 연관 질환들

① **Wheezes & Rhonchi**

Wheezing은 높은 음의 연속적인(continuous or musical) 부가음입니다. ATS의 제안에 의하면 250ms 이상 지속되는 부가음으로 정의되지만, 실제로는 80~100ms 이상 지속되는 음입니다. 또한 100Hz 미만부터 1000Hz 또는 그 이상의 frequency를 갖습니다.

Wheezing은 airway obstruction을 묘사하는 특징적인 표현 중의 하나입니다. Airway obstruction을 유발하는 모든 질환(기관지 종양, 천식, COPD 등)에서 나타날 수 있는데, 특히 천식 환자에서 쌕쌕거리는 소리로 묘사됩니다.

Wheezing의 mechanism에 대해서는 아직 완벽히 이해되지 않았습니다. Airway secretion이 기여를 하는 것으로 여겨지지만, 좁아진 기도를 통해 공기가 드나들면서 airway wall의 팔랑거림(airway wall flutter)을 일으키는 것이 더 중요한 기전으로 생각됩니다(더 알고 싶은 사람만(1) 참고).

Rhonchi는 wheezing에 비해 낮은 음의 연속적인 부가음으로 코 고는 듯한 소리로 흔히 묘사됩니다.

참고

Airway가 좁아질수록 airflow가 빠를수록 wheezing이 들리고, 반대일 경우에 rhonchi가 들리게 됩니다.

a. Monophonic wheezing

Monophonic이라는 말은 단일 음색으로 구성된 소리를 뜻합니다. 예로 피아노의 한 음반만을 눌러 "솔"이라는 소리가 들릴 때를 의미합니다. Monophonic wheezing은 하나의 기관지(segmental brnochi보다 더 작은 2-3세대 기관지)가 좁아졌을 때(종양, 천식) 들리는 소리입니다(그림 1-17). 하나 또는 몇 개의 monophonic wheezing은 천식의 특징적인 청진 소견입니다.

천식 환자를 청진할 때, 여러 개의 wheezing이 폐 여러 부위에서 들려 wheezing을 일으키는 부위가 많을 것이라는 생각을 하게 되는데, 실제 wheezing을 일으키는 부위는 하나 또는 몇 개라고 합니다. 이 하나 또는 몇 개의 부위에서 나는 소리가 흉벽의 여러 위치에서 다르게 들리는 것입니다.

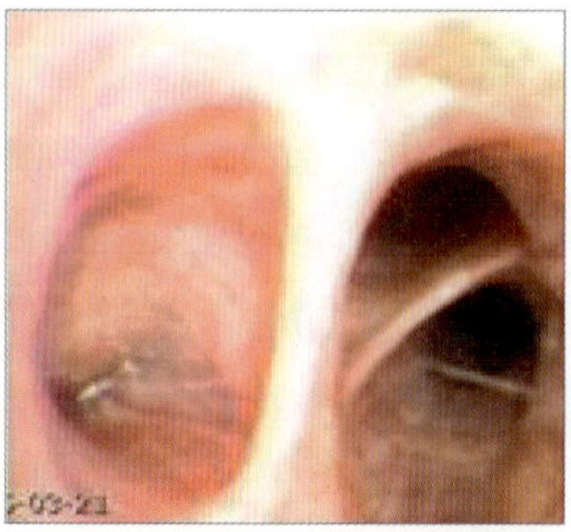

그림 1-17. 종양에 의해 좁아진 기관지

b. Polyphonic wheezing

Monophonic과는 다르게 여러 음색으로 구성된 소리를 polyphonic이라고 합니다. 피아노의 여러 건반을 눌렀을 때를 연상하면 됩니다. Polyphonic wheezing은 expiration시에 주로 일어나는데, central bronchi의 compression에 의해 발생합니다. 호기시 airway가 막히는 질환 중 대표적인 예는 COPD입니다. COPD환자에서 polyphonic wheezing이 들리면 광범위한 기도 폐쇄를 의미합니다.

정상인에서도 forced expiration시에는 polyphonic wheezing이 들리기 때문에 unforced expiration를 시켜야 합니다.

② Crackles

Crackle은 호흡 주기 중 언제 발생하는 지에 따라 early 또는 late crackle로 분류할 수 있습니다. 또한 crackle은 음색에 따라 fine crackle과 coarse crackle로 구분하기도 합니다. Coarse crackle이 fine crackle에 비해 일반적으로 lower pitched, less intense 하고 longer duration을 가집니다.

a. Early crackle

Early crackle은 low pitched, scanty crackle로 COPD에서 주로 발생합니다. Early crackle은 환자의 입을 통해서도 들릴 수 있는데 이를 transmission to mouth라고 합니다(표 1-4).

b. Late crackle

Late crackle은 profuse crackle로 주로 interstitial lung disease에서 발생합니다. Late crackle은 청진시 lower lobe에서 더 잘 들리는 특징을 가집니다. 이를 gravity dependency라고 합니다(표 1-4).

표 1-4. Early & Late crackle

	Early coarse crackle	Late fine crackle
Nature	Scanty, low pitched	Profuse
Gravity dependency	No	Yes
Transmission to mouth	Yes	No
Airway disease	Obstructive lung diseaase	Restrictive lung disease

참고

그림 1-18은 질환에 따라 crackle이 끝나는 시점(평균을 bar로 표시)을 그래프로 나타낸 것입니다. 평균적으로 COPD에서는 흡기 초반에 bronchiectasis에서는 흡기 중반에 IPF에서는 흡기 말기에 crackle이 발생하는 것을 기억하기 바랍니다.

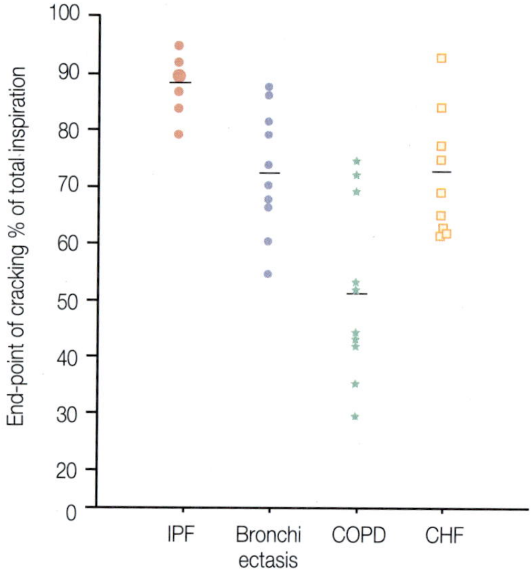

그림 1-18. End point of crackle in several diseases

c. Fine crackle

Fine crackle이 발생하는 기전은 explosive opening of small airway입니다. 즉 닫혀있는 작은 기도들이 airflow에 의해 갑작스레 열려서 발생하는 것으로 생각됩니다. 특징적으로 late fine crackle을 일으키는 질환으로는 restrictive lung disease(IPF, asbestosis 등, 예외: sarcoidosis)가 있습니다(그림 1-19).

IPF에서 들리는 crackle은 Velcro-like crackle, snow-shoe crackle, 머리 비비는 소리, 셀로판 수포음 등으로 묘사합니다. 특히 Velcro-like crackle은 자주 사용되는 용어이므로 기억해야 합니다. Velcro는 그림 1-20과 같은 찍찍이를 만드는 회사입니다.

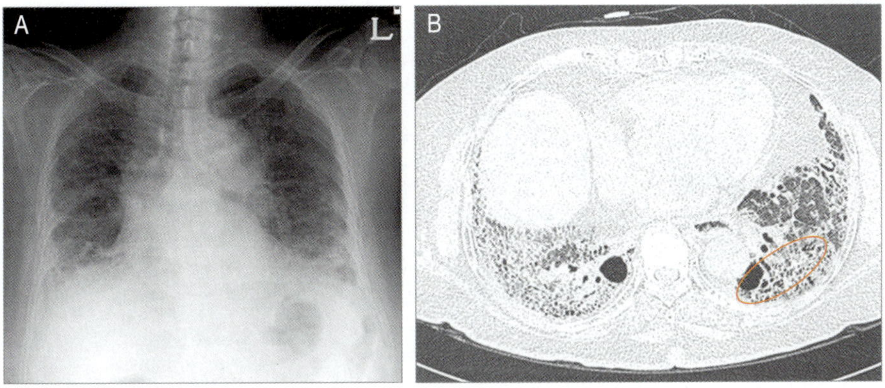

그림 B에 노란색 선으로 표시한 기도들이 expiration시 닫혔다가 inspiration시 열리면서 crackle이 발생합니다.

그림 1-19. IPF로 진단받은 78세의 여자환자의 Chest PA(A)와 HRCT(B)

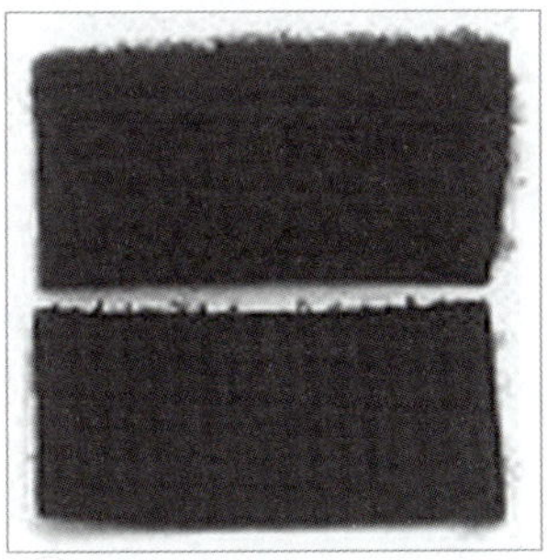

그림 1-20. Velcro에서 만든 찍찍이

Velcro-like ckrackle은 찍찍이를 뗄 때 나는 소리와 비슷하다고 해서 붙여졌습니다.

d. Coarse crackle

Coarse crackle은 주로 airway 분비물에 의해서 발생하는 것으로 생각됩니다. 따라서 airway secretion이 증가하는 Bronchiectasis와 COPD에서는 coarse crackle이 들리게 되는데 기침에 의해서 분비물이 제거되면 사라지는 특징을 갖습니다. 참고로 기관지 분비물이 더 많아 massive sputum이 주 증상인 bronchiectasis에서는 COPD에서보다 더 많은 coarse breathing sound가 들리며, inspiration 뿐만 아니라 expiration 때에도 들리는 것으로 알려져 있습니다(그림 1-21).

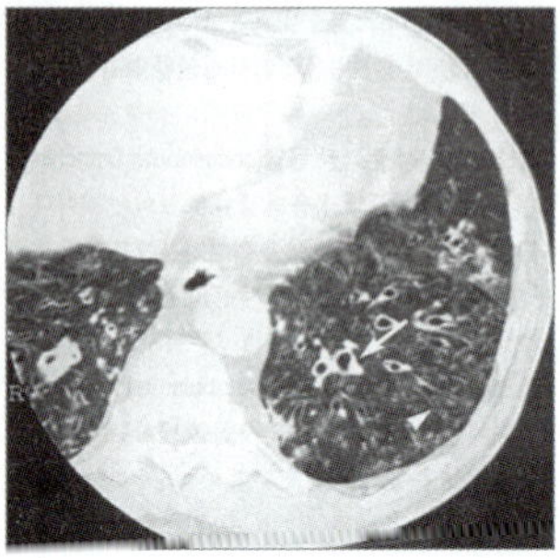

그림 1-21. Bronchiectasis

한편 COPD에서는 다른 기전으로 early coarse crackle이 발생할 수 있습니다. 이 경우에는 기침을 해도 crackle이 사라지지 않습니다. COPD에서 기침으로 사라지지 않는 crackle은 inflammation에 의해 proximal bronchi에서 cartilaginous 구조를 support하는 기능이 사라져, proximal bronchi가 흡기와 호기에 따라 열리고 닫히면서 발생하는 것으로 생각되고 있습니다. 따라서 COPD환자에서 기침에 의해 사라지지 않는 early crackle이 들린다면 만성적인 기도 폐쇄의 증거이고 early crackle이 존재하는 COPD환자는 그렇지 않은 COPD 환자에 비해 airway obstruction이 더 심한 것을 의미합니다.

e. Crackle이 들리는 다른 질환들

Mild atelectasis에서도 late crackle이 들릴 수 있습니다. 주로 수술 후 얕은 숨을 쉬는 환자에서 주로 생기는데, 심호흡을 하거나 체위를 변동시키면 사라집니다.

또한 pneumonia와 CHF(congestive heart failure)등에서도 crackle이 들릴 수 있습니다. 보통 pneumonia 초기에는 mid-inspiratory coarse crackle이 들리지만, 회복기에는 late fine crackle로 변합니다. 많은 학자들이 CHF에서 fine crackle이 들린다고 주장했지만, 컴퓨터로 호흡음을 분석한 결과 CHF에서 가장 coarse sound가 기록되었습니다. 또한 CHF에서 들리는 crackle은 inspiratory cycle 중 오랫동안 들리는 특징을 가집니다(표 1-5).

표 1-5. Crakcle이 흔히 발생하는 질환들의 특징

	Nature	Timing	2CD Duration
ILD(IPF)*	Fine	End inspiration	Short(<8ms)
Bronchiectasis	Coarse	Early~mid point inspiration	Long(>9ms)
COPD	Coarse	Early~mid-point inspiration	Long(>9ms)
CHF	Coarse	Early~late inspiration	Long(>10ms)
Pneumonia	초기: Coarse	Mid inspiration	9~11ms
	회복기: Fine	End inspiration	6~11ms

* ILD(Interstitial lung disease), IPF(Interstitial pulmonary fibrosis)

문제

1. 38세의 남자 환자가 39℃의 fever와 dyspnea로 내원하였다. 아래 그림은 환자의 Chest PA와 CT 결과이다. A 부위와 B 부위의 타진과 청진음은 어떻게 들릴까?

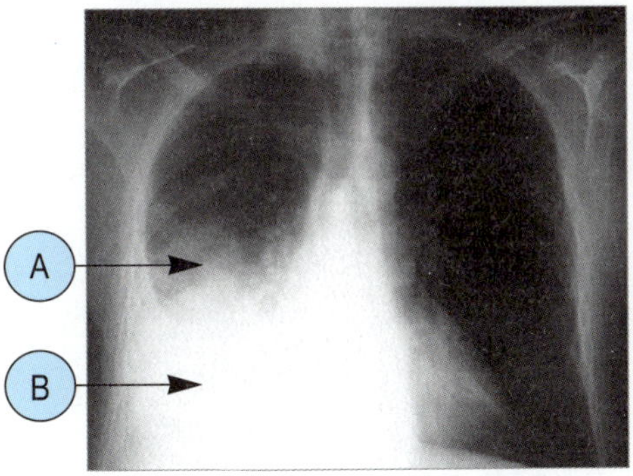

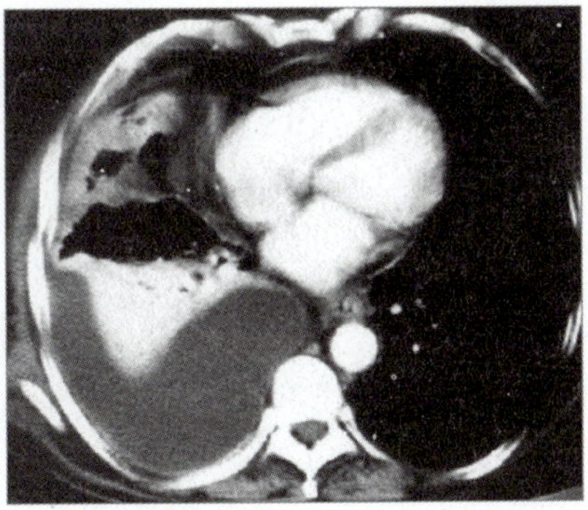

	A	B
타진	(1)	(2)
청진	(3)	(4)

▶ 정답 문제 1: (1) Dullness, (2) Dullness, (3) Increased breathing sound, (4) decreased breathing sound

풀이 Chest PA와 CT상 Rt. pleural effusion(B)에 의한 Rt. lower lobe의 collapse와 Rt. Lung의 compressive atelectasis(A)가 보입니다. A 부위는 폐의 밀도가 증가하였으므로 타진지 dullness가 들리고 청진 시 호흡음이 증가합니다. B 부위는 pleural effusion이 존재하는 부위로 타진시 dullness가 들리고, 청진 시 호흡음이 감소합니다.

2. 아래 그림의 A 부위에서 청진을 했다. 다음 설명 중 틀린 것은?

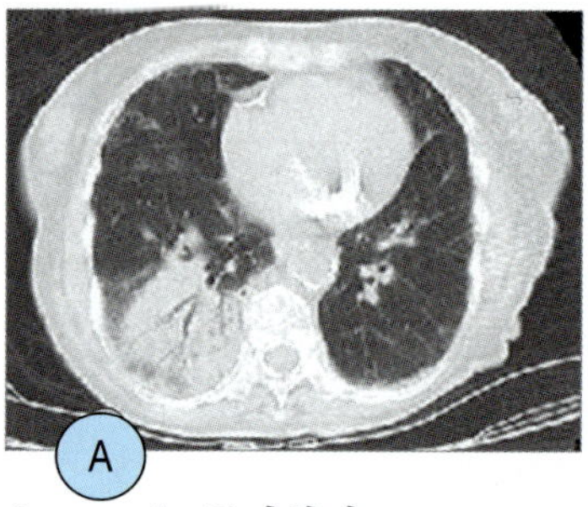

1) A 부위의 vocal fremitus는 증가한다.
2) 환자가 "이-이-이" 라고 말하면 "아-아-아" 라고 들린다.
3) Voice transmission은 증가한다.
4) Bronchial breathing sound가 들린다.
5) Crackle이 들릴 수 있다.

풀이 Egophony시 들리는 "a" 는 "아" 가 아니라 "에이" 입니다.

3. 25세 남자가 3일 전부터 시작된 기침과 좌측 흉통을 주소로 내원하였다. 신체검사 결과는 다음과 같다. 의심되는 질환은? (한가지) (KMLE 08')

흉통의 양상: 기침시 아프고, 숨을 들이쉴 때 아픔
시진: 좌측으로 기운 자체, 기침할 때 왼쪽 옆구리에 손을 댐
촉진: 성음진탕 감소
타진: 둔탁음
청진: 왼쪽 가슴에서 호흡음이 들리지 않음

▶ **정답** 문제 2: 2) 문제 3: 1)

1) 폐삼출 2) 폐기종 3) 세로칸기종
4) 앞세로칸 종양 5) 폐결핵 6) 폐렴
7) 폐색전증 8) 폐허탈

풀이 흉통이 pleuritic pain 양상입니다. 타진시 둔탁음이 들린다는 것은 chest wall 안에 액체나 고체가 존재한다는 것을 의미합니다. 따라서 우리는 pleural disease를 의심할 수 있습니다. 청진 시 호흡음 감소와 성음진탕의 감소 역시 pleural disease에서 일어날 수 있습니다. 따라서 정답은 폐삼출입니다.

4. 다음 중 틀린 설명은?

1) Wheezing이 있는 COPD 환자에서 steroid의 반응이 더 좋을 것이다.
2) Wheezing이 들렸던 천식 환자에서 wheezing이 들리지 않으면 환자는 호전된 것이다.
3) Stridor는 큰 기도가 막혔을 때 나는 소리이다.
4) COPD에서 자주 들리는 wheezing은 polyphonic wheezing이다.
5) 흉막 마찰음은 드르륵 거리는 low pitched 음으로 흡기와 호기 모두 청진된다.

풀이 Wheezing이 들렸던 천식 환자에서 wheezing의 소실은 천식의 호전과 악화에서 모두 나타날 수 있습니다.

5. 60세 남자가 기침과 호흡곤란으로 내원하였다. 청진 시 천명음이 들렸다. 가능한 질환은? (KMLE 98')

가. 급성 세기관지염	나. 기관지 결핵
다. 만성 기관지염	라. 좌심실 부전

1) 가, 나, 다 2) 가, 다 3) 나, 라
4) 라 5) 가, 나, 다, 라

풀이 Wheezing은 airway가 좁아져 발생합니다. 가,나,다는 모두 airway가 좁아지는 질환이므로 wheezing이 들릴 수 있습니다. 좌심실 부전에서는 crackle이 들립니다.

▶ 정답 문제 4: 2) 문제 5: 1)

6. 다음 중 청진 상 호흡음은 감소하고 천명음(wheezing)이 들리는 것은? (KMLE 06')

1) 폐렴(pneumonia)
2) 기도 이물
3) 가슴막삼출(pleural effusion)
4) 무기폐(atenelectasis)
5) 공기가슴증(pneumothorax)

풀이 Airway가 좁아지면 호흡음이 감소하고, wheezing이 발생할 수 있습니다.

7. 흉부 청진 시 악설음(crackle)이 들리는 것은? (KMLE 04')

1) 기관지 천식
2) IPF(Idiopathic pulmonary fibrosis)
3) 폐암
4) Pleural effusion
5) Pneumothorax

풀이 IPF에서는 Velcro-like crackle이 들립니다.

8. Dyspnea로 내원한 환자이다. 좌측 폐야의 dullness, 호흡음은 감소되었고, 성음진탕은 감소하였다. 의심되는 질환은? (06 전공의 시험)

1) 무기폐 2) 기흉 3) 흉수저류 4) 폐렴 5) 폐기종

풀이 좌측 폐야의 dullness는 폐의 consolidation(무기폐, 폐렴)과 pleural effusion에서 발생할 수 있습니다. 이 중 pleural effusion에서 호흡음과 성음진탕이 감소합니다.

9. 흉부 청진의 설명으로 옳은 것은? (05' 전공의 시험)

1) Bell type 청진기는 높은 음을 청취하는데 유용한다.
2) 흉막마찰음은 흉수가 많을수록 잘 들린다.
3) 연속성 호흡 부잡음은 폐경화에서 특징적으로 들린다.
4) 청진부위와 의사의 귀를 연결하는 길이는 짧을수록 소리의 전달이 잘 된다.
5) 기관지성 호흡음은 정상에서는 들리지 않는다.

풀이 청진기의 길이가 짧고 내경이 클수록 소리의 전달은 잘됩니다.

▶ **정답** 문제 6: 2) 문제 7: 2) 문제 8: 3) 문제 9: 4)

10. 49세 남자가 호흡곤란을 주소로 내원하였다. 진찰에서 기관의 우측 편위, 좌폐야에서 탁음, 성음진탕의 감소가 관찰되었고 호흡음도 감소하였다. 진단은? (04' 전공의 시험)

1) Pneumonia
2) Pleural effusion
3) Bronchial stenosis
4) Atelectasis
5) 거대기포

풀이 좌폐야의 탁음과 호흡음 감소는 pleural effusion과 airway가 막힌 pneumonia, atelectasis에서 발생할 수 있습니다. Atelectasis는 기관을 병변이 발생한 부위로 편위시키는 반면 pleural effusion은 병변이 발생한 부위와 반대방향으로 기관을 편위시킬 수 있습니다.

11. 52세 여자가 2주 동안의 기침, 호흡곤란, 좌측 흉통을 주소로 내원하였다. 신체검사 결과는 다음과 같다. 의심되는 질환은? (한 가지) (KMLE 08')

시진: 왼쪽 체위 편위	촉진: 진동음 감소
타진: 가스팽창음	청진: 왼쪽 폐 호흡음 감소

1) 폐삼출
2) 폐기흉
3) 세로칸기종
4) 앞세로칸 종양
5) 폐결핵
6) 폐렴
7) 폐색전증
8) 폐허탈

풀이 타진 시 가스 팽창음이 있다는 것은 chest wall 안에 공기가 평소보다 많다는 것을 의미합니다. Chest wall 안의 공기가 많은 질환에는 pnoumothorax와 COPD 등이 있습니다. 그런데 좌측 폐에서만 청음이 감소하고, 왼쪽으로 체위가 기운 것(통증 때문)을 고려하면 penumothorax를 답으로 생각할 수 있습니다.

▶ 정답 문제 10: 2) 문제 11: 2)

[12~13] 각 문제에서 의심되는 질환을 아래의 보기 중에서 지시한 수만큼 고르시오.

① 결핵 가슴막염	② 기관지 결핵
③ 심부전	④ 폐공기증(emphysema)
⑤ 사이질 폐렴	⑥ 기관지 천식
⑦ 공기가슴증(기흉)	⑧ 사이질 폐질환(ILD)

12. 25세 여자 환자가 운동시 호흡곤란으로 내원하였다. 청진상 들숨과 날숨 모두에서 쌕쌕거림(wheezing)이 들리고 있었고 수포음(crackle)은 들리지 않았다. 진동촉감이나 시진(inspection) 상 이상 소견은 없었다. 의심되는 진단은? (두 가지) (KMLE 06')

풀이 Wheezing은 기도가 좁아졌을 때 나는 소리입니다. 보기 중에서는 기관지 결핵, emphysema, 천식 등에서 발생할 수 있습니다. 하지만 emphysema에서는 crackle이 더 잘 들리며, 폐의 확장에 의해 진동촉감이 감소합니다.

13. 45세 남자가 5일간의 호흡곤란을 주소로 내원하였다. 가슴 검사상 우측 하부의 진동촉감과 호흡음은 감소하였다. 타진 상 둔탁음(dullness)도 들렸다. 의심되는 진단은? (한 가지) (KMLE 06')

풀이 타진상 둔탁음과 호흡음 및 진동촉감의 감소는 pleural effusion을 의심하게 합니다. 결핵 가슴막염은 pleural effusion을 동반하기 때문에 답은 결핵 가슴막염입니다.

▶ 정답 문제 12: 2), 6) 문제 13: 1)

14. 다음 임상 증상이나 청진 소견과 원인 질환이 맞게 연결된 것은? (KMLE 98')

> 가. 호기성 천명 - 기관지 천식
> 나. 컹컹거리는 기침(barking cough) - 후두염
> 다. 기관지성 후두음(bronchial breath sound) - 대엽성 폐렴
> 라. 마찰음(friction rub) - 심막염

1) 가, 나, 다　　2) 가, 다　　3) 나, 라
4) 라　　5) 가, 나, 다, 라

풀이 모두 옳게 연결되었습니다.

15. 65세 남자가 기침과 호흡곤란 때문에 병원에 왔다. 모든 폐에서 숨을 내쉴 때 쌕쌕거림이 들렸다. 감별 진단은? (KMLE 03')

> 가. 만성기관지염　　나. 기관지천식
> 다. 폐공기증(폐기종)　　라. 폐섬유화증

1) 가, 나, 다　　2) 가, 다　　3) 나, 라
4) 라　　5) 가, 나, 다, 라

풀이 Airway가 좁아지는 질환들은 모두 wheezing을 발생시킵니다. 기관지 천식에서는 monophonic wheezing이 들리고, 만성기관지염이나 폐기종에서는 polyphonic wheezing이 들립니다.

▶ **정답** 문제 14: 5) 문제 15: 1)

16. 가장 가능성이 큰 진단명을 답가지(1~13) 중에서 지시하는 수만큼 고르시오. 32세 여자가 2주일 전부터 시작된 호흡곤란과 마른 기침 때문에 병원에 왔다. 흉부청진에서 호기에 쌕쌕거림이 들렸다. 단순 흉부 X 선 사진은 정상이었다. (두가지) (KMLE 03')

1) 급성 심근 경색증	2) 기관지 결핵	3) 기관지 천식
4) 기관지 확장증	5) 기흉	6) 심장막염(심낭염)
7) 울혈성 심부전증	8) 폐결핵	9) 폐기종
10) 폐렴	11) 폐색전증	12) 폐섬유화증
13) 협심증		

풀이 흉부 X-ray가 정상이며 호기시 wheezing이 들리면 기관지 결핵과 천식을 의심해야 합니다.

17. 20세 남자 환자가 호흡곤란과 흉통을 주소로 내원하였다. 다음 중 이 환자에서 보일 수 있는 소견은? (KMLE 98')

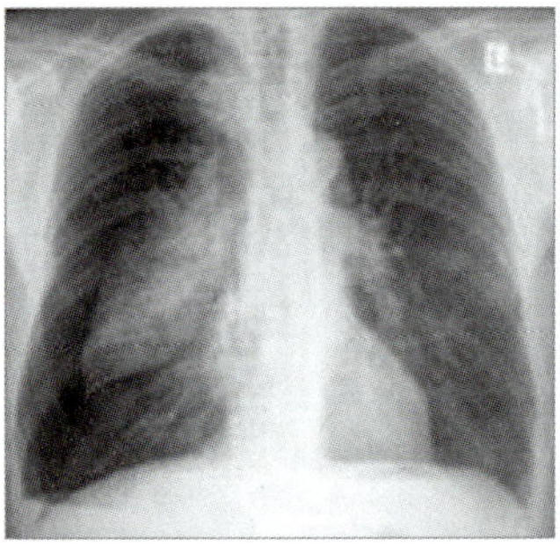

가. 시진시 함몰	나. 촉진시 vocal fremitus 증가
다. 타진시 dullness 증가	라. 청진시 호흡음 감소

1) 가, 나, 다	2) 가, 다	3) 나, 라
4)라	5) 가, 나, 다, 라	

풀이 우측 폐의 pneumothorax가 보입니다. Chest wall 내부에 공기가 많기 때문에 타진시 tympanic sound가 들립니다. Pleural disease들은 모두 호흡음을 감소시키기 때문에 청진음은 감소하고 vocal fremitus도 감소합니다.

▶ 정답 문제 16: 2), 3) 문제 17: 4)

호흡음을 들을 수 있는 웹사이트
http://www.stethographics.com/main/physiology_ls_introduction.html
http://blog.naver.com/9961024?Redirect=Log&logNo=60009612589

더 알고 싶은 사람만(1)

Q1) 어떤 청진기를 고를까?

A) 우리나라의 대부분 학생들이 3M Littmann Classic II 청진기를 사용하는 것에 비해 많은 회사에서 청진기를 만들고 있습니다. 몇몇 유명한 청진기들을 살펴봅시다.

6) Rappaport-Sprague stethoscope

현재 사용하고 있는 청진기의 모태가 된 Rappaport-Sprague stethoscope는 1940년대에 Rappaport와 Sprague에 의해 개발되었고 다른 청진기들의 성능을 측정하는 기준이 되었습니다. HP(Hewlett-Packard)에 이어 Philips medical systems에서 만들어졌으나 2004년 이후로 단종되었습니다.

Rappaport-Sprague stethoscope는 두 개의 독립적인 latex 고무 튜브가 chest piece와 연결되어 있으며 짧고(18~24inch) 무거운 것이 특징입니다.

아쉽게 오리지널을 구할 수는 없지만 청진기를 만드는 다른 회사에서 Rappaport-Sprague type의 청진기를 판매하고 있습니다. 그림 1-22은 SBS 모 의학드라마에서 주인공이 사용한 청진기 인데, MDF사에서 판매하는 Rappaport-Sprague type의 MDF 767K model입니다. 또한 Spirit, Bauman에서도 Rappaport-Sprague type의 청진기를 판매하고 있습니다.

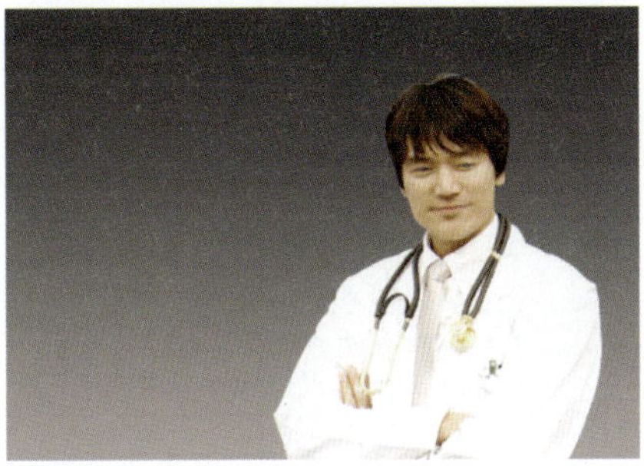

그림 1-22. MDF 767K

7) 3M Littmann stethoscope

Littmann stethoscope는 1960년대 하버드 의대 교수였던 David Littmann에 의해 만들어진 청진기로 3M에서 제작 및 판매하고 있습니다. 1970년대 말에 3M은 tunable diaphragm(glass-epoxy-resin membrane)을 청진기의 diaphragm에 장착하는데, 이 membrane은 chest wall의 밀착 정도에 따라 특정 파장의 소리를 증폭시키는 특징을 가지고 있습니다.

(1) Tunable membrane의 특징

3M에서 Littmann 청진기의 diaphragm만으로 high & low frequency sound를 모두 들을 수 있다고 주장하는 것은 tunable diaphragm 때문입니다. Tunable membrane은 chest wall의 밀착 정도에 따라 아래와 같은 특징을 가집니다.

1 Chest wall에 강하게 밀착할때

청진기의 diaphragm 면에 장착된 tunable diaphragm을 chest wall에 강하게 밀착시키면 membrane은 파장이 짧은 high frequency sound(높은 음)의 공명을 증가시켜 원래 역할인 diaphragm의 역할을 하게 됩니다.

2 Chest wall에 약하게 밀착할 때

반면 청진기의 tunable diaphragm을 chest wall에 약하게 밀착시키면 membrane은 파장이 긴 low frequency sound(낮은 음)의 공명이 증가시켜 bell의 역할을 하게 됩니다.

(2) 3M 청진기의 사용법

우리 나라 의대생들이 가지고 있는 대부분의 청진기가 3M 청진기이기 때문에 이 청진기의 사용방법을 제대로 알아두는 것은 환자를 진찰하는데 큰 도움을 줍니다.

1 폐음의 청진

폐음은 심음보다 높은 음이기 때문에 diaphragm으로 청진하는 것이 좋습니다. 따라서 3M 청진기를 이용할 경우, diaphragm으로 chest wall을 강하게 밀착시킨 후 청진해야 합니다. 만일 약하게 밀착시키면 diaphragm은 bell mode로 작용하기 때문에 폐음이 잘 들리지 않을 수도 있습니다.

2 심음의 청진

심음은 폐음보다 낮은 음이기 때문에 bell로 청진하는 것이 좋습니다. 3M 청진기를 이용하여 심음은 2가지 방법으로 청진할 수 있습니다.

하나는 청진기에 장착된 bell을 이용해 청진을 하는 방법이고, 다른 하나는 diaphragm을 chest wall에 약하게 밀착시켜 tunable membrane을 bell mode로 변환시켜 청진을 하는 방법입니다.

3 Cardiology III의 사용법

Cardiology III는 소아와 성인 공용 청진기입니다. Cardiology III는 두 개의 diaphragm을 가지고 있습니다. 큰 diaphragm은 성인용이고 작은 diaphragm은 소아용입니다. 이 청진기에는 bell이 존재하지 않습니다(많은 학생들이 이 청진기의 작은 diaphragm을 bell로 잘못 알고 있습니다).

각각의 diaphragm은 그림 1-23의 A와 같이 세게 밀착시시면 diaphragm mode로, B와 같이 약하게 밀착시키면 bell mode로 작동합니다.

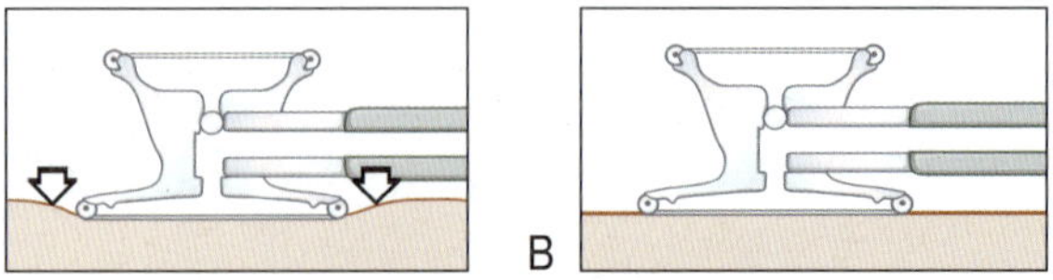

A. Diaphragm mode(세게 밀착시킬 경우), B. Bell mode(가볍게 밀착시킬 경우)

그림 1-23. Cardiology III의 사용법

참고

만약 Cardiology III의 작은 diaphragm을 bell mode로 사용하고 싶다면 작은 diaphragm에 장착되어 있는 tunable diaphragm을 제거하면 됩니다.

표 1-5. 3M 청진기의 specialty에 따른 권장

User Groups	Type of Stethoscope Model 3000 Electronic	Model 4100WS Electronic Stethoscope	Master Cardiology™ Stethoscope	Cardiology S.T.C. Stethoscope	Cardiology III Stethoscope	Master Classic II Stethoscope	Classic II S.E. Stethoscope	Pediatric Infant Stethoscope	Select Stethoscope Stethoscope	Light Weight II Stethoscope
Cardiology	×	×	×	×	×					
Respiratory Specialists	×	×	×	×	×					
General Practitioners	×	×	×	×	×	×				
ER	×				×					
Medical Students					×					
Child Specialists	×				×			×		
Nurses						×	×			
Critical Care Nurses					×					
Entry-Level Nurses									×	×
EMTs	×				×					

4 Speciality에 따른 추천 청진기

표 1-5(http://solutions.3m.com/wps/portal/3m/en_US/Littmann/stethoscope/)는 3M에서 제공하는 Speciality에 따른 추천 청진기입니다. 우리나라 의대생들이 대부분 구입하는 Class II S.E.는 간호사에게 권장하는 model입니다. 의대생과 의사들에게는 최소 Cardiology III 이상의 model을 권장하고 있습니다.

8) Allyns-Tycos-Harvey stethoscope

Allyns-Tycos-Harvey stethoscope는 심음 청진의 대가였던 W. Proctor Harvey가 개발한 청진기로 triple-head stethoscope가 유명합니다. 이 청진기는 chest piece가 3개(corrugated diaphragm, flat diaphragm, brass bell)로 구성되어 있습니다(그림 1-24).

주름이 잡힌(corrugated) membrane을 가진 corrugated diaphragm은 3M의 tunable membrane처럼 소리를 증폭시키는 효과를 가집니다. Corrugated membrane으로 전체적인 소리를 들은 후 high pitched sound가 주를 이루면 diaphragm을, low pitched sound가 들리면 bell을 이용해 청진을 합니다.

Allyns-Tycos-Harvey stethoscope에 대한 정보는 www.allyns.com에서 찾아볼 수 있습니다.

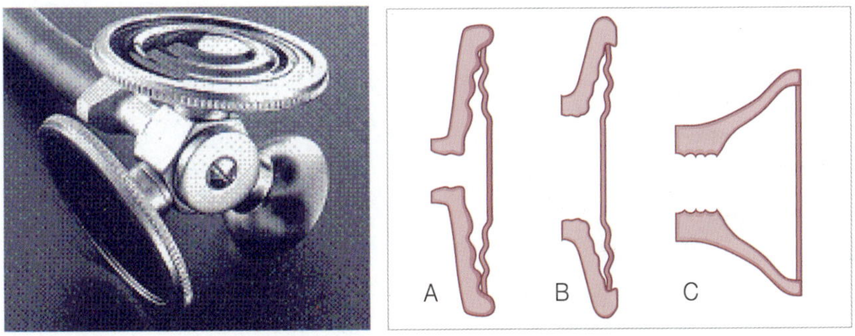

A: Corrugated diaphragm, B: Flat diaphragm, C: Brass bell

그림 1-24. Allys-Tycos-Harvey triple head stethoscope

9) 기타 회사들

대부분의 청진기 회사들이 3M과 비슷한 청진기를 만들어 판매하고 있습니다. 유명한 청진기 회사들을 소개하면 다음과 같습니다.

(1) TRIMLINE Medical Product

1999년에 Richard Deslauriers는 외부 소리를 감소시키는 기술을 개발합니다. 그는 두 개의 평행한 lumen 안에 steel coil을 삭삭 삽입했는데, 이 coil이 외부의 소리를 흡수해 제거합니다(다른 회사들은 double lumen구조를 이용해서 외부 소리를 감소시킵니다). 이 기술을 이용한 청진기를 TRIMLINE Medical Product에서 만들고 있습니다. 그림 1-25는 Trimline의 Echo amplified stethoscope입니다. Bell과 diaphragm은 amplification되지 않은 음을 제공하고, digital mode에서는 400% amplification된 음을 제공합니다.

(2) Kawe

Kawe는 독일 회사입니다. 그림 1-26은 Planet이라는 제품으로 Rappaport-Sprague type과 비슷한 제품으로 2개의 tube를 가지고 있습니다. Kawe에서도 3M에서 판매하는 대부분의 model을 판매하고 있습니다.

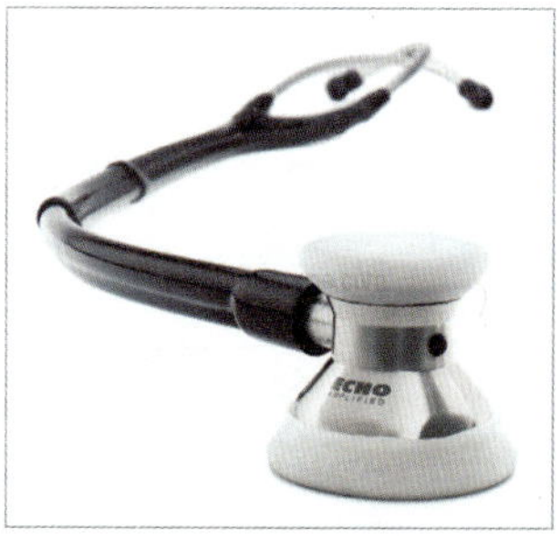

그림 1-25. Trimline Echo Amplified stethoscope

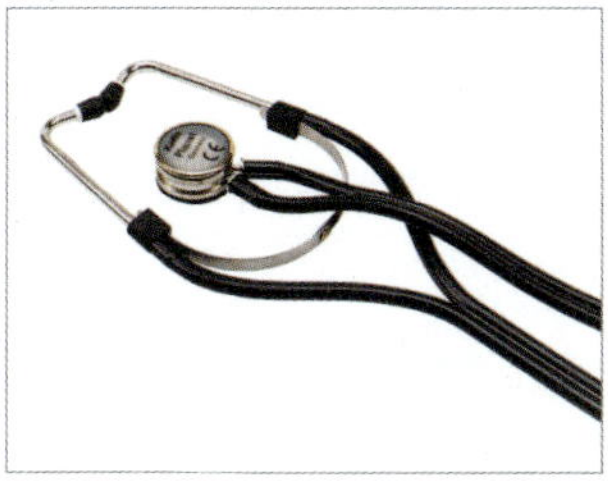

그림 1-26. Kawe Planet stethoscope

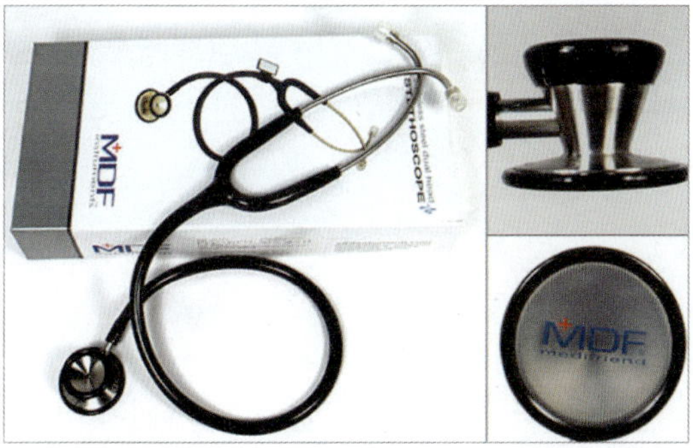

그림 1-27. MDF 797

(3) MDF

외과의사 봉달이에서 등장한 이후 MDF 767이 조금 유명해진 것 같습니다. 767은 Rappaport-Sprague type으로 금장을 두른 모델과 일반 모델이 있습니다. 777은 3M의 Classic II S.E.에 해당됩니다. 797은 3M의 cardiology series에 해당되는 모델로 한 개의 큰 tube안에 2개의 작은 tube가 들어있는데, 외부음을 차단하는 효과가 있다고 합니다(그림 1-27).

10) Digital 청진기

많은 회사에서 매우 고가의 digital 청진기를 판매하고 있습니다. 외부 잡음을 걸러주기 때문에 옷 위에서도 청진이 가능할 뿐만 아니라, 학생들이 동시에 청진이 할 수 있는 기능을 가지고 있습니다. 또한 컴퓨터와 연계해서 청진음을 분석할 수도 있다고 합니다. 학생용으로는 적당하지 않겠지요.

Q2) Wheezing의 mechanism으로 제시된 airway flutter란 무엇인가요?

A) Wheezing의 기전으로 제시되는 airway flutter의 기전은 아래와 같습니다(그림 1-28).

① 좁아진 기도를 통해 airflow가 지나가면, 베르누이 법칙에 의해 기도내의 압력이 감소하므로 기도가 좁아집니다.

② 기도가 이렇게 더 좁아지면 airflow는 감소하고, 기도내의 압력은 처음 상태로 증가하므로 기도는 다시 확장되고 airflow가 증가합니다.

③ ①과 ②의 현상이 반복됩니다.

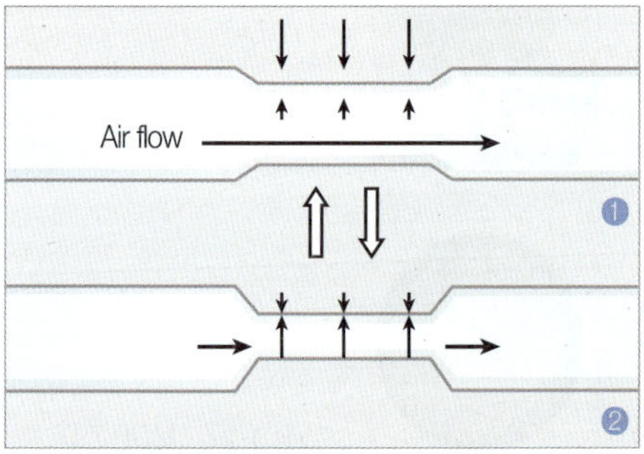

그림 1-28. Airway flutter의 기전

Q3) 23세의 남자환자가 39.5도의 fever로 내원하였습니다. 동네 내과 의원에서 3일간 감기약을 먹었는데 계속 열이 지속되었다고 하였습니다. 호흡수는 33회/min였고, BP는 80/50mmHg이었습니다. Physical examination상 anterior chest의 우측 폐야(아래 그림의 우측 4번)에서 bronchial sound가 들렸고, mid and late inspiratory crackle이 들렸습니다. 폐렴이 의심되어 Chest X-ray를 촬영하였습니다. Lab 상 BUN, Cr은 정상 범위였고, WBC 16,000/mm^3, PaO_2 75mmHg, $PaCO_2$ 35mmHg였습니다. 최근 3개월 동안 항생제를 사용한 기왕력은 없었습니다.

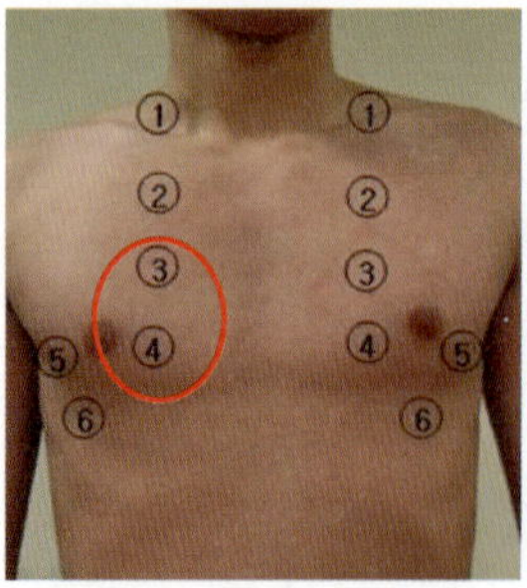

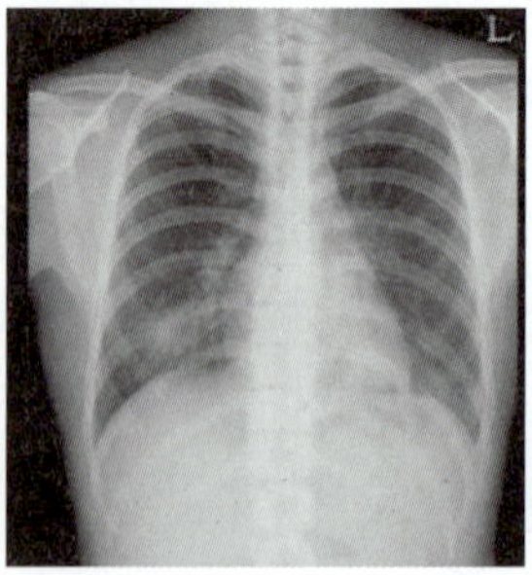

1. 환자의 chest PA에서는 어떤 소견이 보이나요?

우측 폐야에서 air-bronchogram과 consolidation이 보입니다.

2. 환자를 어떻게 치료할까요?

폐렴 환자의 입원 기준을 판정하기 위해 사용되는 기준에는 Pnuemonia Severity Index(PSI)가 있으나 20여가지가 넘는 검사항목 때문에 쉽게 사용하기가 어려워 대신 CURB-65라는 기준을 사용하기도 합니다. CURB-65에 의하면 아래 기준 중 2가지를 만족하면 입원이 권장되고, 3개 이상을 만족하면 ICU 입원이 권장됩니다. 환자의 경우 2가지를 만족하니 입원치료를 하는 것을 좋은 것 같습니다.

C : Confusion

U : Urea > 7mmol/L(BUN > 19)

R : RR > 30회/min

B : BP(< 90/60)

65 : 65세 이상

3. IV antibiotics 치료 3일 후 체온과 leukocytosis, BP, HR 모두 정상화 되었습니다. 이후 oral antibiotics로 바꿔 치료를 계속했습니다. 그런데 청진상 late coarse crackle이 들렸고, F/U chest상 호전은 없어 보였습니다. 이를 어떻게 해석해야 할까요?

폐렴이 호전된다고 해도 physical examination 상 이상 소견은 2~4일 이상 지속될 수 있고, X-ray가 정상화 되려면 4~12주의 시간이 필요합니다.

Q4) 175cm 170kg의 환자가 38℃의 fever와 기침, 가래, 약간의 콧물로 내원하였습니다. 환자가 너무 뚱뚱하여 anterior chest에서는 청진을 하지 않고, posterior chest에서만 청진을 하였습니다. 호흡음이 양측으로 약간 감소해 있었습니다. 담당의사는 throat에 injection이 있어 대증적 처방을 하였습니다.

2일 후 다시 내원한 환자는 증상의 호전 없이 밤마다 열이 지속된다고 호소하였고 담당의사는 다시 청진을 하였습니다. Posterior chest의 청진 상 특이 소견은 없었습니다. Chest X-ray 결과는 아래와 같습니다.

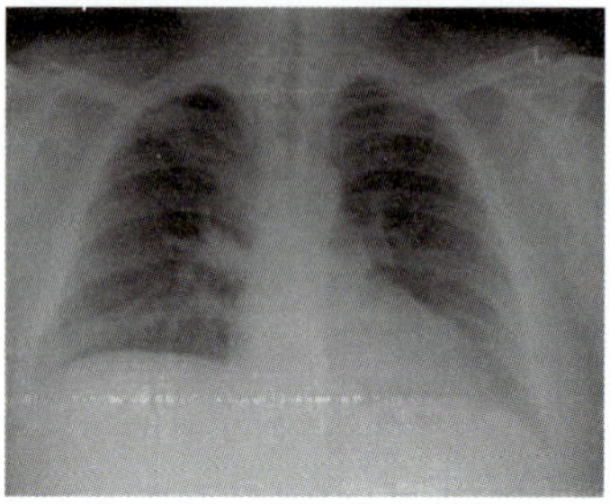

1. 왜 환자의 호흡음은 posterior chest wall에서 작게 느껴졌을까요?

Obesity는 환자의 호흡음을 감소시킵니다.

2. 환자의 진단은?

우측 폐렴이 의심됩니다.

3. 병변의 위치는?

우측 심장의 경계가 불분명한 실루엣 사인이 보입니다. 우측 심장은 right middle lobe과 접해있습니다. 따라서 Rt. middle lobe의 폐렴이 의심됩니다. 아래 그림은 환자의 chest CT인데 우측 심장에 접해있는 right middle lobe의 폐렴(air bronchogram)을 보여주고 있습니다.

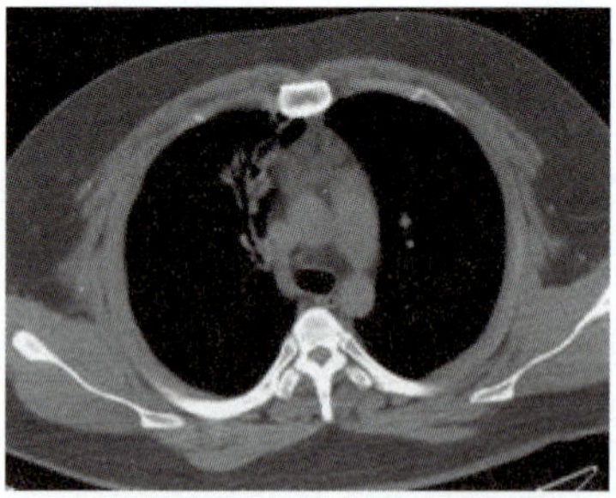

4. 이 환자를 진료한 의사는 청진의 어떤 원칙을 지키지 않았을까요?

환자의 담당 의사는 anterior chest에서는 청진을 하지 않고, posterior chest에서만 청진을 하였는데 이는 잘못된 청진법입니다. 대부분의 교과서에서는 의사가 선호하는 특정 부위만을 청진하는 것은 바람직하지 않다는 지적을 합니다.

이 환자는 글쓴이인 제가 실제로 진료했던 환자입니다. 환자가 너무 뚱뚱하고 비협조적이서 anterior chest에서는 청진을 시행할 수가 없었습니다. 어쩔 수 없이 posterior chest에서만 청진을 했는데, chest X-ray 상 병변은 anterior chest wall에서 들을 수 있는 부위에 있었습니다. 폐렴으로 진단한 후 anterior chest wall에서 청진을 했을 때, 다른 부위에 비해 증가된 폐음과 crackle을 들 수 있었습니다.

참고문헌

1. Hans Pasterkamp, Steve S. Kraman, and George R. Wodicka Respirtory sounds Advances beyond the stethoscope. Am J Respir rit Care Med 1997; 156:974-987.

2. P. Piirila, A.R.A. Sovijarvi. Crackles: recording, analysis and clinical significance. Eur Respir. 1995; 8:2139-2148.

3. Robert L. Wilkins, John E. Hodgkin, Brad Lopez. Lung sounds : A practical Guide 2/e. Elsevier 1996.

2부 호흡생리와 폐기능 검사

내과학에서는 각론을 다루기 전에 총론에서 그 학문을 이해하기 위해 필요한 여러 가지 도구들을 다룹니다. 이러한 도구들은 어떤 학문을 설명하는 수단이기 때문에 이들을 공부하는 일은 매우 지루하고 어려운 일입니다. 예로 신장학을 이해하기 위해 반드시 필요한 산염기 장애와 전해질 장애는 대부분의 학생들이 공부하기 꺼려하는 분야입니다. 하지만 이러한 도구들을 잘 이해하게 된다면 어렵기만 했던 학문은 새로운 관점에서 바라볼 수 있게 됩니다.

호흡기학을 이해하기 위해 필요한 중요한 도구에는 호흡생리(compliance, elastance, dead space, V/Q mismatch, shunt 등)와 폐기능 검사(obstructive lung disease, restrictive lung disease)등이 있습니다. 호흡기학을 공부하는 내내, 여러분은 폐기능 검사상 어떤 질병이 restrictive type인지 obstructive type인지, compliance는 증가했는지 또는 감소했는지를 구분해야 하며, 질병을 일으키는 주된 원인이 V/Q mismatch인지 shunt인지를 감별해야 합니다. 만일 호흡생리와 폐기능 검사를 제대로 이해하지 못한다면, 공부하는 내내 이네들을 이용해 설명하는 호흡기 질환들을 이해할 수 없을 것입니다.

따라서 이번 장에서는 호흡생리와 폐기능 검사를 주로 공부합니다. 다소 지루할 수 있겠지만, 2부를 모두 읽은 후에 여러분은 호흡기학을 이해하기 위한 여러 도구들을 잘 다룰 수 있게 될 것입니다.

1. Lung volume

1) Lung volume의 기술

대부분의 호흡기 질환들은 lung volume의 변화를 일으키므로 lung volume을 기술하는 용어들을 알아야 합니다.

(1) TV(Tidal volume)

TV은 평소에 무의식적으로 들이마시고 내쉬는 volume으로 1회 호흡량을 의미합니다.

(2) FRC(Functional residual capacity)

FRC는 정상 호흡 주기를 마친 후에 폐에 남아 있는 volume으로 lung volume을 기술하는 기준입니다.

만약 어떤 사람이 평소대로 숨을 들이마셨다면 lung volume은 FRC+TV이 됩니다. 이후 평소대로 숨을 내쉬면 lung volume은 FRC로 다시 돌아오게 됩니다.

(3) RV(residual volume)

FRC에서 할 수 있는 대로 숨을 내 쉬어 봅시다. 더 이상 날숨을 지속하지 못하는 상태가 되어도 폐에는 공기가 남아 있는데, 이때의 volume을 RV(residual volume)이라고 합니다. 이 때 내 쉰 공기의 양은 ERV(expiratory reserve volume)이라고 합니다.

(4) TLC(Total lung capacity)

이번에는 FRC에서 할 수 있는 대로 숨을 들이마시어 봅시다. 더 이상 들숨을 지속하지 못할 만큼 폐에 공기가 가득찼을 때의 lung volume을 TLC(total lung capacity)라고 합니다. 이 때 들이마신 공기의 양은 IC(inspiratory capacity)라고 합니다.

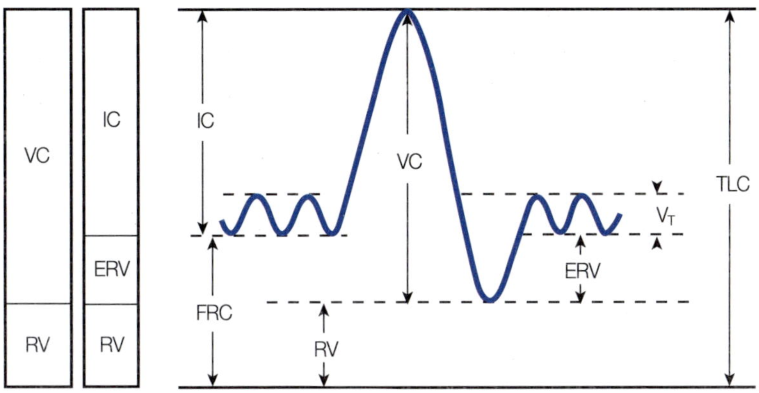

그림 1-1. Lung volume의 기술

(5) VC(Vital capacity)

어떤 사람이 최대로 들이 마시거나 내 쉴 수 있는 최대 volume을 VC라고 합니다. VC는 최대한 숨을 내쉰 상태(RV)에서 TLC까지 숨을 들이 마시거나, 최대한 숨을 들이마신 상태(TLC)에서 RV까지 숨을 내쉬어 측정합니다.

요약하자면 FRC는 기준이 되는 volume입니다. FRC에서 TLC가 될 때까지 들이마신 volume을 IC라고 합니다. 반면 FRC에서 RV이 될 때까지 내쉰 volume이 ERV라고 합니다.

참고

각각의 lung volume의 합을 capacity라고 합니다.

예) RV(residual volume) + ERV(expiratory reserve volume) =
FRC(Functional residual capacity)

정리

1) FRC

보통의 날숨을 끝낸 후의 lung volume

Lung volume 측정의 기준이 됨

2) TLC

숨을 최대한 들이마셨을 때의 lung volume

3) RV

숨을 최대한 내쉬었을 때의 lung volume

4) IC

FRC에서 TLC까지 들이마신 공기의 양

FRC + IC = TLC

5) ERV

FRC에서 RV까지 내쉰 공기의 양

FRC − ERV = RV

6) VC

RV에서 최대로 들이마실 수 있는 공기의 양

TLC에서 최대로 내쉴 수 있는 공기의 양

문제

1. 다음은 lung volume에 대한 설명이다. 옳은 조합을 고르시오.

가. ERV = FRC − RV	나. IC + ERV = VC
다. FRC + IC = TLC	라. TLC − RV = VC

1) 가, 나, 다 2) 가, 다 3) 나, 라 4) 라 5) 가, 나, 다, 라

풀이 그림 1-1 참고

2. 아래의 PFT에서 total lung capacity를 구하시오. (KMLE 01')

흡기용적(IC) : 2500ml	평상시 호흡량(TV) : 500ml
FRC : 1000ml	RV : 500ml

1) 3000ml 2) 3500ml 3) 4000ml

4) 4500ml 5) 5000ml

풀이 IC+FRC=TLC 이므로 2500+1000=3500ml 입니다.

▶ **정답** 문제 1: 5) 문제 2: 2)

2) Lung volume의 측정

Spirometer는 lung volume의 변화를 측정하는 기구입니다. 우리는 spirometer를 이용해 앞에서 배운 lung volume의 변화들(TV, IC, ERV, VC)을 측정할 수 있습니다.

하지만 spirometer로 특정 상태의 lung volume을 측정할 수는 없습니다. 이는 최대한 숨을 내쉰다고 해도 폐에는 RV이 남게 되는데, 이 양이 얼마인지 spirometer로는 알 수 없기 때문입니다. RV을 측정하지 못하므로, RV을 포함하는 FRC와 TLC도 측정할 수 없습니다.

만일 특정 상태의 lung volume을 측정하기를 원한다면 helium dilution이나 body plethymography를 이용해야 합니다. Lung volume을 측정하는 방법에 대해서는 더 알고 싶은 사람만(2) 에서 다루도록 하겠습니다.

정리

1. Spirometer로 측정이 불가능한 lung volume

RV, FRC, TLC

문제

1. 폐활량계로 측정이 가능한 것은? (KMLE 05')

가. 잔기량(residual volume)
나. 기능성 잔기량(functional residual capacity)
다. 총폐용량(Total lung capacity)
라. 1초간 노력성 호기량(FEV_1)

1) 가, 나, 다　　2) 가, 다　　3) 나, 라
4) 라　　5) 가, 나, 다, 라

풀이 RV이 포함되어 있는 폐 용적인 TV, FRC, TLC 등은 폐활량계로 측정이 불가능합니다.

▶ 정답 문제 1: 4)

3) 폐질환의 분류와 lung volume

대부분의 호흡기 질환들은 폐쇄성 폐질환(obstructive lung disease)과 제한성 폐질환(restrictive lung disease)으로 분류할 수 있는데, obstructive lung disease에서는 lung volume이 증가하고, restrictive lung disease에서는 lung volume이 감소합니다.

그림 1-2의 A는 COPD(Obstructive lung disease) 환자의 chest PA로 과팽창된 폐를, B는 IPF(restrictive lung disease) 환자의 chest PA로 쪼그라든 폐를 잘 보여주고 있습니다. 그림은 연상하여 obstructivc lung disease에서는 lung volume이 승가하고, restrictive lung disease에서는 감소하는 것을 기억합시다.

(1) Obstructive lung disease

Obstructive lung disease에서 lung volume이 증가하는 것은 호기가 다 끝나기 전에 airway의 obstruction이 발생하기 때문입니다. 호기시 다 빠져나가지 못한 날숨은 폐에 RV으로 남게 됩니다. 따라서 lung volume과 관련하여 obstructive lung disease의 가장 큰 특징은 RV의 증가입니다.

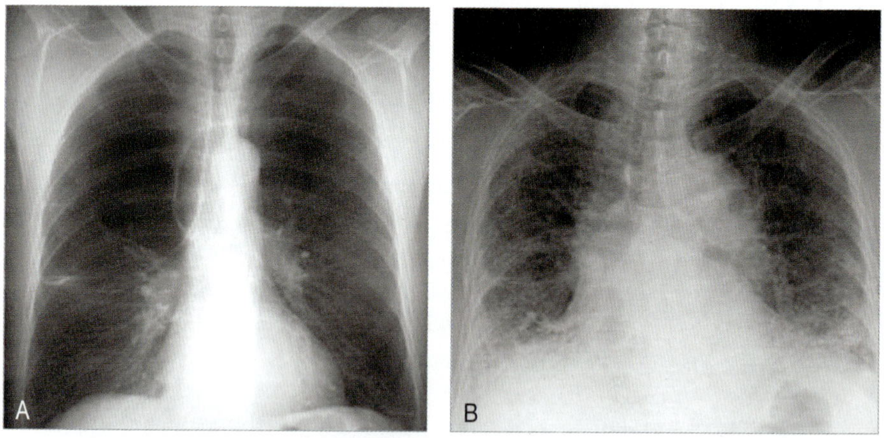

그림 1-2. Obstructive lung disease(A)와 restrictive lung disease(B)의 chest PA

그림 1-2A에서 보는 것과 같은 TLC도 증가합니다(chest PA는 숨을 들이마신 후 촬영하므로 TLC를 추측할 수 있음). 하지만 RV이 TLC보다 더 많이 증가하기 때문에, 최대로 들이 마쉬거나 내쉴 수 있는 volume인 VC(TLC-RV)는 오히려 감소하게 됩니다.

4장 폐 기능 검사의 Forced expiratory volume-time curve에서 공부하겠지만, 호기의 장애로 인해 expiratiory flow rate(FEV_1, FVC, FEV_1/FVC)는 감소하게 됩니다.

(2) Restrictive lung disease

Restrictive lung disease에서 lung volume이 감소하는 것은 폐 또는 chest wall의 팽창 장애로 흡기 시 폐의 팽창이 제한을 받기 때문입니다. 따라서 TLC를 포함한 모든 lung volume(VC, FRC, RV)이 감소하게 됩니다.

Obstructive lung disease와는 달리 restrictive lung disease에서 호기는 거의 정상이므로 exiratory flow rate는 거의 정상에 가깝습니다.

참고

예외적으로 extraparenchymal restrictive lung disease에서는 RV가 정상 또는 증가하는데, 이에 대해서는 3장에서 공부하도록 하겠습니다.

(3) Obstructive and restrictive lung disease의 분류

Obstructive와 restrictive lung disease를 분류하면 표 1-1과 같습니다. 이 중 obstructive lung disease에 해당되는 질환들은 반드시 암기해야 합니다. 각 질환의 앞 글자만 따서 ABBCC들로 쉽게 외웁시다.

Restrictive lung disease는 폐실질을 침범하는 질환들과 chest wall 또는 호흡근의 이상에 의해 생기는 질환으로 나눌 수 있습니다.

폐실질을 침범하는 질환들은 interstitial lung disease(ILD)가 대부분을 차지하고 있습니다. Neuromuscular disease들은 호흡근이 마비되어 발생합니다. Chest wall disease들 중에서는 ankylating spondylitis를 꼭 기억해야 합니다.

표 1-1. Obstructive and restrictive lung disease의 분류

Obstructive	Restrictive	
	Parenchymal	Extraparenchymal
Asthma Bronchiectasis Bronchiolitis Cystic fibrosis COPD	Sarcoidosis IPF Hypersensitivity penumonitis Penumoconiosis Drug or radiation induced ILD ARDS	Neuromuscular disease Diaphragmatic paralysis Myathenia gravis Guillain-Barre syndrome Muscular dystrophy Cervical spine injury
		Chest wall disease Kyphoscoliosis Obesity Ankylating spondylitis

정리

1) Obstructive lung disease

Expiration의 장애

↓

호기시 airway가 빨리 막힘

↓

Lung volume의 증가

(RV/TLC ratio의 증가는 RV의 증가 > TLC의 증가 때문)

2) Restrictive lung disease

Inspiration의 장애

↓

Lung expansion의 장애

↓

모든 lung volume의 감소

표 1-2. 폐 질환과 lung volume과의 관계

	Obstructive lung disease	Restrictive lung disease
주된 장애	Expiration	Inspiration
RV/TLC	↑↑	N or ↑
TLC	N or ↑	↓
VC	N or ↓	↓
ERV	N or ↓	N or ↓
RV	↑	↓, N or ↑
FRC	↑	N or ↓

문제

1. 다음 설명 중 틀린 것은?

1) Obstructive lung disease와 restrictive lung disease에서 RV/TLC ratio는 증가한다.

2) Restrictive lung disease의 lung volume의 대부분은 감소하지만, RV은 증가할 수도 있다.

3) Obstructive lung의 주된 장애는 expiration이며 expiratory flow rate가 감소한다.

4) Restrictive lung disease는 expiration의 장애가 obstructive lung disease에 비해 심하지 않고, expiratory flow rate는 정상일 수도 있다.

5) COPD는 restrictive lung disease의 대표적인 질환으로 TLC가 감소한다.

풀이 COPD는 obstructive lung disease로 TLC가 증가합니다.

▶ **정답** 문제 1: 5)

2. 22세의 남자 환자가 약 5개월간 지속된 허리 통증으로 내원하였다. 통증은 주로 아침에 발생하고, 1시간 정도 활동하면 호전된다고 하였다. 이 환자에서 발생할 수 있는 폐 질환은 어떤 특징을 갖는가?

1) TLC가 증가한다.
2) FRC가 증가한다.
3) VC가 증가한다.
4) expiratory flow rate가 매우 많이 감소하다.
5) TLC가 감소한다.

풀이 환자의 질환은 ankylating spondylitis(AS)입니다. AS에서는 주로 chest wall의 팽창장애로 인한 extraparenchymal restrictive lung disease가 발생합니다. Restrictive lung disease에서는 lung volume이 감소합니다.

더 알고 싶은 사람만(2)

Q1) **Spirometer로 측정하지 못하는 lung volume은 어떻게 측정할까요?**

A) Spirometer로 측정하지 못하는 lung volume은 inert gas(불화성 기체)를 이용해 측정하거나 body plethymography로 측정합니다.

(4) Inert gas를 이용하는 방법

Inert gas를 이용하는 방법에는 질소 세척법과 헬륨 희석법이 있습니다.

1 질소 세척법

폐에는 대기와 비슷한 79%의 질소가 포함되어 있습니다. 만약 어떤 사람에게 100% 산소를 공급하여 약 7분간 호흡을 시키면 폐 안은 100% 산소로 채워지고 폐 안에 존재하는 질소는 모두 배출이 됩니다. 이 때 날숨을 모두 모으면 폐 안의 존재했던 질소를 모두 모을 수 있습니다.

산소를 흡입하기 전 폐의 질소 농도는 79%입니다. 이 때의 폐의 부피를 V_1이라고 합시다. 날숨을 모은 용기의 volume을 V_2, 질소 농도를 C_2라고 하면 폐의 질소 총량

▶ 정답 문제 2: 5)

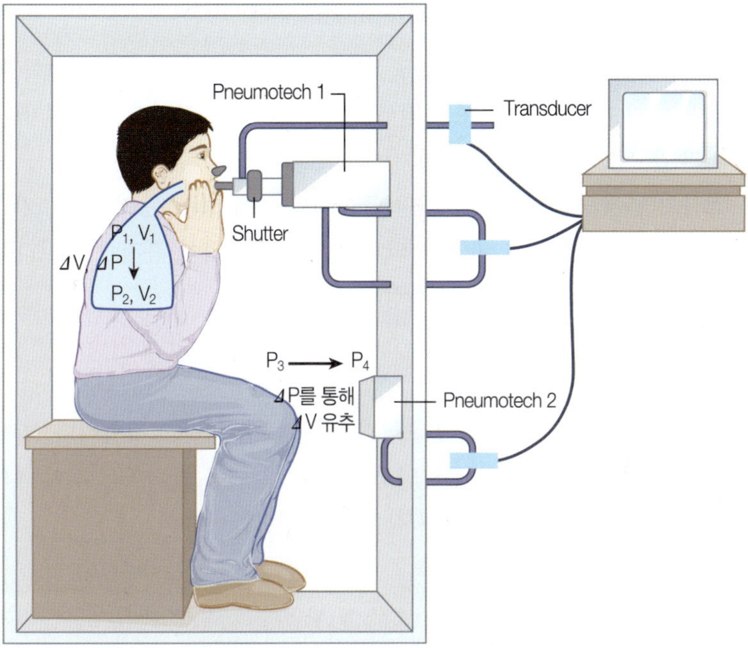

그림 1-3. **체적 변동 기록법 (Body plethysmography)**

과 용기의 질소 총량이 같으므로 아래와 같은 공식이 성립하고 폐의 부피 V_1을 구할 수 있습니다.

$$V_1 \times 0.79 = V_2 \times C_2$$

$$V_1 = (V_2 \times C_2) / 0.79$$

2 헬륨 희석법

농도가 C_1, 부피가 V_1인 helium gas를 환자에게 충분히 호흡시키면 폐와 용기의 helium 농도가 평행을 이루게 합니다. 용기 안에만 존재했던 helium은 환자의 폐와 용기에 고르게 분포하게 됩니다. 이 때 폐의 부피를 V_2, 평형을 이룬 helium 농도를 C_2라고 합시다.

처음 용기 안의 helium의 양 = 폐와 용기에 고르게 분포된 helium의 양이므로 아래식이 성립하고 폐의 부피 V_2를 구할 수 있습니다.

$$C_1 \times V_1 = C_2 \times (V_1 + V_2)$$

$$V_2 = (C_1 - C_2) \times V_1 / C_2$$

(5) 체적 변동 기록법(Body plethysmography)

체적 변동 기록법으로 lung volume을 측정하기 위해서는 사람이 들어갈 수 있는 검사기(용기)가 필요합니다. 또한 검사기(용기) 내부의 압력의 변화에 따른 부피 변화를 미리 알고 있어야 합니다(검사기마다 표로 제공).

검사기 안에 들어간 환자가 숨을 들이쉬기 전에 그림 1-3의 shutter가 닫히게 되면 환자는 검사기의 공기를 마시게 되고 환자의 구강압이 측정이 됩니다(환자의 기도 압력은 구강압으로 간접적으로 측정)

처음 구강압을 P_1(대기압), 폐 부피를 V_1(FRC), ΔV를 들이마셨을 때의 구강압을 P_2, 폐 부피를 V_2라고 합시다.

보일의 법칙에 의해 어느 폐쇄 공간의 압력×부피는 일정합니다. 따라서 숨을 들이마시기 전의 폐의 압력과 부피의 곱($P_1 \times V_1$)은 숨을 들이마신 후의 폐의 압력과 부피의 곱($P_2 \times V_2$) 같으므로 아래와 같은 식이 성립합니다.

$$P_1 \times V_1 = P_2 \times V_2 = P_2 \times (V_1 + \Delta V)$$

$$(P_1 - P_2)V_1 = P_2 \Delta V$$

$$V_1 = \frac{P_2}{P_1 - P_2} \cdot \Delta V$$

$$= P_2 \times \frac{\Delta V}{\Delta P}$$

참고

$P_1 - P_2 = \Delta P$, ΔV는 검사기 내부의 압력 변화($P_4 - P_3$)를 측정하여 검사기의 pressure-volume 표로 유추함

참고 문헌

1. 대한결핵 및 호흡기학회. 호흡기학, 군자출판사 2004.

2. 정상 호흡 생리

호흡은 호흡근육과 호흡기계(폐와 chest wall)의 상호작용에 의해 일어납니다. 호흡근육의 수축은 유발하는 힘입니다. 호흡근육이 수축하지 않는다면 호흡기계의 부피 변화는 발생하지 않습니다.

호흡기계의 탄성력(elastance, elastic recoil)은 호흡근육이 유발하는 부피 변화에 반발하는 힘입니다. 고무줄을 늘렸을 때 고무줄이 처음 길이로 돌아오려고 하듯이, 호흡기계는 특정 부피(폐의 부피가 FRC인 상태)로 회귀하려는 특성을 가집니다.

만약 흡기근육의 수축력이 호흡기계의 탄성력보다 크면 이 두 힘이 평행을 이룰 때까지 폐는 팽하게 됩니다. 반면 호기는 호흡기계의 탄성력에 의해 수동적으로 일어납니다.

Complinace(유순도)는 volume을 가질 수 있는 능력을 의미합니다. 많은 학생들이 compliance를 distensibility와 같은 뜻으로 알고 있는데, 이 두 단어는 미묘하지만 중요한 차이점을 가집니다. 이 차이에 대해서는 이 장 4절에서 다루도록 하겠습니다.

Compliance를 volume을 가질 수 있는 능력으로 해석하면 COPD의 pathophysiology를 보다 쉽게 이해할 수 있습니다. Static compliance의 증가는 COPD(chronic obstructive lung disease)의 주된 병인인데, compliance의 증가는 volume의 증가를 의미하므로 COPD에서는 lung volume이 증가하게 됩니다.

이 장에서는 호흡근육, 호흡기전 그리고 compliance와 elastance에 대해 공부합니다. 특히 정상 호흡주기에 따른 여러 지표(flow, alveolar, pressure 등)들의 변화(그림 2-3)를 기계 환기가 일으키는 변화와 비교해 잘 알아두기 바랍니다. 또한 compliance와 elastance는 호흡 역학의 기본으로 호흡기 질환의 pathophysiology를 이해하는데 필수적이므로 반드시 이해하고 다음장으로 넘어갑시다.

1) 호흡근육

(1) 흡기

숨을 들이마실 때 사용하는 주요 근육에는 diaphragm, parasternal inter-cartilaginous muscles, external intercostal muscles이 있고, 보조근육(accessory muscles)에는 목과 흉부 근육을 연결하는 SCM(sternocleidomastoid muscles)과 scalenus등이 있습니다. 평소에는 보조 근육들이 사용되지 않지만, 운동을 하거나 심한 호흡 곤란이 발생(asthma, COPD 악화)하면 이들 근육까지 동원이 됩니다.

또한, 매우 심한 호흡곤란을 호소하는 환자는 흡기시 상복부와 chest wall의 하부가 안쪽으로 함몰되는 paradoxical thoracoabdominal movement를 보일 수도 있습니다.

흡기 근육의 힘을 평가하는 방법에는 maximal inspiratory pressure(P_{Imax})가 있습니다. P_{Imax}는 기계환기를 제공받는 환자에서 산소와 공기가 들어가는 valve를 닫은 후 환자의 inspiratory muscle의 힘을 측정해서 구합니다. 이 값은 나이와 성별에 따라 다르지만 대부분의 건강한 사람에서는 적어도 80cmH_2O이며, P_{Imax}가 25cmH_2O 이하이면 respiratory muscle failure로 간주합니다.

(2) 호기

호기는 호기 근육에 의해 일어나는 것이 아니라 호흡기계(폐와 chest wall)의 탄성력(elastic recoil)에 의해 수동적으로 일어납니다. 하지만 운동을 하거나 심한 호흡 곤란 환자에서는 호기를 돕는 보조 근육들이 동원됩니다.

이네들에는 abdominal muscles과 internal intercostalis(parasternal inter-cartiliginous muscles 제외) 등이 있습니다.

정리

1. 흡기는 흡기근육에 의해 발생.
2. 호기는 lung과 chest wall의 elastic recoil에 의해 일어남.
3. Accessory muscles들은 운동과 호흡곤란 시 사용
4. P_{Imax} - 흡기 근육의 힘을 평가하는 지표

문제

1. 다음 중 틀린 설명을 고르시오.

1) 흡기 근육 중 가장 중요한 근육은 diaphragm이다.

2) 호기는 lung과 chest wall의 elastic recoil에 의해 수동적으로 일어난다.

3) 운동시에는 accessory muscles을 사용하다.

4) 흡기시 사용하는 accessory muscle에는 scalene muscles이 있다.

5) Internal intercostalis muscle은 호기만을 돕는 근육이다.

풀이 Internal intercostalis 중 parasternal intercartiligenous muscles은 흡기 보조근으로 사용되고 그 외의 근육들은 호기 보조근으로 사용됩니다.

2) Transpulmonary pressure(P_{TP})

공기가 대기에서 폐로 이동하려면 압력의 차이가 존재해야 합니다. 대기와 alveoli 사이의 압력 차이는 호흡근육이 pleural pressure를 변화시켜 발생합니다.

폐는 alveoli 안의 압력(P_{alv})이 alveoli를 둘러싸고 있는 pleural space의 압력(P_{pleu})보다 클 경우에 inflation되고 작을 경우에 deflation됩니다. 폐의 역동학적인 관점에서 살펴 볼 때 이 두 공간의 압력 차는 폐의 volume을 변하게 하는 원동력이 되는데 transpulmonary pressure(P_{TP})라고 합니다(그림 2-1).

참고

호흡역학에서 사용하는 압력은 대기압(760mmHg)에 대한 상대 압력입니다.

$P_{TP} = P_{alv} - P_{pleu}$가 증가할 경우($P_{TP} > 0$)에 폐가 팽창하므로, 폐를 팽창시키기 위해서는 P_{alv}를 증가시키거나 P_{pleu}를 감소시켜야 합니다.

▶ 정답 문제 1: 5)

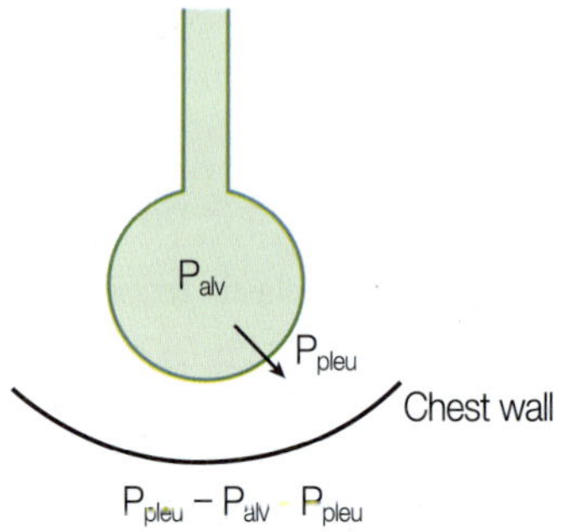

그림 2-1. Transpulmonary pressure

① Palv가 증가하는 경우(그림 2-2A)

ICU나 수술실에서 기계 환기를 제공받는 환자들의 폐는 mechanical ventilator가 제공하는 양압에 의해 팽창하는데, 이를 positive pressure ventilation이라고 합니다.

② Ppleu가 감소하는 경우(그림 2-2B)

호흡근육(diaphragm 및 기타 호흡근육)들이 수축을 하여 chest wall을 확장시키면 pleural space에 음압이 형성이 되는데, 이 음압에 의하여 폐가 팽창합니다. 이와 같은 기전은 정상인의 호흡에서 나타나고 이를 negative pressure ventilation이라고 합니다.

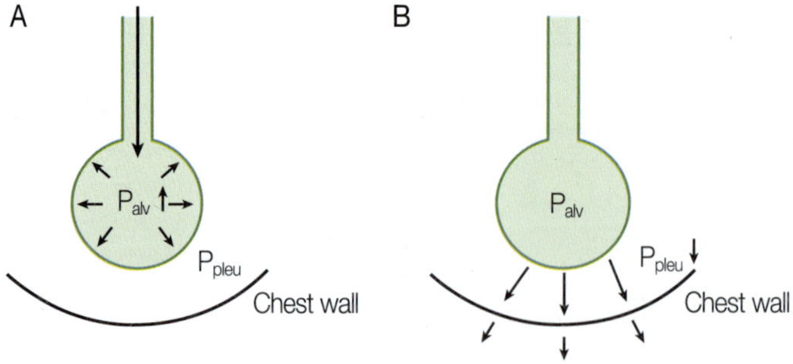

그림 2-2. 양압(A)과 음압(B)에 의해 폐가 확장되는 기전

3) 정상 호흡 주기

(1) 호기 말

호흡 근육들이 수축하지 않는 정상 호기 말, 호흡기계에는 두 가지 힘이 평형을 이룹니다. 하나는 쪼그려드려는 폐의 탄성력(elastic recoil)이고 다른 하나는 팽창하려는 chest wall의 탄성력(elastic recoil)입니다. 이 두 힘은 pleural space를 서로 반대 방향으로 당기기 때문에, pleural space에는 -5cmH_2O의 음압이 발생하게 됩니다.

호기 말에는 공기의 유입이 없기 때문에, alveolar pressure(P_{alv})는 대기압과 같고(0cmH_2O), transpulmonary pressure(P_{TP}) = 0 - (-5) = 5cm H_2O입니다. 이 압력차이에 의해 정상 호기말의 폐는 완전히 쪼그라든 상태가 아니라 기능성 폐용적인 FRC를 가지게 됩니다.

2) 흡기

흡기 근육이 수축하면 chest wall이 팽창해 pleural pressure와 alveolar pressure가 감소하게 됩니다. Pleural pressure의 감소가 alveolar pressure의 감소보다 더 크기 때문에 $P_{TP} = P_{alv}(\downarrow) - P_{pleu}(\downarrow\downarrow)$ = 증가(↑)하고 폐는 호흡근의 수축력과 호흡기계의 탄성력이 평행을 이룰 때까지 팽창합니다.

1 Pleural pressure의 변화

Pleural pressure의 변화는 그림 2-3b와 같습니다. 흡기가 진행됨에 따라 pleural pressure는 지속적으로 감소해 흡기 말에는 -10cmH_2O가 됩니다. Pleural pressure가 직선으로 감소하지 않고 log 곡선처럼 감소하는 이유는 폐를 확장시키기 위해서는 호흡기계의 elastic recoil 뿐만 아니라 조직 저항(공기가 airway를 지나면서 발생하는 마찰 등)을 이겨내야 하기 때문입니다. 그림 2-3b의 점선은 elastic recoil을 이겨내기 위한 압력이고, 색칠한 부분은 조직 저항을 이겨내기 위해 필요한 압력입니다.

2 Alveolar pressure(그림 2-3d)

Pleural pressure와는 달리 alveolar pressure는 흡기 중반에 가장 작은 값을 갖습니다(-1cmH_2O). 흡기 말에는 공기의 유입이 없기 때문에 alveolar pressure의 압력은 대기압과 같습니다(0cmH_2O).

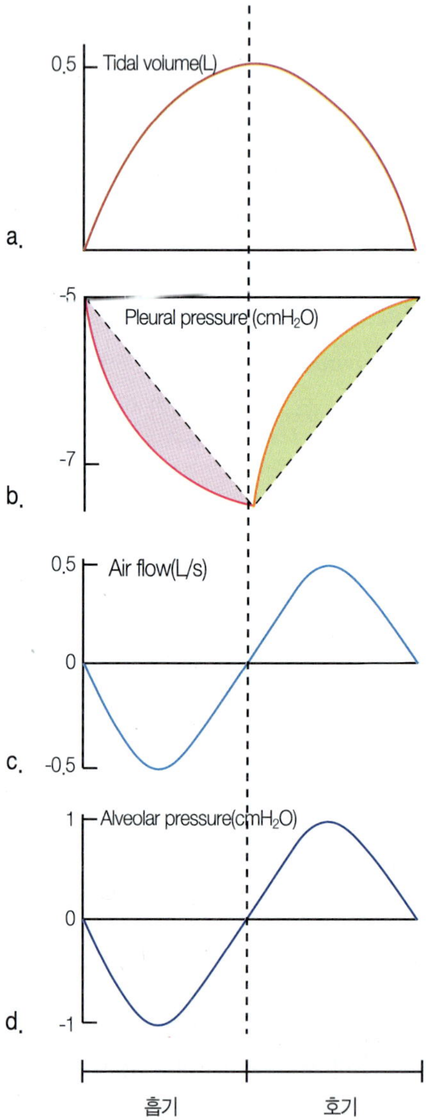

그림 2-3. 정상 호흡주기에 따른 여러 지표들의 변화

참고
유체의 흐름은 두 지점의 압력차이가 존재할 때만 발생합니다. 만일 유체의 흐름이 없다면 두 지점의 압력은 같습니다.

❸ Air flow(그림 2-3c)

Air flow는 압력변화에 비례하므로 air flow그래프는 alveolar pressure 그래프와 비슷한 모양을 갖습니다.

(3) 호기

흡기 말에 흡기 근육의 수축이 중단되면 호흡기계에는 원래 상태로 되돌아 가려는 탄성력만이 존재합니다.

이 탄성력에 의해 alveolar pressure와 pleural pressure가 증가하게 됩니다. 이때 pleural pressure의 증가가 alveolar pressure의 증가보다 크기 때문에, $P_{TP} = P_{alv}(\uparrow) - P_{pleu}(\uparrow\uparrow)$ = 감소(↓)하고 폐는 쪼그라들게 됩니다.

4) Compliance와 elastance의 정의

호흡기계는 호흡주기에 따라 부피의 변화가 일어나는 일종의 탄성체입니다. 탄성체인 호흡기계의 생리학적 특징을 설명하기 위해 compliance와 elastance라는 개념이 도입됩니다.

(1) Compliance

Compliance의 정의는 압력 변화에 따른 부피 변화($\Delta V/\Delta P$)입니다. Compliance와 distensibility를 동일한 개념으로 생각하는 학생들이 많은데 이 둘은 약간 다른 개념입니다.

Distensibility가 단순히 늘어날 수 있는 정도를 의미한다면, compliance는 volume을 가질 수 있는 능력을 의미합니다. 쉽게 설명하기 위해 예를 들어봅시다. 여러분의 앞에 배구공과 작은 고무공이 있다고 합시다. 배구공에는 1000cc의 공기가 들어있고 고무공에는 50cc의 공기가 들어있는데, pump로 배구공에 1mmHg의 압력을 가했을 때 50cc의 공기가 들어갔고 고무공에는 5cc의 공기가 들어갔다고 합시다.

고무공은 자신의 부피의 10%가 늘어나 distensibility가 크지만, compliance는 5ml/mmHg로 작습니다. 반면 농구공은 자신의 부피의 5%가 늘어나 distensibility가 고무공보다 작으나, compliance는 50cc/mmHg로 고무공보다 큽니다.

즉 distensibility가 작아도 많은 volume을 가질 수 있다면 compliance는 커지고 distensibilty가 커도 많은 volume을 가질 수 없다면 compliance는 작아집니다.

따라서 compliance는 distensibility와는 약간 다른 개념으로 반드시 volume을 가질 수 있는 능력으로 알고 있어야 합니다.

(2) Elastance

탄력을 가진 물질들은 길이나 부피를 변화시키면 원래 상태로 되돌아오려는 성격을 가집니다. 이렇게 원래 상태로 돌아오려는 힘을 탄성력(elastance, elastic recoil)이라고 합니다.

탄성력은 compliance에 반비례합니다. 예를 들어 여러분들이 공기가 빠진 풍선을 분다고 합시다. 풍선이 처음 부풀기 시작할 때는 입으로 낮은 압력을 가해도 풍선이 잘 부풉니다(compliance가 큼). 그런데 풍선이 어느 정도 부푼 상태가 되면 풍선을 불어도 풍선이 잘 불풀지 않지만(compliance가 감소), 풍선을 입에서 떼면 순식간에 쪼그라들게 됩니다(탄성력이 큼).

즉 풍선이 부풀기 시작할 때는 compliance가 크지만 탄성력은 작고, 풍선이 완전히 부풀게 되면 complinace는 작아지지만 탄성력은 커집니다.

정의

1. Compliance 정의

탄성체가 volume을 가질 수 있는 능력($\Delta V / \Delta P$)

2. Elastance 정의

1) 길이나 부피가 변한 탄성체가 원래 상태로 돌아오려는 힘

2) Compliance에 반비례

호흡기계는 chest wall과 lung으로 구성되는데 이 둘은 visceral pleura와 parietal pleura로 결합되어 서로의 움직임을 제한합니다. 폐용적에 따라 이네들의 영향력은 변화하는데, FRC 이상에서는 폐의 영향력이 커지며 FRC 이하에서는 chest wall의 영향력이 커지게 됩니다.

이러한 호흡기계의 특성을 알기 위해서는 이 둘을 분리해 봅시다. 폐와 chest wall을 분리하면 폐는 바람 빠진 풍선처럼 완전히 쪼그라들게 되고, chest wall은 호흡기계의 폐가 TLC의 70%의 volume을 가지고 있을 때의 chest wall의 부피로 확장하게 됩니다.

정리

Chest wall과 lung을 분리하면?

1) 폐는 완전히 쪼그라든다

2) Chest wall은 확장한다.

5) 폐와 Chest wall의 Compliance

(1) 폐의 compliance

Compliance는 = $\Delta V/\Delta P$이므로, 폐의 compliance는 transpulmonary pressure(이하 P_{TP})의 변화에 따른 volume의 변화로 식 (1)과 같이 나타낼 수 있습니다.

$$\text{Compliance of lung}(C_L) = \Delta V/\Delta P_{TP} \cdots\cdots\cdots\cdots \text{식 (1)}$$

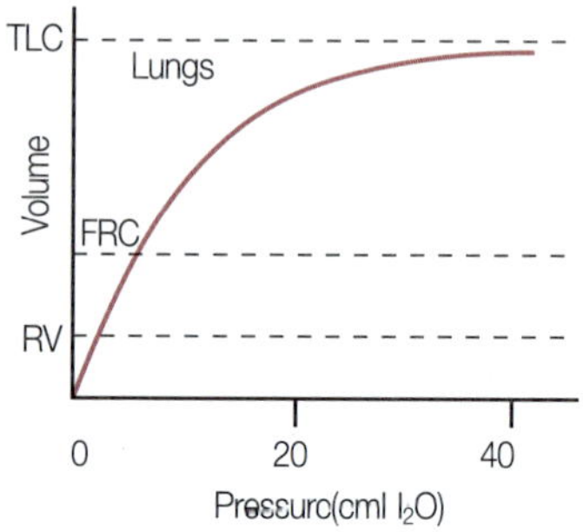

그림 2-4. 폐의 compliance

P_{TP}의 변화에 따른 chest wall과 분리된 폐의 volume변화(compliance graph)는 그림 2-4와 같습니다. 폐는 쪼그라들려는 성질을 가지고 있기 때문에 폐를 팽창시키려는 압력인 P_{TP}가 존재하지 않으면(0cmH_2O)이면 폐는 완전히 쪼그라들어 volume이 0이 됩니다. 하지만 1장 lung volume에서 배웠듯이 maximum expiration을 마친 후에도 폐에는 RV이 남아있습니다. 이는 chest wall이 폐에 RV이하의 volume을 가질 수 없도록 폐를 잡아당기기 때문입니다.

P_{TP}가 증가할수록 폐는 그림 2-5의 그래프처럼 팽창하는데, volume이 증가할수록 폐는 stiff해지고 compliance는 감소합니다. 다시 말해 처음에는 폐에 작은 압력 변화만 주어도 volume 변화가 크지만, 폐의 volume이 TLC 근처에 도달하면 압력 변화를 주어도 volume 변화는 거의 일어나지 않습니다.

Compliance는 $\Delta V/\Delta P_{TP}$이므로 pressure-volume curve에서는 접선의 기울기(slope)로 표시 됩니다. 그림 2-5에서 A지점(FRC)의 slope가 B지점(TLC)의 slope보다 더 크므로, compliance는 폐의 volume이 증가할수록 감소한다는 것을 알 수 있습니다.

정리

폐의 compliance의 특징

1) 폐는 압력 변화에 따라 0~TLC의 volume을 가질 수 있습니다.

2) 폐의 compliance는 P_{TP}와 volume이 증가할수록 감소합니다.

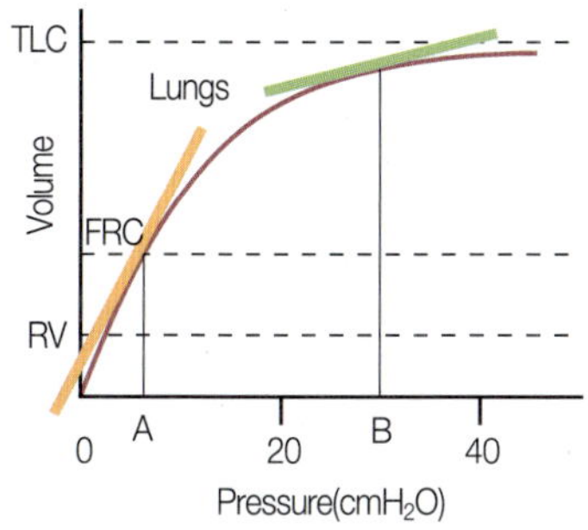

그림 2-5. 폐가 팽창할수록 감소하는 폐의 compliance

문제

1. 그림 2-5는 폐의 압력 변화에 따른 부피의 변화를 기록한 그래프이다. 옳지 않은 설명을 고르시오.

> 가. 압력이 증가할수록 폐의 compliance는 증가한다.
> 나. A 지점의 compliance가 B지점보다 더 크다.
> 다. compliance가 감소하면 폐는 더 잘 팽창된다.
> 라. 폐의 volume이 증가할수록 compliance는 감소한다.

1) 가, 나, 다　　2) 가, 다　　3) 나, 라
4) 라　　5) 가, 나, 다, 라

풀이 가. 압력이 증가할수록 폐의 volume은 증가하지만 compliance는 감소해 폐는 stiff해집니다.
다. Compliance가 감소하면 폐는 덜 팽창합니다.

(2) Chest wall의 compliance

Chest wall을 lung과 분리해 봅시다. 이 둘을 분리하면 chest wall은 팽창해 결합해 있을 때보다 더 많은 부피를 가지게 됩니다(그림 2-6).

분리한 chest wall 내부에 음압의 P_{TP}을 가하면 chest wall의 부피는 감소하기 시작

▶ **정답** 문제 1: 3)

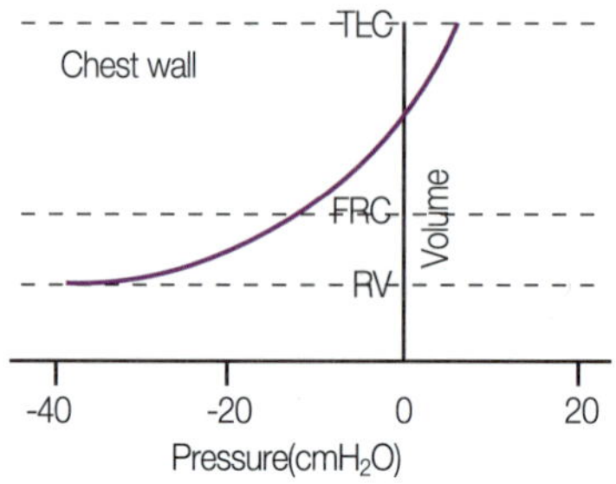

그림 2-6. Chest wall의 compliance

합니다. 하지만 지속적인 음압을 가해도 폐의 RV에 해당되는 chest wall의 volume에 이르면 더 이상 부피가 감소하지 않는데, 이는 부피가 감소할수록 chest wall의 compliance가 감소하기 때문입니다.

이번에는 양압을 가해봅시다. 작은 양압만 가해도 chest wall은 쉽게 확장되는대, 이는 부피가 증가할수록 chest wall의 compliance가 증가하기 때문입니다.

정리

Chest wall의 특성

1) Chest wall에 음압의 P_{TP}를 가하면 chest wall의 부피와 compliance는 감소합니다.

2) Chest wall에 양압의 P_{TP}를 가하면 chest wall의 부피와 compliance는 증가합니다.

6) 폐와 Chest wall의 탄성력

폐와 Chest wall은 탄성체로 부피가 변했을 때 원래상태(P_{TP} = 0일때)로 되돌아가려는 탄성력을 가집니다. 이러한 탄성력은 compliance와 반비례하는 특성을 가집니다.

(1) 폐의 탄성력

폐의 원래 상태(P_{TP}=0)는 완전히 쪼그라든 상태입니다. 따라서 폐의 부피 변화가 일어나면 폐에는 항상 쪼그라드려는 탄성력이 발생하게 됩니다. 폐의 부피가 증가할수록 compliance는 감소하므로 탄성력은 커지게 됩니다.

(2) Chest wall의 탄성력

Chest wall의 원래상태(P_{TP} = 0)는 폐가 TLC의 70%의 volume을 가지고 있을 때의 chest wall의 부피입니다. 따라서 chest wall에 부피변화가 일어나면 chest wall에는 항상 이 부피로 돌아가려는 탄성력이 발생하게 됩니다.

그림 2-6에서와 같이 chest wall의 compliance(접선의 기울기)는 chest wall의 부피가 감소할수록 감소하게 되고, 원래부피로 팽창하려는 chest wall의 탄성력은 커지게 됩니다.

정리

1. 폐의 탄성력

폐의 volume이 증가할수록 폐를 deflation시키려는 탄성력이 증가

2. Chest wall의 탄성력

Chest wall의 volume이 감소할수록 chest wall의 팽창하려는 탄성력은 증가

7) Respiratory system의 compliance와 elastance

Chest wall과 분리된 폐는 P_{TP}가 0일 때 완전히 쪼그라들고 P_{TP}가 증가할수록 lung의 부피는 증가하지만 compliance는 감소합니다. 반면 lung과 분리된 chest wall은 P_{TP}가 0일 때 고유한 volume을 가집니다. Chest wall에 음압의 P_{TP}를 가하면 chest wall의 volume과 compliance는 감소하고, 양압의 P_{TP}를 가하면 chest wall의 volume과 compliance는 증가합니다.

이제 이 두 개체의 독특한 특성이 호흡기계 전체에 어떤 영향을 미치는지 알아봅시다. 호흡기계의 compliance 그래프는 그림 2-7과 같습니다.

호흡기계의 volume 변화의 원인이 되는 P_{TP}의 변화는 chest wall, lung, 호흡근육의 상호작용에 의해서 일어납니다. 정상인이 일상적인 호기를 마친 후의 폐의 부피인 FRC는 호흡근육이 작용하지 않은 상태로 chest wall의 탄성력(팽창하려는 힘)과 lung의 탄성력(쪼그러드려는 힘)이 평형을 이루어 형성됩니다.

FRC에서 흡기 근육이 수축하여 P_{TP}를 증가시키면 폐는 팽창하여 TLC에 이르게 됩니다. 반면 FRC에서 호기 근육들이 수축을 하면 폐가 쪼그려들어 RV에 이르게 됩니다.

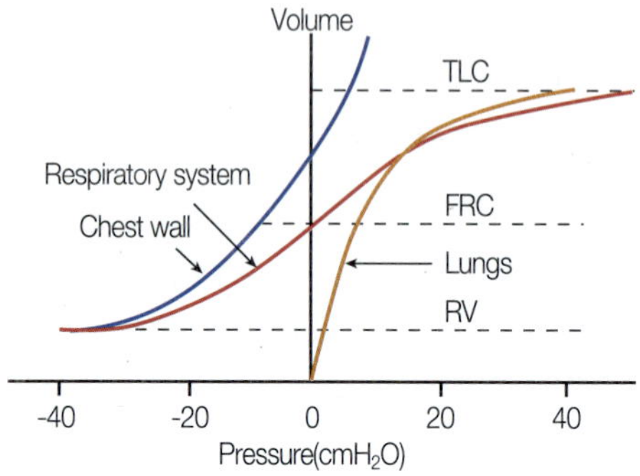

그림 2-7. Respiratory system의 compliance

호흡근들이 TLC이상으로 lung을 팽창시키지 못하는 이유는 lung의 elastance가 증가하여 더 이상의 팽창을 막기 때문입니다. 또한 호흡근들이 RV이하로 lung을 deflation 시키지 못하는 이유는 chest wall의 elastance가 증가해 팽창하려는 chest wall이 폐의 deflation이 더 이상 진행되는 것을 막기 때문입니다.

따라서 그림 2-7의 호흡기계의 compliance 그래프는 음압의 P_{TP}에서는 chest wall의 그래프에 가까워지고, 양압의 P_{TP}에서는 lung의 그래프에 가까워지는 독특한 특성을 가지게 됩니다. 이는 호흡기계가 maximum expiration(RV, 음압의 P_{TP})에서는 chest wall에 의해 제한을 받고, maximum inspiration(TLC, 양압의 P_{TP})에서는 lung에 의해 제한을 받는 것을 의미합니다. 이 과정들을 자세히 살펴보도록 합시다.

(1) FRC의 형성

정상 호기를 마친 호흡기계에는 chest wall의 팽창하려는 탄성력(그림 2-8의 ❶)과 폐의 쪼그려드려는 탄성력(그림 2-8의 ❷)이 평행을 이룹니다. Chest wall과 폐는 visceral & parietal pleura에 의해 연결되어 서로의 움직임을 제한하므로 폐는 완전히 쪼그라들지 못해 FRC라는 volume을 가지고, chest wall의 부피는 폐와 분리했을 때보다 감소하게 됩니다.

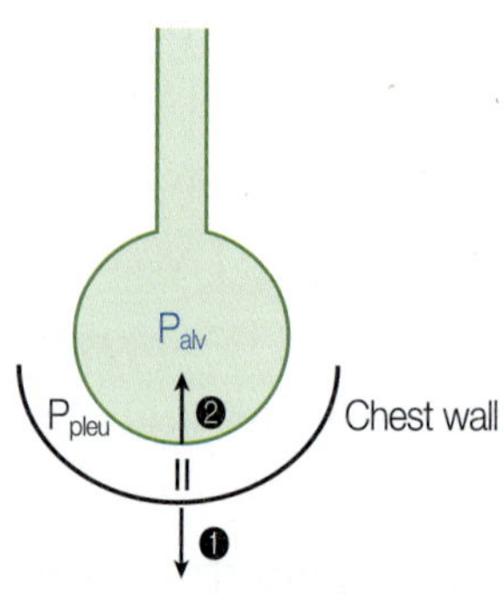

그림 2-8. FRC의 형성

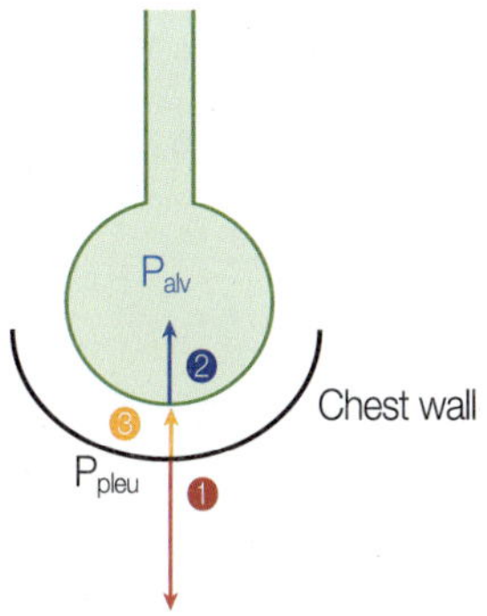

그림 2-9. 흡기 시 lung volume의 변화

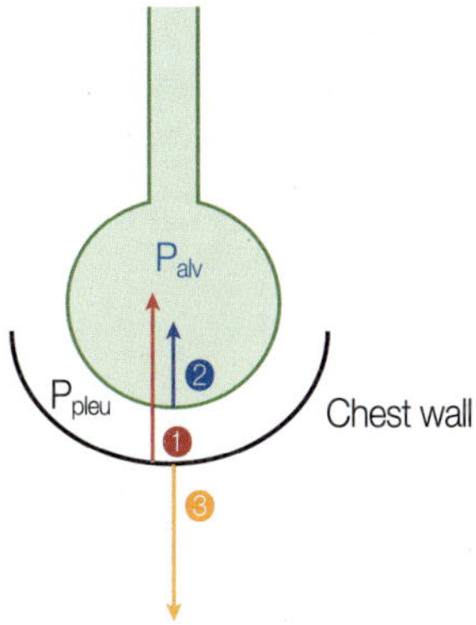

그림 2-10. 호기 시 lung volume의 변화

(2) Inspiration from FRC

FRC에서 흡기를 진행시키기 위해서는 흡기근이 수축을 해야 합니다. 흡기근의 수축은 chest wall과 폐를 팽창시키는데, 폐와 chest wall에는 원래 부피로 돌아가려는 탄성력이 발생하게 됩니다. 폐의 탄성력은 chest wall의 탄성력보다 더 커서 흡기를 방해하는 주된 탄성력으로 작용합니다.

흡기는 흡기근의 수축력(그림 2-9의 ❶)이 폐와 chest wall의 탄성력(그림 2-9의 ❷+❸)이 같아질 때(TLC)까지 일어납니다. 만일 흡기근의 수축이 중단되면 호흡기계에는 폐와 chest wall의 탄성력만이 존재하게 되고, 이 힘은 호기를 유발합니다.

(3) Expiration from FRC

FRC에서 호기를 진행시키기 위해서는 호기근이 수축을 해야 합니다. 호기근의 수축은 chest wall과 폐를 쪼그라들게 합니다. 쪼그라든 chest wall에는 팽창하려는 탄성력이 발생하여 호기를 억제하는 반면, 폐에는 항상 쪼그려드려는 탄성력만이 존재하므로 오히려 호기근을 돕는 작용을 합니다.

따라서 호기는 호기근의 수축력과 폐의 탄성력(그림 2-10의 ❶+❷)이 chest wall의 팽창하려는 탄성력(그림 2-10의 ❸)과 평행을 이룰 때(RV)까지 일어납니다.

정리

Respiratory system의 volume 변화는 chest wall, lung, 호흡근의 상호작용에 의해서 일어납니다.

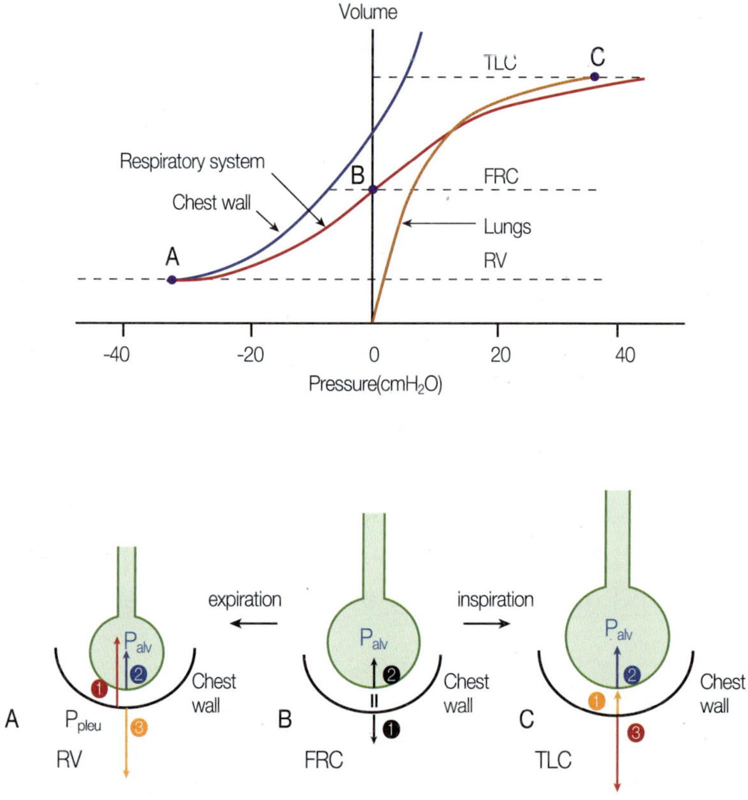

그림 2-11. 흡기와 호기에 따른 호흡근과 호흡기계와의 상호관계

8) Compliance의 측정

호흡 역학과 관련된 compliance에는 static compliance와 dynamic compliance이 있습니다. 이네들의 측정방법에 대해서 알아보도록 하겠습니다.

(1) Static lung compliance

Static lung compliance는 static compliance curve에서 FRC로부터 500ml의 lung volume 증가에 필요한 transpulmonary pressure를 구하여 계산합니다. 예로 어떤 환자에서 FRC로부터 500 ml의 lung volume을 증가시키기 위해 2 cmH_2O의 transpulomanary pressure가 필요했다면 폐의 compliance는 0.25 L/cmH_2O입니다.

Static lung compliance를 구하기 위해서는 static compliance curve(volume-pressure curve)가 필요한데, 이 curve는 폐 기능 검사로 구합니다.

1 P_{TP}의 측정

P_{TP}를 측정하기 위해서는 P_{alv}와 P_{pleu}를 구해야 합니다. 이네들은 각각 구강압과 식도압으로 대체해서 측정합니다.

① 흉강내압 측정(P_{pleu})

식도압은 흉강내압과 유사하므로 흉강내압 대신에 식도압을 측정합니다.

② 폐포압의 측정(P_{alv})

환자의 식도내에 balloon을 삽입하고 inflation시키면 구강은 오직 폐와 연결되므로 구강압은 폐포압과 동일하게 됩니다. 따라서 폐포압 대신에 구강압을 사용할 수 있습니다.

2 측정방법

① 환자를 TLC까지 흡입시킨 후 숨을 천천히 내쉬게 합니다.

② 중간 중간 mouthpiece를 막아 식도압과 구강압을 측정하고, 그 때의 lung volume을 기록합니다.

③ 기록한 표를 이용해 static compliance 그래프를 그립니다.

④ 500ml에 해당되는 P_{TP}를 그래프에서 찾아 compliance를 구합니다.

⑤ Specific compliance를 구하려면 ④에서 구한 값을 환자의 FRC로 나눕니다.

(2) Dynamic lung compliance

TLC에서 숨을 중간중간 내쉬면서 측정하는 static compliance와는 달리 dynamic lung compliance는 환자에게 평상 호흡을 지속적으로 시키면서 lung volume과 P_{TP}를 측정하여 구합니다.

1 측정방법

① Static compliance를 측정하는 것과 동일하게 식도 내에 ballon을 삽입합니다.

② 환사에게 평상 호흡을 지속적으로 시키면서 P_{TP}, 유속, volume 변화를 측정합니다.

③ 흡기가 끝나고 호기가 시작되는 지점(유속이 0)인 지점의 P_{TP}와 lung volume을 측정하여 각각의 호흡마다 lung compliance를 구합니다.

2 해석

정상인에서는 호흡이 지속되어도 dynamic compliance가 변하지 않으며, static compliance와도 일치합니다. 하지만 obstructive lung disease를 가진 환자에서는 호흡이 지속될수록 dynamic compliance가 감소하게 됩니다. 이는 호흡이 지속되면 obstruction이 있는 폐의 일부에서 공기의 출입이 제한되어 lung volume의 변화가 감소하기 때문입니다.

문제

아래 그림은 어떤 환자의 static compliance 그래프이다. 환자의 static compliance를 구하시오.

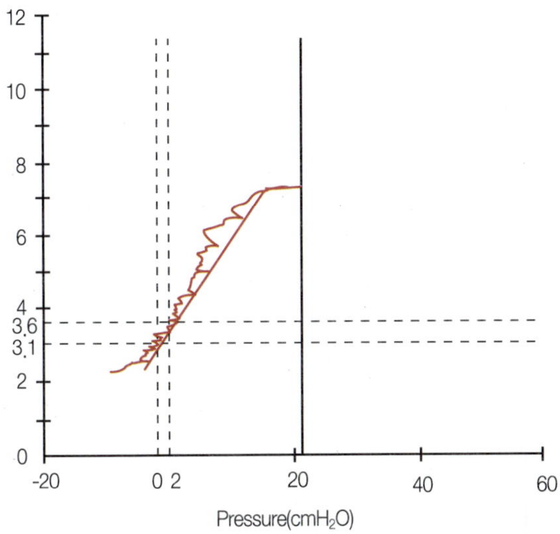

풀이 P_{TP} = 0인 FRC(3.1L)에서 500ml를 증가시키는데 2cmH_2O의 pressure 변화가 필요했으므로 static compliance는 500ml/2cmH_2O = 250ml/cmH_2O입니다.

참고문헌

1. 대한결핵 및 호흡기학회. 호흡기학. 군자출판사 2004.

2. Linda S. Costanzo. Physiology 3/e. Elsevier 2006; 191-202.

▶ 정답 250ml/cmH_2O

3. 폐질환에서의 호흡 생리 변화

Obstructive와 restrictive lung disease에서 호흡기계의 compliance 변화는 lung volume의 변화를 일으킵니다.

Obstructive lung disease에서는 lung ompliance가 증가해 lung volume이 증가하고, parenchymal restrictive lung disease에서는 lung complinace가 감소해 lung volume이 감소합니다(그림 3-1). 반면 extraparenchymal restrictive lung disease에서는 chest wall의 compliance가 감소해 lung volume이 감소합니다(그림 3-2).

이번 장에서는 각각의 질환 군에서 compliance의 변화가 lung volume에 어떤 영향을 미치는지 알아봅시다.

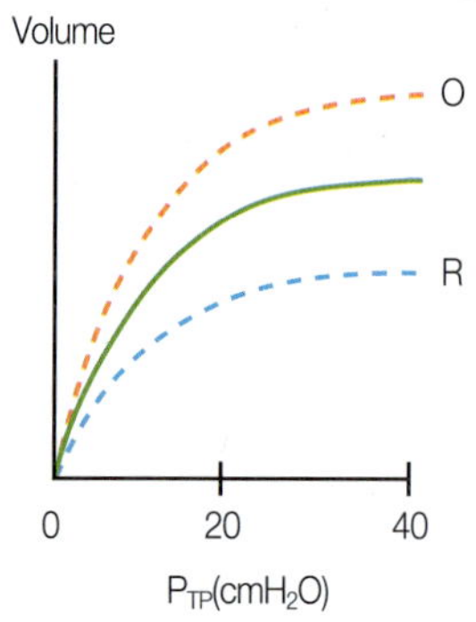

O : Obstructive lung disease,
R : Parenchymal restrictive lung disease

그림 3-1. Lung compliance의 변화

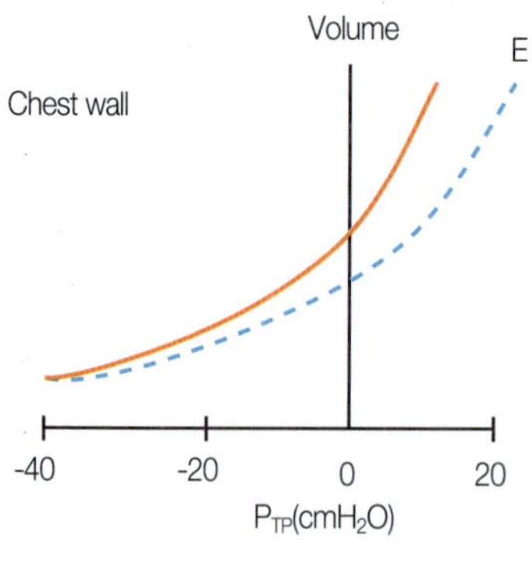

E : Extraparenchymal restrictive lung disease

그림 3-2. Chest wall의 compliance의 변화

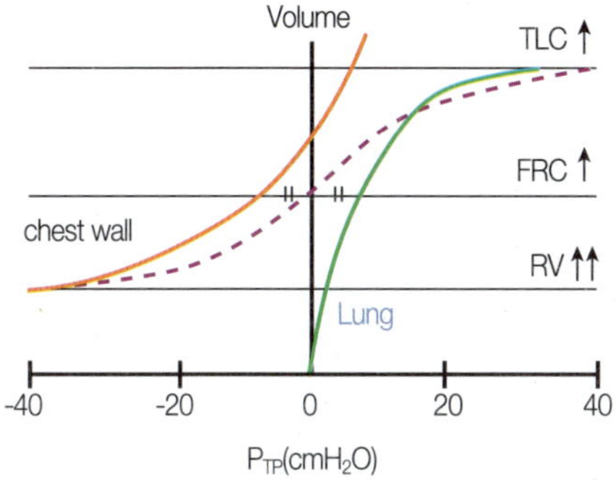

그림 3-3. Obstructive lung disease에서의 compliance의 변화

1) Obstructive lung disease

Obstructive lung disease에서는 static lung compliance가 증가하고, 호기시 기도가 빨리 닫혀 폐의 잔류 부피인 **RV가 증가**합니다. 이를 compliance 그래프에 반영하면 obstructive lung disease에서의 compliance 그래프를 얻을 수 있습니다(그림 3-3).

Lung compliance의 증가는 lung elastance의 감소를 의미합니다. lung elastance의 감소는 호흡주기 전체에서 lung을 collapse시키려는 힘(그림 2-11A, B, C의 ②)을 감소시키기 때문에, lung의 volume(TLC, FRC, RV)을 증가시킵니다. 참고로 RV의 증가가 TLC보다 더 크므로 VC는 감소합니다.

그림 3-4는 정상 호흡기계(A)와 obstructive lung disease의 compliance(B)를 비교한 그림입니다.

2) Restrictive lung disease

(1) Parenchymal restrictive lung disease

IPF와 같은 parenchymal restrictive lung disease에서는 lung의 static compliance가 감소합니다. Compliance의 감소는 lung의 elastance를 증가시켜 폐의 확장을 억제합니다. Lung의 elastance 증가는 호흡주기 전체에서 lung을 collapse시키려는 힘(그림 2-11A, B, C의 ②)을 증가시키기 때문에, parenchymal restrictive lung disease에서는 모든 lung volume(TLC, FRC, RV)이 감소하게 됩니다.

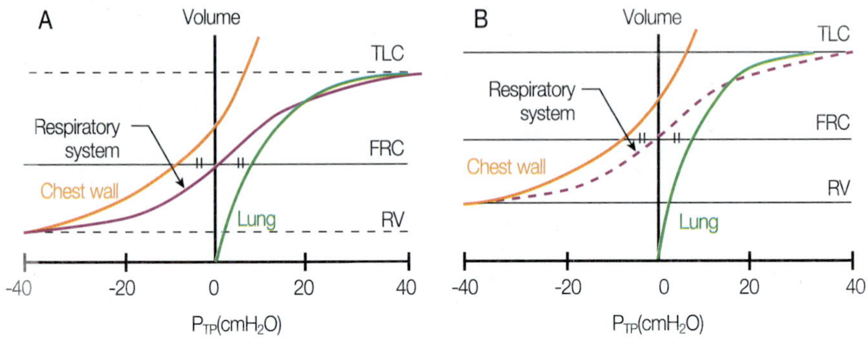

그림 3-4. 정상 호흡기계(A)와 obstructive lung disease(B)의 compliance의 비교

그림 3-5은 정상 호흡기계(A)와 restrictive lung disease(B)의 compliance 그래프를 비교한 그림입니다.

2) Extraparenchymal lung disease

1 Chest wall disease

Chest wall abnormality는 chest wall compliance를 감소시킵니다.

① Expiarion시 compliance의 감소

Expiration시 chest wall compliance의 감소는 chest wall의 elastance를 증가시킵니

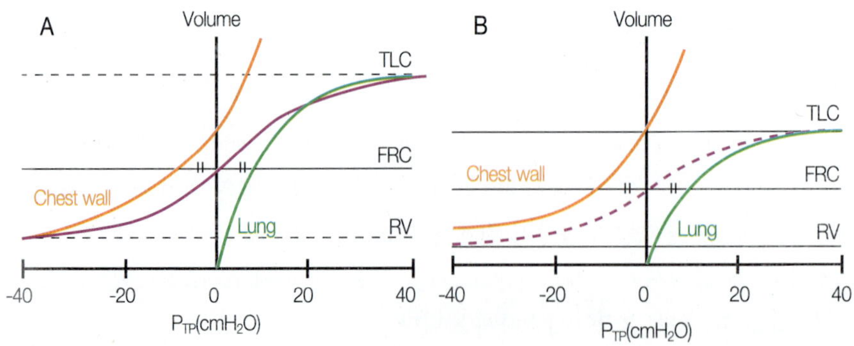

그림 3-5. 정상 호흡기계(A)와 parenchymal restrictive lung disease(B)의 compliance의 비교

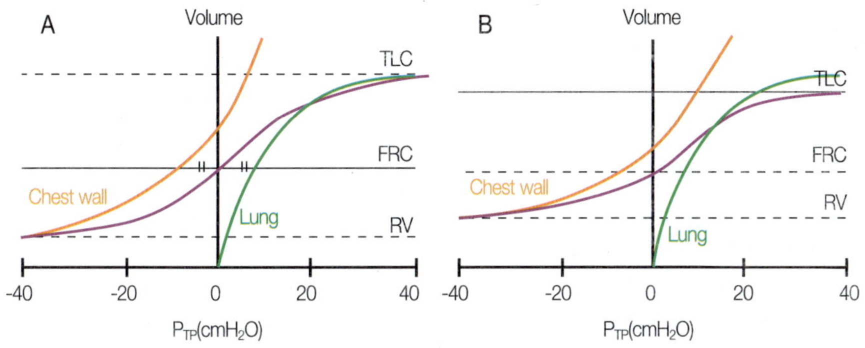

그림 3-6. Extraparenchymal disease 중 chest wall abnormality

다. Chest wall의 elastance의 증가는 expiration시 그림 2-11의 A에서 ③을 증가시켜 폐가 쪼그라드는 것을 방해해 RV를 증가시킵니다.

② Inspiration시 complinace의 감소

Inspiration시 chest wall compliance의 감소는 lung의 팽창을 제한하므로 TLC가 감소하게 됩니다.

그림 3-6은 정상 호흡기계(A)와 chest wall abnormality(B)의 compliance 그래프를 비교한 그림입니다.

2 Neuromuscular disease

Neuromuscular disease의 장애는 주로 inspiratory muscles의 약화에 의해 일어납니다. Expiration은 lung의 elastic recoil에 의해 수동적으로 일어나기 때문에 큰 영향을 받지 않지만 질환이 진행되면 expiration도 장애를 받게 됩니다.

① Inspiratory muscle의 약화

Inspiratory muscle의 약화는 그림 2-11C의 chest wall을 확장시키려는 호흡근육의 힘(③)을 감소시키므로 lung은 정상인의 TLC까지 도달하지 못합니다. 하지만 호기 시에는 크게 영향을 받지 않기 때문에 RV는 정상일 수도 있습니다.

② Expiratory muscle의 약화

한편 expiratory muscle까지 침범을 하게 되면 그림 2-11A에서 expiratory muscles(①)의 힘이 작아지므로 정상인의 RV까지 도달하지 못해 RV가 증가하게 됩니다.

정리

1) Obstructive lung disease에서는 TLC(↑)와 RV(↑↑)가 증가하고 VC(↓)가 감소합니다

2) Restrictive lung disease에서는 모든 lung volume(TLC, RV, VC 등)이 감소합니다.

예외) Extraparenchymal lung disease(chest wall abnormality와 호흡근까지 침범한 neuromuscular disease)에서는 RV가 증가합니다.

표 3-1. Lung volume과 폐질환과의 관계

<table>
<tr><th>TLC 증가</th><th colspan="3">TLC 감소</th></tr>
<tr><td rowspan="2">Obstructive lung disease</td><td colspan="2">Extraparenchymal</td><td rowspan="2">Parenchymal</td></tr>
<tr><td>Chest wall abnormality</td><td>Neuromuscular lung disease*</td></tr>
<tr><td colspan="2">RV 증가</td><td>RV 정상</td><td>RV감소</td></tr>
</table>

* Expiratory muscle까지 침범한 경우

더 알고 싶은 사람만(3)

Q1) COPD에는 극단적인 두 형태는 emphysema와 chronic bronchitis입니다. 대부분의 COPD 환자들은 이 두 질환의 특징을 모두 가지고 있습니다. 그런데 시험 문제에 이 두 질환을 감별하는 문제가 종종 출제가 되기 때문에, 이 두 질환에는 어떤 차이점이 있는지 함께 공부해 봅시다.

(3) 주된 폐 역학의 변화

Emphysema의 주된 병인은 alveoli의 파괴로 인한 elastic recoil의 감소입니다(elastance와 compliance는 반비례하므로 compliance는 증가). Elastic recoil은 호기의 원동력이므로 elastic recoil이 감소하면 호기가 충분이 이루어지지 않아 lung volume은 증가합니다. 또한 emphysema에서는 alveoli의 파괴로 인해 alveolar capillary membrane이 파괴되므로 diffusion capacity는 크게 감소합니다.

반면, chronic bronchitis의 주된 병인은 small airway의 염증으로 인한 airway resistance의 증가입니다. Small airway의 염증은 mucus secretion과 purulent sputum을 유발합니다.

Lung volume과 관련한 폐기능 검사상 elastic recoil의 감소가 주된 기전인 emphysema에서는 전형적인 obstructive pattern이 보이지만 그렇지 않은 chronic bronchitis에서는 mild obstruction만 보이게 됩니다.

(4) 증상

호흡곤란(dyspnea)을 제외한 모든 증상이 chronic bronchitis 환자에서 더 심합니다. Chronic bronchitis 환자들의 기도 염증은 오랜 시간에 걸쳐 일어납니다. 질병의 초기에는 겨울철 호흡기 감염 등에 의해서만 심한 증상을 유발하지만 질병이 진행되면 증상은 더욱 자주 반복되게 됩니다. 환자들이 chronic bronchitis로 진단 받을 즈음에는 객담의 분비가 매우 많아져 호흡곤란과 cyanosis를 유발할 정도의 hypoxemia와 hypercarbia가 발생합니다.

또한 잦은 hypoxemia는 pulmonary hypertention과 polycythemia를 유발하고, 결국에는 right heart failure와 이로 인한 edema등을 발생시킵니다.

많은 학생들이 alveoli가 파괴되는 emphysema에서 hypoxemia가 더 심할 것이라고 생각합니다. 하지만 alveoli-capillary membrane의 파괴로 인한 diffusion capacity의 감소는 hypoxemia를 잘 일으키지 않습니다.

참고

Chronic bronchitis에서는 기침 후 호흡곤란이 일어납니다. 이는 기도의 염증이 mucus secretion을 자극하고 기침을 유발하는데, 기침에 의해 객담의 제거가 잘 이루어지지 않으면 기도가 막혀 호흡곤란이 일어나기 때문이다.

참고

쉽게 외우기!!

Chronic bronchitis는 blue bloater다.

Emphysema는 Pink puffer다.

표 3-2. Prominent emphysema와 prominent bronchitis의 비교

		Predominant Emphysema(type A)	Predominant Bronchitis(type B)
증상 & 진찰 소견	Age	60±	50±
	Dyspnea	Severe, 서서히 진행(ABGA) 소견에 비해 dyspnea 심함)" pursed-lip breathing"	Mid(cough 후에 발생) *OSA도 흔히 동반 (nocturnal hypoxia)
	Cough	드묾(dyspnea 뒤에 발생)	주증상(dyspnea전에 발생)
	Sputum Infection Reap. insufficiency	Scanty, mucoid Less frequent 보통 말기에나 발생	Copious, purulent More frequent More frequent 자주 반복
	Cyanosis	-	+
	Weight	감소	증가
	Chest exam.	Quiet	Noisy
	Airway obstruction	Very severe, always	Sometimes modrately severe
	Inspiratory airway resistance	N~↑	↑↑
	Chest X-ray	Bronchoalveolar marking 감소 hyperlucency, bullae, barrel chest=hyperinflation(폐용적↑, 편평한 횡격막, 길고 좁은 심장)	특별한 소견이 없거나 or bronchoalveolar marking 증가 ("dirty lungs"), 큰 심장(RVH)
	ABGA $PaCO_2$ PaO_2	30~40(정상) 65~75(거의 정상)	50~60(↑↑) 45~60(↓↓)
	Hematocrit(Hb)	35~45(12~15)	50~60(15~18):polycythemia
	Resting PA pressure	N or ↑	↑↑~↑↑↑
	Pulmonary HTN	none~mild	moderate~severe
	Cor pulmonale with RtHF	드물다(말기에나) but, 예후는 더 나쁨	흔하다(edema, CHF) -systolic PA pr. 40~50mmHg

* OSA(Obstructive sleep apnea)

(계속)

표 3-2. Prominent emphysema와 prominent bronchitis의 비교(계속)

		Predominant Emphysema(type A)	Predominant Bronchitis(type B)
PET	Elastic recoil	↓↓↓	N(variable)
	Static compliance	↑↑	N
	Dynamic compliance	N or ↓	↓↓↓
	Diffusing capacity(DLco)	↓↓↓	N or ↓(variable)
	RV	↑↑↑	↑↑
	TLC	↑↑	N or ↓
	VC	N or ↓	↓↓
	FEV1/FVC, MEFR	↓↓	↓↓

문제

1. 만성 폐쇄 폐질환 중 폐기종(predominant emphysema type)의 특성으로 옳은 것은? (KMLE 03')

1) 저산소증이 심하다.
2) 가래가 많이 배출된다.
3) 폐 확산 장애가 심하다.
4) 호흡기 감염이 흔하다.
5) 폐심장증(폐성심)이 자주 발생한다.

풀이 Emphysema에서는 alveoli의 파괴로 diffusion장애가 발생합니다.

▶ 정답 문제 1: 3)

2. 다음 중 만성 폐쇄성 폐질환 중 폐기종에 합당하지 않는 소견은? (KMLE 98')

1) 폐성심이 흔하다.
2) 심장이 작아진다.
3) $PaCO_2$가 일반적으로 정상이다.
4) static lung compliance가 증가한다.
5) residual volume이 증가한다.

풀이 폐성심이 심한 것은 chronic bronchitis입니다.

3. 다음 중 만성 폐쇄성 폐질환에서 chronic bronchitis보다 폐기종 환자에서 더 우세한 것은? (KMLE 94')

가. 폐확산능(DLco)의 감소
나. airway resistance가 크다.
다. static compliance가 증가한다.
라. 폐포 탄력성(elasticity)이 더 증가한다.

1) 가, 나, 다　　2) 가, 다　　3) 나, 라
4) 라　　5) 가, 나, 다, 라

풀이 폐포 탄성력은 폐가 쪼그려드려는 힘입니다. Emphysema에서는 폐포가 파괴되어 폐포 탄성력이 감소합니다.

4. 폐기종이 심한 환자에서 통가슴(barrel chest)의 원인은? (KMLE 08')

1) 잔기량 증가　　2) 폐활량 감소　　3) 호흡근육 비대
4) 폐확산능 감소　　5) 폐탄성도 증가

풀이 폐기종의 주된 기전은 aveoli의 파괴로 인한 폐탄성도(elastance recoil)의 감소입니다. 폐탄성도는 호기의 원동력이므로, 폐탄성도가 감소하면 호기가 충분히 이루어지지 않아 폐의 잔기량(RV)이 증가하게 됩니다.

▶ 정답 문제 2: 1) 문제 3: 2) 문제 4: 1)

5. 호흡 곤란이 있는 만성 기관지염 환자에서 다음 중 정상인 것은? (KMLE 05')

1) FEV_1

2) FEV_1/FVC

3) 기도 저항

4) Elastic recoil

5) 최대 날숨 유량률(maximum expiratory flow rate)

풀이 Emphysema와 chronic bronchitis 모두 PFT에서 obstructive lung pattern을 보입니다(FEV_1/FVC 감소, FEV_1감소, MEFR 감소). Emphysema에서 elastic recoil이 감소합니다. Chronic bronchitis의 주된 병인은 기도저항의 증가이고, elastic recoil은 정상입니다.

6. 64세 남자 환자가 호흡곤란을 주소로 내원했다. 지난 40년간 하루 1갑씩 담배를 피워왔다고 한다. 가슴 X선 사진에 서 가로막은 편평하였고, 방사선 투과성은 증가되어 있었다. 이 환자에서 가능한 폐기능검사 결과는? (KMLE 07')

1) DLco 감소, RV 감소, 폐탄성도 증가

2) DLco 감소, RV 증가, 폐탄성도 감소

3) DLco 감소, RV 증가, 폐탄성도 증가

4) DLco 증가, RV 감소, 폐탄성도 증가

5) DLco 증가, RV 증가, 폐탄성도 감소

풀이 Emphysema에서는 폐포의 파괴로 폐탄성도(elastance)가 감소하고 DLco가 감소합니다. 또한 호기의 장애로 RV가 증가합니다.

▶ **정답** 문제 5: 4) 문제 6: 2)

7. 73세 남자 환자가 3일전 감기 후 더욱 심해진 호흡곤란, 가래를 주소로 내원하였다. 50갑년의 흡연력이 있었다. 입술에 청색증이 있었으며, ABGA 상 pH 7.2, $PaCO_2$ 78mmHg, HCO_3^- 28 mEq/L일 때 나타날 수 있는 소견은? (KMLE 98')

가. 흉부 X-선상 심장비대
나. Hct가 60이다.
다. PCWP가 10mmHg이다
라. 수축기 폐동맥압이 15mmHg이다.

1) 가, 나, 다　2) 가, 다　3) 나, 라
4) 라　5) 가, 나, 다, 라

풀이 COPD의 합병증 중에 하나는 pulmonary hypertension입니다. 정상 mean pulmonary artery pressure는 12~16mmHg입니다. Mean pulmonary artery pressure > 25mmHg은 pulmonary hypertension(이 경우 systolic pulmonary artery pressure > 40mmHg)이 합병되었음을 의미합니다.

8. 정상인에서 흡기 시 일회 호흡용적(tidal volume) 600mL을 유지하기 위해 늑막강 내압 5cmH_2O 압력 변화가 일어난다. 같은 일회 호흡용적을 유지하기 위해 더 많은 늑막강 내압이 요구되는 것은?(KMLE 00')

가. 급성호흡곤란　나. 석면증
다. 특발성 섬유증　라. 폐기종

1) 가, 나, 다　2) 가, 다　3) 나, 라　4) 라　5) 가, 나, 다, 라

풀이 같은 volume 변화를 일으키기 위해 더 많은 압력이 필요하다는 말은 compliance가 감소했다는 것을 의미합니다. 보기의 질환들은 모두 compliance가 감소하는 질환들입니다.

▶ 정답 문제 7: 1) 문제 8: 5)

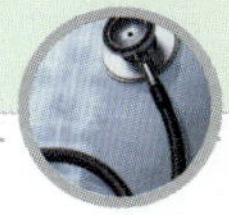

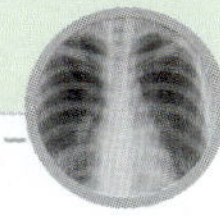

9. 폐기종 환자에서 예상되는 폐기능 검사로 합당한 것은? (04 전공의 시험)

	FVC (%)	FEV_1 (%)	FEV_1/FVC (%)	DLco (%)
①	108	78	72	85
②	88	70	80	68
③	72	64	89	93
④	100	42	42	57
⑤	103	50	49	83

풀이 COPD에서 $FEV_1/FVC < 70\%$이고 $FVC \geq 80\%$, $FEV_1 < 80\%$입니다. DLco는 감소합니다. ④, ⑤ 모두 obstructive lung pattern을 나타내나, DLco가 많이 감소한 ④는 emphysema, 조금 감소한 ⑤는 chronic bronchitis로 생각할 수 있습니다.

10. 만성 폐쇄성 폐질환의 흔한 합병증은? (KMLE 96')

가. 폐성심　　나. 적혈구 증다증
다. 호흡부전증　　라. 좌심실 부전

1) 가, 나, 다　2) 가, 다　3) 나, 라　4) 라　5) 가, 나, 다, 라

풀이 좌심실 부전이 아니라 우심실 부전입니다.

참고문헌

1. Fauci et al. HARRISON'S Principles of INTERNAL MEDICINE 17/e. MC Graw Hill 2008.

▶ 정답 문제 9: 4) 문제 10: 1)

4. 폐기능 검사(1)

최대 노력성 호기 곡선(Maximal-effort expiratory spirogram)

앞에서 공부했듯이 lung volume을 측정하는 것으로도 폐질환을 감별하는 것이 가능하지만 obstructive lung disease를 가진 환자라도 천천히 숨을 내쉬는 경우에는 lung volume이 정상으로 측정될 때가 있어 여러 가지 폐 기능 검사가 도입되었습니다. 이 중 먼저 최대 노력성 호기 곡선에 대해서 알아보도록 하겠습니다.

1) 최대 노력성 호기 곡선 측정 방법

최대 노력성 호기 곡선(Maximal-effort expiratory spirogram)은 환자에게 최대로 숨을 들이마시게 한 후, 가능한 세고 빠르게 숨을 내쉬게 하여 시간(x)에 따른 호기량(y)의 변화를 기록한 그래프입니다. 곡선은 환자의 노력에 의해 영향을 받는 초기 부분과 small airway를 반영하는 중간 부위로 구성됩니다(그림 4-1).

2) 활용하는 지표들

환자에게 최대 노력성 호기를 시켜 얻은 그래프에서 측정하는 지표는 다음과 같습니다.

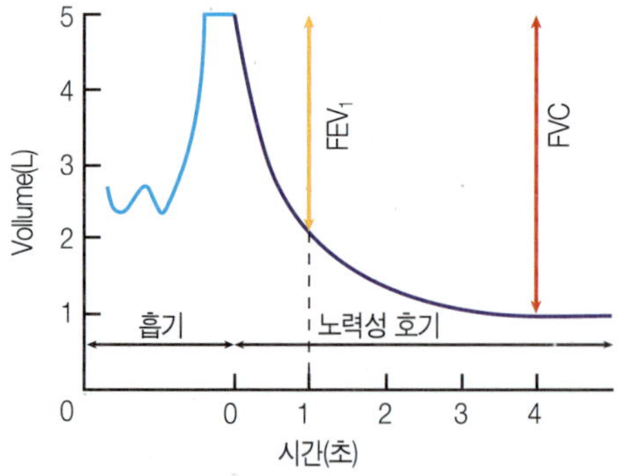

그림 4-1. **최대 노력성 호기 곡선**
(Maximal-effort expiratory spirogram)

(1) FVC (Forced vital capacity)

Forced vital capacity는 최대 노력성 호기로 측정한 VC입니다. 정상인에서는 이 값이 VC와 동일하지만 COPD와 같은 obstructive lung disease 환자에서는 이 값이 천천히 숨을 내쉬어 측정한 VC보다 작게 측정이 됩니다.

특히 restrictive lung disease에서 FVC가 심하게 감소하여 **FVC는 restrictive lung diseae의 지표**로 여깁니다.

(2) $FEV_{1.0}$

$FEV_{1.0}$의 1은 1초를 의미하므로 $FEV_{1.0}$은 1초간 내쉰 volume입니다. 앞에서 설명했듯이 노력성 호기는 환자의 노력에 의해 영향을 받는 초기 부위와 small airway를 반영하는 중간부위가 존재합니다. $FEV_{1.0}$은 초기 부위와 중간 부위의 일부를 포함하는 지표입니다. Obstructive lung disease은 small airway가 정상보다 더 빨리 닫혀 호기에 문제가 있는 질환이기 때문에 small airway를 일부 반영하는 **$FEV_{1.0}$은 obstructive lung disease의 지표**입니다. 또한 $FEV_{1.0}$은 폐암환자에서 수술가능 여부를 결정하는 physiologic staging의 중요한 지표이기도 합니다.

문제

1. 폐 수술을 위한 폐기능 평가 중 가장 유용한 것은? (KMLE 06')

1) FVC　2) FEV_1　3) TLC　4) RV　5) DLco

풀이 FEV_1이 폐 수술을 위한 폐기능 지표로 사용됩니다.

(3) $FEV_{1.0}$/FVC

FVC의 감소가 restrictive lung disease를 잘 반영하는 지표이지만, FVC의 감소는 obstructive lung disease에서도 나타날 수 있습니다.

FVC만으로 이 두 질환군을 감별하기 어렵기 때문에 $FEV_{1.0}$/FVC라는 지표가 이용됩니다.

▶ 정답 문제 1: 2)

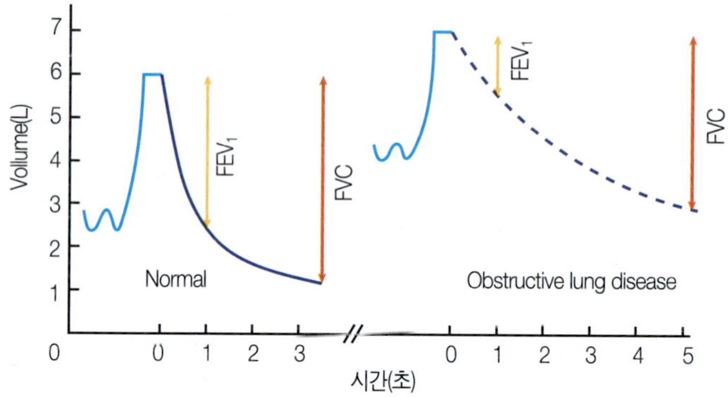

그림 4-2. Obstructive lung disease에서의 최대 노력성 호기 곡선

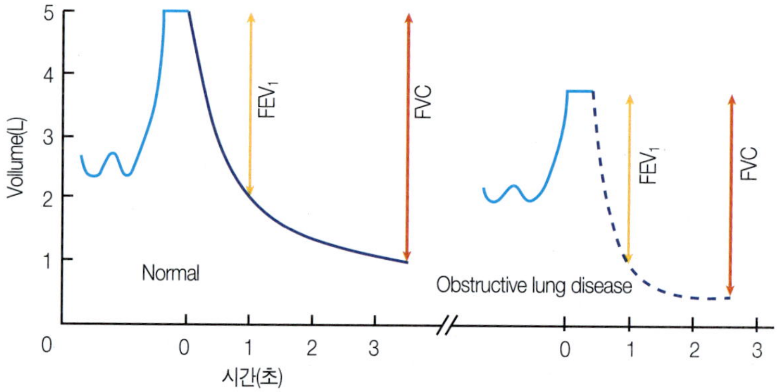

그림 4-3. Restrictive lung disease에서의 최대 노력성 호기 곡선

1 Obstructive lung disease

Obstructive lung disease에서는 호기의 장애가 있으므로 $FEV_{1.0}$의 심한 감소가 일어납니다. 따라서 **$FEV_{1.0}$/FVC는 감소**합니다(그림 4-2).

2 Restrictive lung disease

Restrictive lung disease에서는 호기에는 큰 장애가 없으므로 $FEV_{1.0}$는 거의 정상입니다. 따라서 restrictive lung disease에서는 **$FEV_{1.0}$/FVC가 정상 또는 증가**합니다(그림 4-3).

참고

Obstructive와 restrictive lung disease가 동반된 mixed type에서는 $FEV_{1.0}$/FVC가 감소하는 경우가 많습니다.

(4) $FEF_{25-75\%}$

최대 노력성 호기 곡선에서 처음과 마지막 25%를 제외한 중간 50%의 volume 변화를 소요된 시간으로 나눈 값으로 환자의 노력에 의해 조절되는 부위는 제외되어 있기 때문에 **말초 소기도를 반영하는 지표**로 사용합니다.

3) 폐기능 검사의 해석

ATS/ERS(American thoracic society/Euroupian respiratory society)에서 새로운 기준을 제시하였으나 아직까지 consensus를 이루지는 못하였습니다. 따라서 기존의 진단법과 ATS/ERS 진단법을 모두 설명하도록 하겠습니다. 학생들은 기존의 진단법만 잘 알아두면 됩니다.

(1) 정상치

폐기능 검사의 모든 지표는 age, sex, 인종, 키, 몸무게, 흡연력 등을 고려하여 만든 정상 기대치의 %로 환산하여 predicted value로 나타냅니다. **$FEV_{1.0}$ /FVC를 제외한 모든 측정치는 정상 예측치와 비교하여 백분율(%)로 환산**해야 합니다. 예외적으로 $FEV_{1.0}$/FVC는 실제로 환자를 측정하여 얻은 측정치 자체를 백분율(%)로 나타냅니다. 정상 값은 표 4-1과 같습니다.

폐기능 검사의 정상치
$FEV_{1.0}$/FVC % $\geq$ 70 %
FVC(% Pred) $\geq$ 80 %
$FEV_{1.0}$(% Pred) $\geq$80 %
80% $\leq$ DL_{CO}(% Pred) $\leq$ 140%
80% $\leq$ TLC(% Pred) $\leq$ 120%
80% $\leq$ FRC(% Pred) $\leq$ 120%
80% $\leq$ RV(% Pred) $\leq$ 120%

표 4-1. 폐기능 검사의 정상치

2) 기존의 진단법

Obstructive lung disease를 잘 반영하는 지표는 $FEV_{1.0}$이고 restrictive lung disease를 잘 반영하는 FVC입니다. 그러나 FVC는 obstructive lung disease의 경우에도 감소할 수 있으므로, FVC의 감소 원인을 알기 위해서 **$FEV_{1.0}$ /FVC의 백분율을 가장 먼저 분석**해야 합니다. $FEV_{1.0}$/FVC은 70%를 기준으로 삼습니다. 이 비가 정상이거나 증가하면 restrictive, 감소하면 obstructive lung disease를 시사합니다. **그 다음으로 FVC를 살펴봐야** 합니다. $FEV_{1.0}$/FVC 비가 감소했을 때, FVC의 백분율은 obstructive와 restrictive pattern이 함께 존재하는지를 살펴보는데 유용합니다. 반면 $FEV_{1.0}$/FVC 비가 증가했을 때, FVC의 백분율은 restrictive lung disease의 severity를 정하는데 유용합니다.

1 FEV1.0/FVC ≥ 70 (Restrictive lung disease를 시사)

앞에서 공부했듯이 FVC의 감소는 restrictive lung disease를 반영하는 가장 좋은 지표이기 때문에 **$FEV_{1.0}$/FVC ≥ 70일 때 FVC의 감소(≤80%)는 전형적인 restrictive lung disease를 의미**하고 FVC에 감소 정도에 따라 severity를 정합니다(그림 4-4). FVC가 60~79이면 mild, 51~59이면 moderate, 50이하이면 severe restrictive 환기장애로 분류합니다.

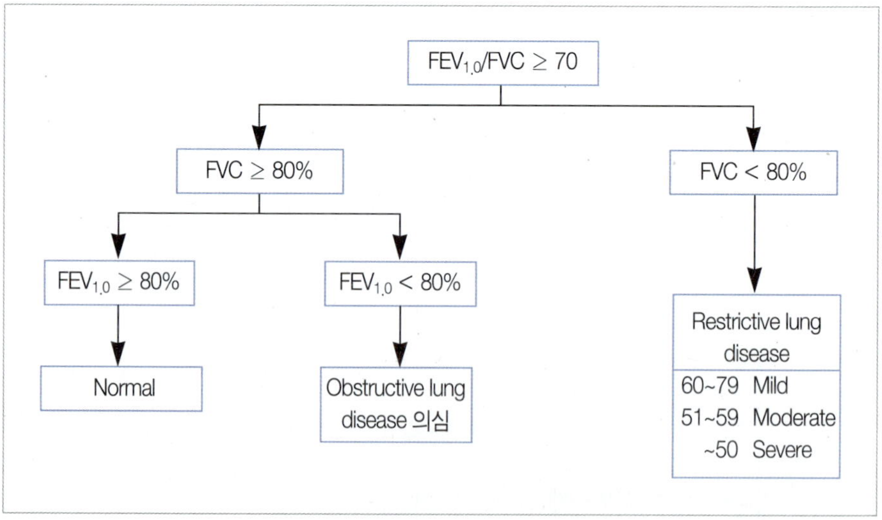

그림 4-4. $FEV_{1.0}$/FVC ≥ 70 일 때 감별

FVC의 백분율이 80% 이상이면 $FEV_{1.0}$을 검사합니다. FVC와 $FEV_{1.0}$이 모두 정상이면 정상입니다. 만약 $FEV_{1.0}$이 감소해 있다면 $FEV_{1.0}$의 감소는 obstructive lung disease의 지표이기 때문에, obstructive lung disease를 감별해야 합니다.

2 FEV1.0/FVC 〈 70 (Obstructive lung disease를 시사)

$FEV_{1.0}$/FVC의 감소(< 70)는 obstructive lung disease를 의미하고, **$FEV_{1.0}$의 감소는 obstructive lung disease의 severity를 반영하는 지표**로 사용합니다. $FEV_{1.0}$의 감소 정도에 따라 mild(60~79), moderate(41~59), severe(~40) obstructive lung disease로 분류합니다.

FVC는 restrictive lung disease를 더 잘 반영하는 지표입니다. 따라서 $FEV_{1.0}$/FVC가 감소해 obstructive lung disease를 시사하더라도, **FVC가 감소(<80%)했다면** 단순히 VC(vital capacity)가 감소한 obstructive lung disease인지, **동반된 restrictive lung disease가 있는지를 감별**해야 합니다. 이 경우 **lung volume을 측정**하는 것이 도움이 됩니다. 만일 lung volume(RV, TLC 등)이 실제로 감소해 있다면 restrictive lung disease가 동반된 것을 의미합니다.

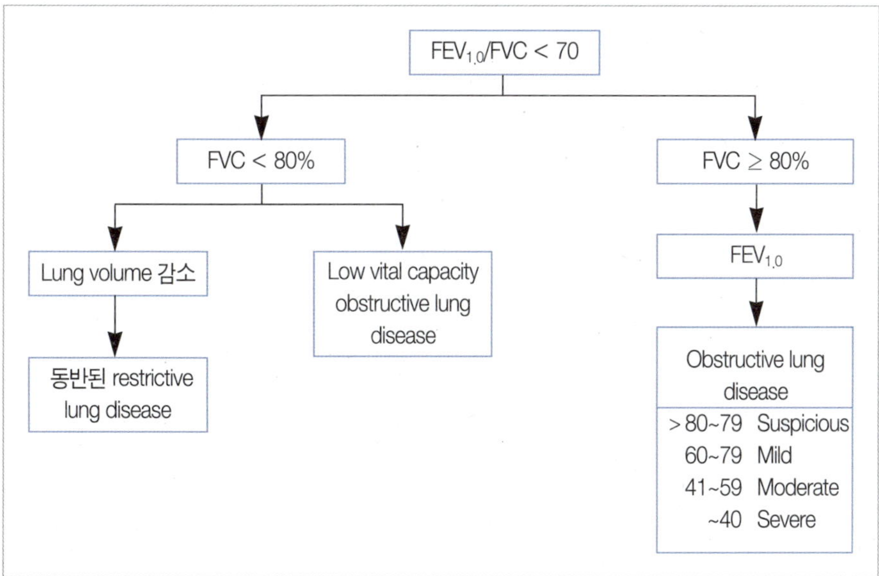

그림 4-5. $FEV_{1.0}$/FVC < 70 일 때 감별

정리

1. 기존의 폐활량 검사의 결과 해석

1) $FEV_{1.0}/FVC$ 비를 비교

(1) $FEV_{1.0}/FVC < 70$: 폐쇄성 장애를 암시

① $FVC \geq 80$ - 폐쇄성 장애만 존재

② $FVC < 80$

i) Lung volume 감소: Restrictive lung disease 동반

ii) Lung volume 감소가 없음: Low vital capacity obstructive lung disease

(2) $FEV_{1.0}/FVC \geq 70$: 제한성 장애를 암시

① $FVC < 80$: 제한성 장애

i) 60~79: mild

ii) 51~59: moderate

iii) ~50: severe

② $FVC \geq 80$: 정상 또는 폐쇄성 장애

normal($FEV_{1.0} \geq 80\%$) or obstruction($FEV_{1.0} < 80\%$)

(3) ATS/ERS에서 제안한 새로운 진단법

ATS/ERS에서 제안한 새로운 진단법에서는 기존의 진단법에서 백분율로 배교했던 값을 **정상인의 lower limit(LLN, 5% of predicted value)와 비교**합니다(그림 4-6).

폐질환을 감별하는 기준으로 기존의 진단법에서는 FVC와 FEV_1/FVC ratio(70%)를 기준으로 삼았지만, 새로운 ATS/ERS 진단법에서는 FVC 대신 VC를 사용하고, 70%라는 고정된 $FEV_{1.0}/VC$ ratio 대신 LLN(limit of lower normal, 5% predicted value)을 사용합니다.

새로운 진단법에서 FVC를 VC로 대체한 이유는 FVC가 flow와 volume history의 영향을 더 받기 때문이며, 70%라는 고정된 값을 LLN으로 대체한 이유는 기존의 값이 정상 노인들에서 나타날 수 있는 정상 폐기능 검사 결과까지도 obstruction으로 overestimation하기 때문입니다.

하지만 새로운 진단법에도 제한점이 존재하는데, 새로운 진단법에서 사용하는 지표들($FEV_{1.0}$, VC, FEV_1/FVC, TLC)은 LLN과 LUN(limit of upper normal)에서 폐기능을 정확시 묘사하지 못합니다.

이러한 경우에는 bronchodilator response, DLco, gas-exchange evaluation, respiratory muscle strength, exercise testing 등을 종합적으로 분석해야 합니다.

참고 새로운 진단법에서 FVC 대신 사용하는 VC는 FVC, inspiratory vital capacity, expiratory VC 중 가장 큰 값을 사용합니다.

1 Obstructive lung disease의 접근 방법

Obstructive lung disease를 진단하는데 가장 중요한 지표는 $FEV_{1.0}$/VC의 감소(<LLN)입니다. 하지만 mix type(obstruction+restriction)에서도 $FEV_{1.0}$/VC의 감소가 일어나므로, obstruction만 존재하는지 restriction이 동반되었는지를 감별해야 합니다. 이 둘을 감별하는 지표는 lung volume입니다(그림 4-6B).

① Obstruction만 존재하는 경우

Obstruction만 존재하면 lung volume(TLC 또는 VC)이 증가합니다.

② Restriction이 동반된 경우(mixed type)

Restriction이 동반되면 lung volume(VC와 TLC)이 감소하는데, VC와 TLC 둘다 LLN보다 작아야지 restriction의 동반된 것으로 진단할 수 있습니다.

참고 새로운 진단에서는 $FEV_{1.0}$/VC가 감소하면 $FEV_{1.0}$의 감소가 없어도 obstruction으로 진단합니다. 이는 $FEV_{1.0}$/VC만 감소한 환자들에서도 $FEV_{1.0}$이 감소한 환자들에서처럼 morbiditiy와 mortality가 증가하기 때문입니다.

2 Restrictive lung disease의 진단법

전형적인 restrictive pattern은 $FEV_{1.0}$/VC ratio의 증가와 TLC의 감소(<LNN)로 나타납니다(그림 4-6A).

$FEV_{1.0}$/VC ratio의 증가(>LLN)는 정상, restriction, obstruction에서 모두 나타날 수 있습니다. 이 경우 lung volume(VC, TLC)으로 감별을 해야 합니다.

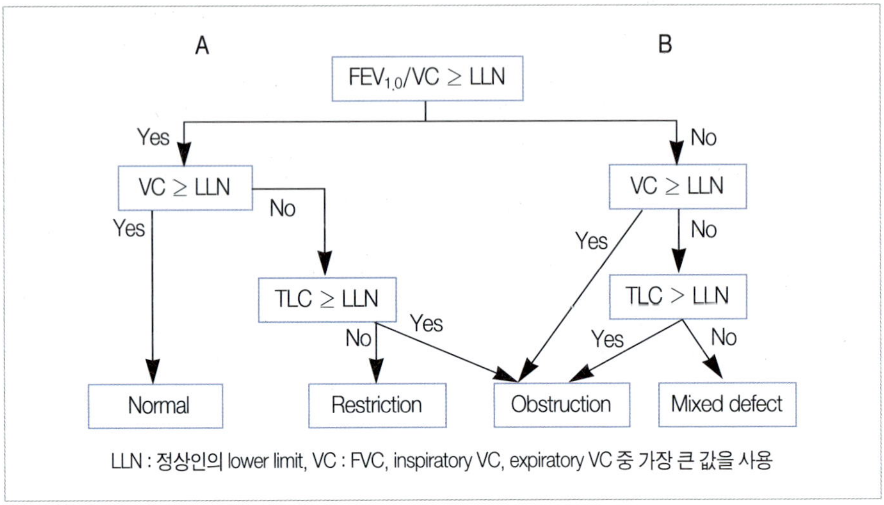

그림 4-6. ATS/ERS에서 제안한 새로운 폐기능 검사 진단법

① **정상**

VC ≥ LLN이면, 정상입니다.

② **Restriction**

VC와 TLC가 모두 LLN보다 작으면 restriction을 의미합니다.

③ **Obstruction**

VC가 LLN보다 작더라도 TLC ≥ LLN이라면 obstruction을 의미합니다.

참고

1. 모든 값이 5% predicted value 이상($FEV_{1.0}$/VC ≥ LNN이고 VC ≥ LNN)이면 당연히 정상이겠지요?
2. Mixed pattern은 obstructive pattern의 알고리즘에만 존재합니다.

정리

1. ATS/ERS에서 제안한 새로운 폐기능 검사 진단법

1) $FEV_{1.0}$/VC와 LLN을 비교

2) VC와 LLN의 비교

3) TLC와 LLN의 비교

3 DLco

Diffusing capacity는 어떤 가스가 alveoli에서 pulmonary capillary로 얼마나 잘 이동하는지를 나타내는 지표입니다. 이 중 DLco는 alveolar capillary membrane 비후에 의한 가스 이동장애를 진단하기 위해 고안된 지표로 일산화탄소 가스를 이용해서 측정합니다.

① **측정 방법**

a. 0.3% 일산화탄소와 헬륨, 산소를 함유한 혼합가스를 TLC까지 흡입합니다.

b. 10초간 숨을 멈춘 후 내쉰 가스에서 일산화탄소 농도를 측정합니다.

c. 흡수된 일산화탄소의 정도에 따라 DLco가 결정이 됩니다.

② **해석**

DLco는 alveolar capillary membrane의 두께 뿐만 아니라 다른 인자들의 영향을 받게 되므로 DLco가 감소했다고 해서 alveolar capillary membrane의 비후가 있다고 무조건 판단해서는 안됩니다(표 4-2).

표 4-2. DLco를 증가시키거나 감소시키는 질환들

DLco 감소	DLco 증가
ILD, Emphysema	Asthma
Intraalveolar filling(폐렴, 폐부종 등)	Alveolar hemorrhage(Good pasture' s syndrome)
Pulmonary vascular disease	CHF초기, MS, ASD
Anemia	Polycythemia
	운동, 비만, 임산, supine position

a. Alveolar capillary membrane의 비후

ILD에서는 alveolar capillary membrane 의해 DLco의 감소가 일어납니다. 또한 intraalveolar filling(폐부종, 폐렴, alveolar proteinosis)을 일으키는 질환들은 일산화탄소가 alveoli를 통과하기 어렵게 만들기 때문에 DLco를 감소시킵니다.

b. alveoli의 총면적

모세혈관과 접하는 alveoli의 총면적이 감소하는 emphysema에서는 DLco가 감소합니다.

c. Hb

Hb은 일산화탄소와 결합능력이 뛰어나므로 Hb이 증가하는 polycythemia에서는 DLco가 증가하고 Hb이 감소하는 anemia에서는 DLco가 감소합니다. 한편 Alveolar hemorrhage(Goodpasture' s disease)는 실제로 일산화탄소가 폐모세혈관으로 이동이 증가하지 않지만 폐출혈에 의해 alveoli에 존재하는 Hb과 일산화탄소가 결합하므로 마치 DLco가 증가한 것 처럼 보이게 됩니다.

d. Pulmonary capillary의 혈액량

Pulmonary capillary의 혈액량 증가는 Hb의 증가와 동일하게 DLco를 증가시킵니다. 따라서 PCWP의 증가해 pulmonary capillary의 혈액량을 증가시키는 CHF의 초기나 MS 등에서는 DLco가 증가합니다. 하지만 이네들이 폐부종까지 일으키게 되면 앞에서 공부했듯이 DLco를 감소시킵니다.

마찬가지로 폐혈류의 증가를 일으켜 폐 모세혈관의 혈액량을 증가시키는 ASD와 같은 질환들은 DLco를 증가시키나, 폐 모세혈관의 혈액량을 감소시키는 pulmonary vascular disease(primary pulmonary hypertension, pulmonary thromboembulism)에서는 DLco가 감소합니다(표 4-2).

e. 기관지 천식

기관지 천식에서는 DLco는 증가합니다. 기관지 천식에서 DLco가 증가하는 기전은 아직 밝혀지지 않았습니다.

문제

1. 다음 중 폐 확산능이 현저히 감소하는 질환은? (KMLE 98')

1) 기관지 천식　　2) 폐기종　　3) 만성 기관지염
4) CHF 초기　　5) 폐포출혈

풀이 폐기종에서는 DLco가 감소합니다.

4 새로운 ATS/ERS진단법에서의 DLco의 적용(그림 4-7)

새로운 ATS/ERS진단법에서는 DLco에 의해 질병을 최종적으로 분류 합니다. 폐기능 검사가 정상인 사람이 DLco의 감소(DLco<LNN)하면 pulmonary vascular disease를 의심해야 합니다.

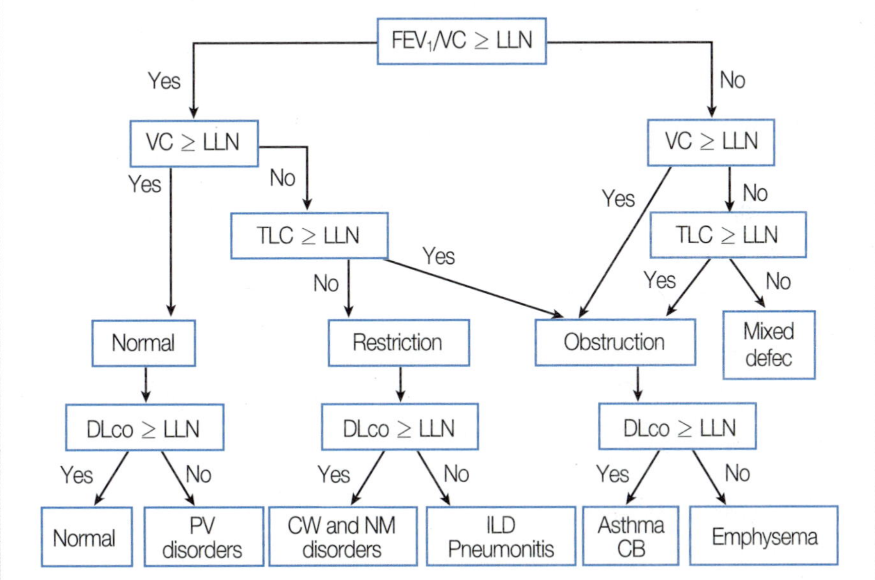

PV: pulmonary vascular, CW: chest wall, NM: Neuromuscular, ILD: interstitial lung disease, CB: chronic bronchitis

그림 4-7. 새로운 ATS/ERS 진단법에서의 DLco의 적용

▶ 정답 문제 1: 2)

Restriction pattern을 일으키는 질환 중 ILD에서는 alveolar-capillary membrane의 비후가 일어나 DLco가 감소(DLco < LNN)합니다.

Obstruction pattern을 일으키는 질환 중 emphysema에서는 alveoli의 총단면적의 감소로 인해 emphysema에서는 DLco가 감소(DLco < LNN)합니다.

문제

1. 다음은 호흡곤란을 호소하는 환자에서 측정한 폐활량 측정 결과이다.

	측정치	추정정상치	백분율(%)
$FEV_{1.0}$	0.85	3.68	23%
FVC	2.33	4.60	51%
$FEV_{1.0}$/FVC	36%	75%	
$FEF_{25\sim27\%}$	0.93	4.30	22%

1) 가장 먼저 해석해야 하는 지표(①)와 그 의미(②)는?

2) 그 다음으로 해석해야 하는 지표는?

3) 환자에게 필요한 검사는?

풀이 $FEV_{1.0}$/FVC가 36%로 감소되어 obstruction을 의미합니다. FVC가 51%로 감소되어 있으므로 lung volume을 측정해서 lung volume의 감소 유무를 알아봐야 합니다. Lung volume의 감소가 존재한다면 restrictive lung disease가 동반되어 있을 수도 있습니다(그림 4-5의 알고리즘 참고).

4) 환자에게서 의심되는 폐질환은?

풀이 FRC가 감소해 있기는 하지만 $FEV_{1.0}$의 감소가 명백하기 때문에 폐쇄성 폐질환이 의심됩니다.

▶ **정답** 문제 1: 1) ① $FEV_{1.0}$/FVC, ② Obstruction을 시사, 2) FVC, 3) Lung volume 측정, 4) Obstructive lung disease

2. 다음 중 폐 실질 질환에 의한 제한성 환기 장애의 특징인 것은? (KMLE 98')

1) Airway resistance 증가
2) 노력성 폐활량(FVC) 증가
3) 폐 확산능 증가
4) 잔기량 감소(parenchymal의 경우)
5) $FEV_{1.0}$/FVC 감소

풀이 제한성 환기 장애(폐 실질 질환)의 폐기능 검사 특징은 정상 또는 증가된 $FEV_{1.0}$/FVC, lung volume의 감소입니다.

3. 다음 중 폐쇄성 호흡곤란의 폐기능 검사 결과로 틀린 것은? (KMLE 96')

1) $FEV_{1.0}$ 감소
2) $FEV_{1.0}$/FVC 감소
3) RV 감소
4) VC 감소
5) TLC 증가

풀이 폐쇄성 폐질환에서는 RV의 증가와 TLC의 증가가 일어납니다.

4. 전신 피로감과 두통을 호소하는 환자의 ABGA 결과가 pH 7.32, $PaCO_2$ 80mmHg, PaO_2 45mmHg이며, 폐기능 검사는 FVC가 정상 예측치의 55%, FEV_1/FVC 80%였다. 의심할 수 있는 질환은? (05 전공의 시험)

가. 중증 근무력증	나. 척추측만증
다. 섬유흉증	라. 중증 비만

1) 가, 나, 다
2) 가, 다
3) 나, 라
4) 라
5) 가, 나, 다, 라

풀이 $FEV_{1.0}$/FVC > 70, FVC < 80%는 restrictive lung disease를 시사합니다. $PaCO_2$가 증가했으나 $(A - a)O_2 = 150 - PaCO_2/0.8 - PaCO_2 = 150 - 80/0.8 - 45 = 5$로 정상이므로 hypoxemia의 원인은 hypoventilation입니다. 위 보기의 질환들은 모두 restrictive lung disease를 일으키고, hypoventilation을 유발할 수 있습니다.

▶ 정답 문제 2: 4) 문제 3: 3) 문제 4: 5)

5. 회진 중 임상 실습 중인 의대생이 교수님께 presentation을 하고 있다. 아래 대화를 읽고 교수님의 질문에 답하시오.

> 학생 : 입원 당일 실시한 환자의 폐기능 검사상 $FEV_{1.0}$은 1L, FVC는 2L로 $FEV_{1.0}$/FVC는 50%였습니다. 2일간 입원치료 후 $FEV_{1.0}$은 1.2L FVC는 3.6L로 $FEV_{1.0}$/FVC는 33%로 오히려 감소하였습니다. 따라서 환자의 폐기능 검사를 호전시키기 위해 다른 치료를 시행해야 할 것 같습니다.
>
> 교수 : 그래? 그럼 환자의 증상은 어떻지?
>
> 학생 : 호흡곤란은 많이 호전되었습니다만, 지표가 좋지 않습니다.
>
> 교수 : 내가 볼 때는 지표도 좋아진 것 같은데… 폐쇄 정도를 나타내는 지표가 뭐였지?

풀이 $FEV_{1.0}$/FVC는 obstruction을 암시하는 지표로 이용할 수는 있지만 severity를 결정하는 지표로는 사용할 수 없습니다. Obstruction의 severity를 나타내는 대표적인 지표는 $FEV_{1.0}$입니다.

6. 어떤 환자의 $FEV_{1.0}$/VC이 < LLN이었다. VC > LLN 이다. (1) 다음에 알아봐야 하는 지표는 무엇인가?

풀이 그림 4-6의 알고리즘 참고

7. 어떤 환자의 $FEV_{1.0}$/VC < LLN 이었다. VC < LLN 이었다.
(1) 다음에 알아봐야 하는 지표는 무엇인가?
(2) (1)의 지표가 > LLN 이었다. 진단은?
(3) (1)의 지표가 < LLN였다. 진단은?

풀이 $FEV_{1.0}$/VC < LLN은 obstruction을 의미합니다. 이 경우 obstruction만 존재하는지, restriction이 동반되었는지를 감별해야 합니다. VC와 TLC 모두 < LLN이면 restriction이 동반된 mixed type으로 진단할 수 있습니다. 반면 VC나 TLC 중 어느 한 지표가 LLN보다 크거나 같으면, obstruction만 존재하는 것을 의미합니다(그림 4-6).

▶ **정답** 문제 5: $FEV_{1.0}$ 문제 6: 바로 obstructive pattern으로 진단할 수 있습니다.
문제 7: (1) TLC, (2) Obstructive pattern, (3) Mixed(Obstructive+Restrictive pattern)

8. 68세의 여자환자가 진행되는 호흡곤란을 주소로 내원하였다. 환자는 약 1년 동안 진행되는 exertional dyspnea가 있었다. 담배는 피우지 않았으며 그녀의 남편도 흡연력이 없었다.
청진상 특이소견은 없었다. 환자의 폐기능 검사는 다음과 같다.

	환자의 검사 결과	% predicted	LLN
FVC	2.63L	96%	2.07L
$FEV_{1.0}$	2.15L	101%	1.56L
$FEV_{1.0}$/FVC	(1)		68.3%
RV	1.77L	85%	1.4L
TLC	4.01L	83%	4.12L
DLco	9.29 ml/min/mmHg	43%	16.4 ml/min/mmHg

(1)의 값을 구하시오.
(2) 환자는 어떤 폐질환이 존재하는가?

풀이 (1) 2.15/2.63×100=101%입니다. $FEV_{1.0}$/FVC을 구할 때 주의점은 $FEV_{1.0}$/FVC 비는 % predicted value인 60%와 70%의 비를 구하는 것이 아니라 환자의 검사 결과 자체의 비를 구해야 한다는 것입니다.

(2) $FEV_{1.0}$/FVC≥LNN(68.3%)입니다. 계산된 VC(TLC-RV)=4.01-1.77=2.24 L로 측정된 FVC 2.63L 보다 작으므로 더 큰 값인 FVC를 VC로 사용합니다. VC≥LNN이므로 restriction은 없으며 폐기능은 정상입니다.
하지만 DLco<LNN 이므로 pulmonary hypertension을 의심해 봐야 합니다(그림 4-7).

▶ 정답 문제 8: (1) 101%, (2) pulmonary hypertension

9. 62세 남자가 기침을 주소로 내원하였다. 40갑년의 흡연력을 가지고 있다. 다음은 흉부 X선 사진이다. 시행해야 할검사는? (KMLE 07')

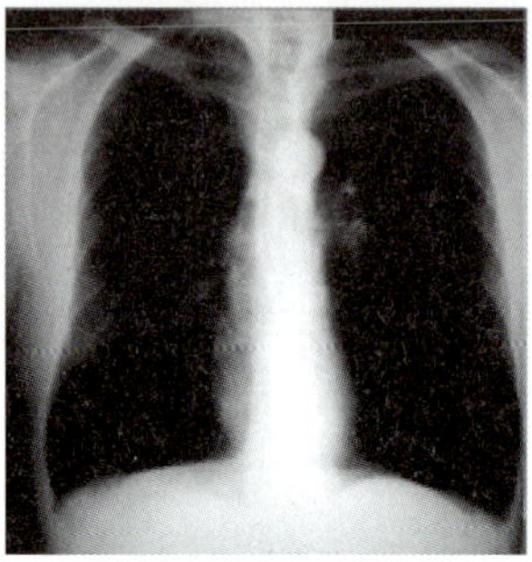

① 폐기능 검사 ② 폐관류 스캔 ③ 가슴막 천자
④ 기관지 내시경 ⑤ HRCT

풀이 40갑년의 smoking history와 chest X-ray 상의 과팽창은 COPD를 의심하게 합니다. 따라서 폐기능 검사를 해야 합니다.

더 알고 싶은 사람만(4)

Q1) $FEV_{1.0}$은 upper airway와 small airway를 모두 반영하는 지표로 small airway만 반영하는 지표인 $FEF_{25\sim75\%}$, $FEF_{75\%}$보다 덜 민감합니다. 이처럼 small airway를 반영하는 더 민감한 지표들이 존재하는데도 왜 obstructive lung disease를 진단할 때 덜 민감한 $FEV_{1.0}$을 사용하는 것일까요?

A) $FEF_{75\%}$와 같은 지표들은 small airway obstruction을 나타내는 지표로 $FEV_{1.0}$보다 더 민감합니다. 하지만 이들 지표들은 환자마다 매우 심한 변이성을 보여 표준화하기 어려운 단점이 있습니다. $FEV_{1.0}$은 이들보다는 덜 민감하지만 변이성이 적기 때문에 airway obstruction의 지표로 사용합니다.

Q2) ATS/ERS의 진단법에 의하면 $FEV_{1.0}/VC \geq LNN$ 일 때, VC가 감소해 있어도 restriction으로 진단을 하지 못하고, TLC를 조사해야 합니다. VC의 감소는 restrictive lung disease의 중요한 지표인데 왜 TLC까지 검사해야 할까요?

▶ 정답 문제 9: ①

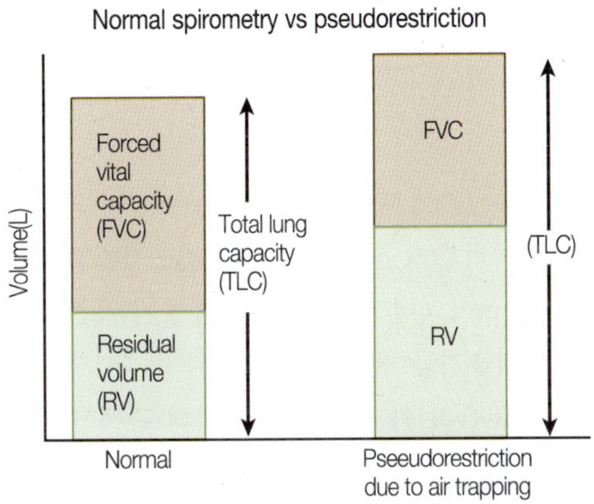

그림 4-8. Normal spirometry와 pseudoobstruction

A) $FEV_{1.0}/VC \geq LNN$ 일때 반드시 pseudorestriction을 r/o해야 합니다. Obsturctive lung disease에서는 보통 $FEV_{1.0}$의 감소가 VC의 감소에 비해 더 크기 때문에 $FEV_{1.0}/VC < LNN$입니다. 그런데 air trapping이 심한 경우 RV의 증가가 과도하게 일어나게 되는데, RV의 증가는 심한 VC의 감소(VC=TLC-RV)를 일으키고, $FEV_{1.0}/VC \geq LNN$이 됩니다(그림 4-8).

이처럼 obsturctive lung disease에서 과도한 air trapping이 발생하면, $FEV_{1.0}/VC$의 비는 정상 또는 약간 증가하고 VC는 감소하여 restriction과 구분이 되지 않을 수 있습니다. 이 경우 TLC를 측정하면 restriction인지 air trapping에 인한 obstruction인지 감별할 수 있습니다.

참고 문헌

1. Miller MR, Crapo R, Hansinson J et al. General considerations for lung function testing. Eur Respir J 2005; 26: 153-161.
2. V. Brusasco, R. Crapo and G. Viegi. Interpretative strategies for lung function tests. Eur Respir J 2005; 26: 948-968.
3. Feyrouz Al-ashkar et al. Interpreting pulmonary function tests: Recognized the pattern, and diagnosis will follow. Cleveland clinic journal of medicine 2003: 70: 866-881.
4. 서울아산병원 내과학교실. 서울아산병원 내과 매뉴얼. 군자출판사 2008: 540-542.

5. 폐기능 검사(2)

Flow-volume curve

4장에서 공부한 최대 노력성 호기 곡선은 시간에 따른 호기량(volume)의 변화를 나타낸 그래프이기 때문에 특정 폐 volume에서 flow를 구하기 위해서는 기울기를 구해야 합니다(Flow = ΔV/Δt = Δy/Δx = slope)(그림 5-1). 즉 노력성 호기 곡선을 통해 volume과 flow와의 관계를 이해하려면 기울기를 구하는 단계를 한 번 더 거쳐야 합니다. 이러한 불편함을 해소하기 위해 flow(y값)와 volume(x값)과의 관계를 직접적으로 나타낸 그래프가 flow-volume curve입니다(그림 5-2).

Flow-volume curve에서는 단순히 x값(volume)과 곡선이 만나는 y값(flow)을 찾음으로써 flow를 쉽고 빠르게 구할 수 있습니다. 그림 5-3은 폐의 부피가 VC의 25%일 때 최대 노력성 호기 곡선(A)과 flow-volume curve(B)에서 flow를 구하는 방법을 보여주고 있습니다.

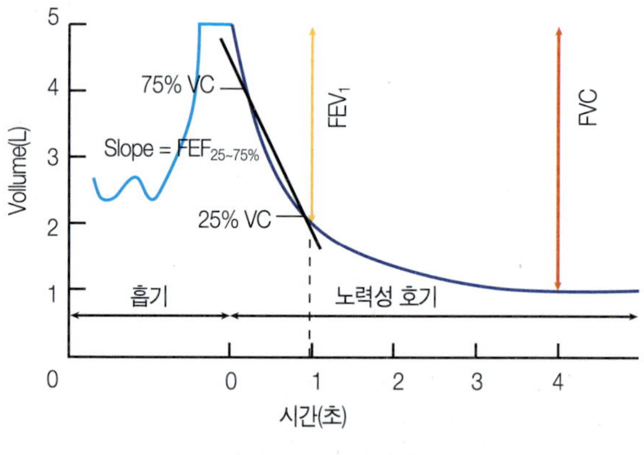

그림 5-1. 노력성 호기 곡선에서 flow 구하기

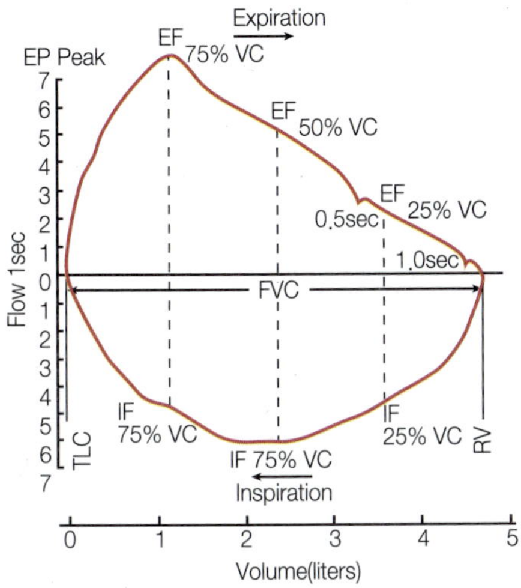

IF : inspiratory flow,
VC : vital capacity,
EF : expiratory flow

그림 5-2. 정상인의 flow-volume curve

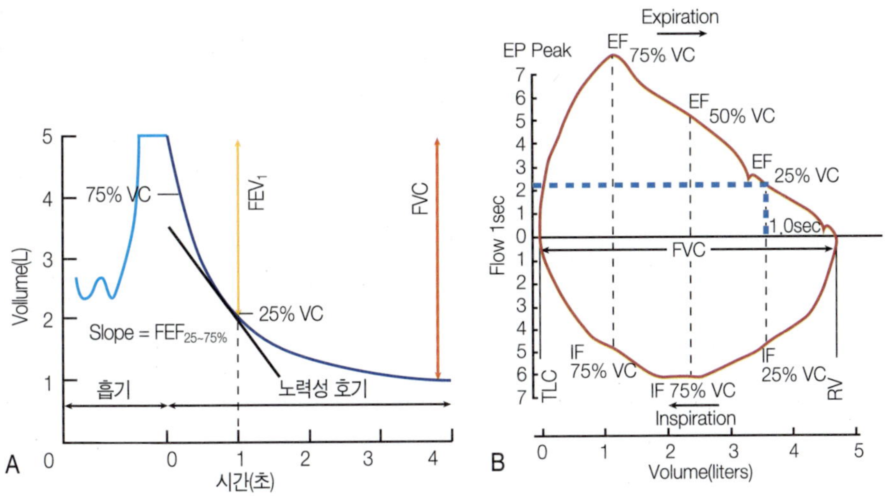

그림 5-3. 최대 노력성 호기 곡선과 flow-volume curve에서 flow 구하기

정리

1. 노력성 호기 곡선

1) 시간(x값)에 따른 lung volume(y값)의 변화를 나타냄

2) Flow를 알기 위해서는 slope를 구해야 함

2. Flow-volume curve

1) Volume 변화(x값)에 따른 flow 변화(y값)를 나타냄

2) 해당 volume(x값)에 해당되는 flow(y값)를 쉽게 구할 수 있음

1) 정상 Flow-volume curve 구하기

Flow-volume curve는 최대 노력성 흡기와 호기법(forced expiratotory and inspiratory vital capacity maneuver)를 통해 volume(x값)과 flow(y값)의 변화를 나타낸 그래프입니다.

Flow-volume curve를 구하기 위해 주의해야 할 점은 **적어도 3번 이상 최대 노력성 흡기와 호기를 반복**해야 하는 점입니다(그림 5-2). 그 이유는 정확한 진단을 위해서는 maximal patient effort를 통해 얻은 그래프를 사용해야 하기 때문입니다. 만약 환자의 노력이 부족하다면 그래프가 왜곡되어 해석을 방해합니다.

(1) Flow-volume curve의 장점

Flow-volume curve의 절대값은 성별, 연령 및 체중에 따라 다르지만 그래프의 형태는 거의 동일합니다. flow-volume curve는 restrictive 또는 obstructive lung disease의 따라 특징적인 그래프 pattern을 나타내므로 **폐질환을 시각적으로 진단할 수 있는 장점**이 있습니다. 또한 **central and upper airway obstruction을 진단**하는데 큰 도움을 줍니다.

1 호기 곡선

호기 곡선은 처음 1/4(75% VC)에서 PEF(peak expiratory flow)에 도달한 후 linear하게 flow가 감소합니다(그림 5-4A). 그림 5-4의 B는 정상 variant로 PEF이후 linear하게 감소하지 않고 중간에 flow가 증가하는 shoulder를 갖습니다. Shoulder를 갖는 그래프는 환자의 자세와 관계가 있습니다. 만약 정면을 바라보고 몸과 목, 머리가 straight하게 고정된 자세에서 호기를 실시하면 trachea가 stretching되고 stiffness가 증가해 호기 중간에 flow가 증가하게 됩니다.

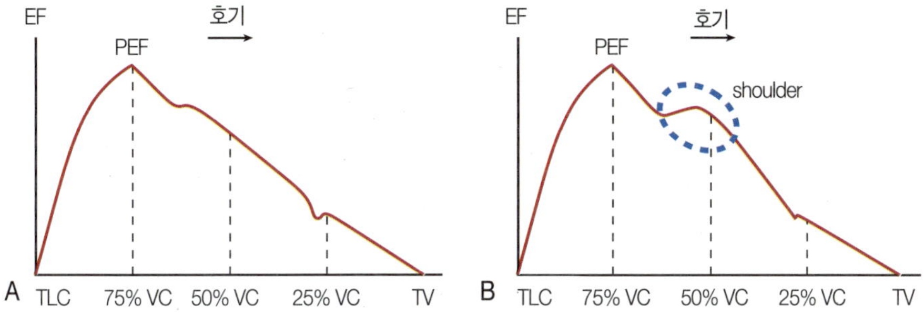

그림 5-4. 정상 호기 곡선(A)와 정상 변이(B)

올바른 자세는 반듯하게 서거나 앉아 maneuver동안 턱을 약간 들어올리는 자세입니다.

2 흡기 곡선

흡기 곡선은 중간(50% VC)에서 최고값(PIF)을 가지며 대칭적입니다. **흡기 곡선은 큰 기도가 막혔을 때 특이적으로 감소**하고 작은 기도나 폐 실질 질환에는 영향을 거의 받지 않습니다. 흡기 곡선이 큰 기도의 폐쇄를 진단하는데 유용하다는 것은 꼭 기억해야 합니다.

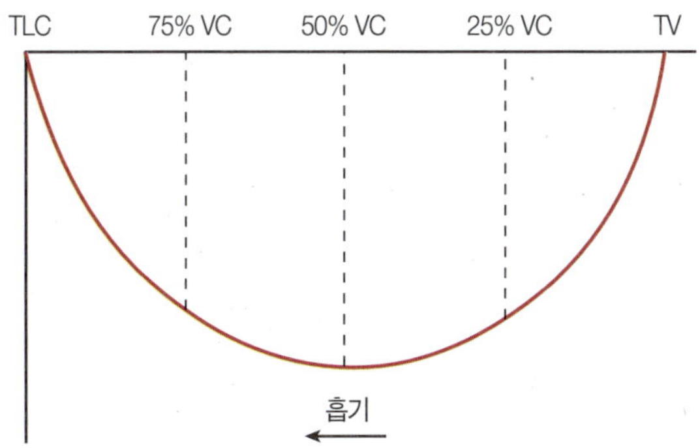

그림 5-5. 흡기 곡선

정리

1. 정상 volume-flow curve pattern

1) 호기

FVC의 75%에서 PEF(peak expiratory flow)가 발생 후 flow는 linear한 감소가 일어납니다.

2) 흡기

대칭을 이루며 FVC의 50%에서 PIF(peak inspiratory flow)가 발생합니다.

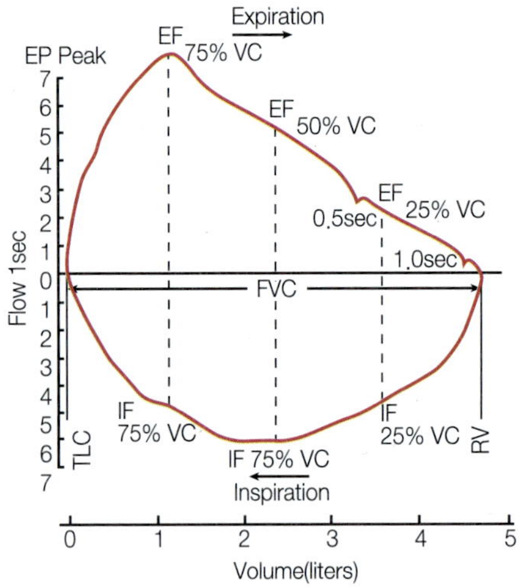

2. Flow-volume curve의 장점

1) 폐질환을 시각적으로 진단

2) Central and upper respiratory disease의 진단에 유용

2) Abnormal flow-volume curve

(1) Obstructive pattern

Obstructive lung disease의 특징은 lung volume의 증가와 호기 장애로 인한 expiratory flow의 감소입니다.

Flow-volume curve(그림 5-6)는 이러한 특징을 잘 보여줍니다. Volume(x값)이 증가하기 때문에 그래프는 left shift 되는데 특히 TV의 증가가 두드러집니다. 또한

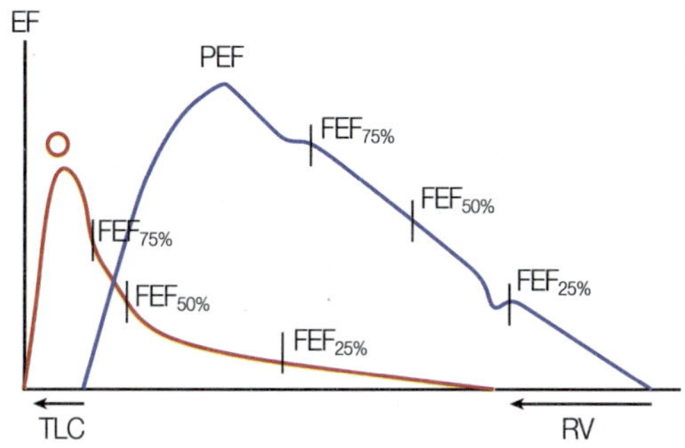

그림 5-6. Obstructive pattern(O)
PEF(peak expiratory flow)
FEF(forced expiratory flow)

expiration에 장애가 있기 때문에 EF(expiratory flow)가 모두 감소합니다($FEF_{75\%}$, $FEF_{50\%}$, $FEF_{25\%}$).

참고

1. $FEF_{75\%}$부터는 환자가 인위적으로 조절할 수 없는 지표로 이들 지표의 감소는 small airway obstruction을 의미합니다.
2. $FEF_{50\%}$는 forced vital capacity 50%에서의 expiratory flow를 의미합니다.

(2) Restrictive pattern

Restrictive disease는 parenchymal과 extraparenchymal(disease neuromuscular, chest wall disease)로 분류됩니다. 각각의 질환에서 flow-volume curve의 변화를 알아봅니다.

1 Parenchymal disease

Restrictive parenchymal lung disease에서는 특징적으로 lung volume의 감소가 일어납니다. 반면에 flow는 거의 정상입니다.

Flow volume curve(그림 5-7)는 이러한 특징을 잘 나타냅니다. Volume(x값)이 감소하기 때문에 그래프는 right shift되는 반면, flow(y값)는 거의 정상입니다. 따라서 그래프는 우측으로 치우친 홀쭉한 모양으로 변하게 됩니다. 이에 비해 PEF는 정상 또는 조금 감소합니다.

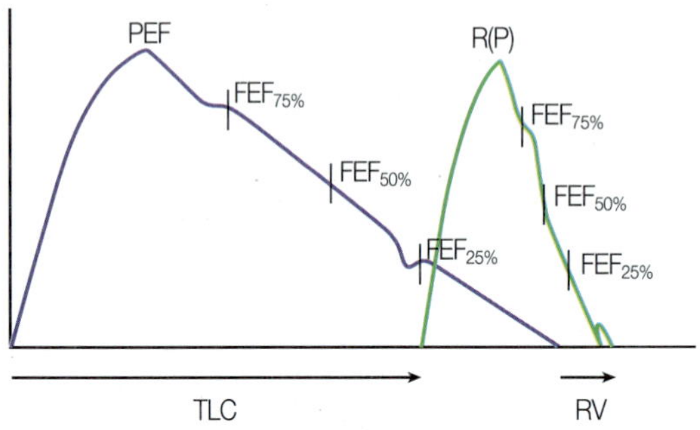

그림 5-7. Restrictive pattern (parenchymal)

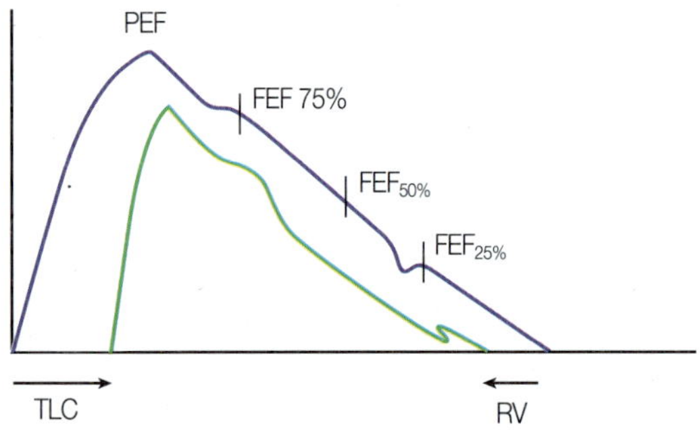

그림 5-8. Restrictive pattern (extraparenchymal)

2 Extraparenchymal disease

Extraparenchymal disease에서는 neuromuscular disease와 chest wall disease가 있습니다.

Neuromuscular disease에서는 흡기근이 주로 침범되기 때문에 폐를 팽창시키는 힘이 약화되어 TLC가 감소합니다. Chest wall disease에서는 stiff한 chest wall이 폐를 팽창시키는 것을 막기 때문에 TLC가 감소합니다(그림 5-8).

한편 호기근을 침범하지 않으면 neuromuscular disease에서의 RV는 정상인 반면 chest wall disease에서는 chest wall의 elastance가 증가해 폐의 deflation을 방해하므로 RV가 증가합니다. 왜 이런 현상이 일어나는지는 더 알고 싶은 사람만(5) 에서 자세히 다루도록 하겠습니다.

(3) Central and upper airway obstruction

Airway는 기능적으로 3종류로 분류됩니다. 첫째는 2mm보다 작은 peripheral airway, 둘째는 지름이 2mm보다 큰 carina까지의 larger and major airway, 셋째는 upper airway(trachea, larynx, pharynx, nose, mouth)입니다. 참고로 central airway는 내경의 지름이 2mm 이상인 cartilaginous airway로 정의합니다.

Flow-volume curve는 최대 노력성 호기곡선과 비교했을 때 central and upper airway의 obstruction을 감별할 수 있는 장점을 가집니다. 하지만 lumen이 8mm 미만(또는 단면적의 80%)으로 감소하지 않으면 flow volume curve로 obstruction을 찾아내기는 어려우며, flow-volume curve의 이상은 airway obstruction의 severity 보다 기능적인 장애를 반영합니다.

Upper airway obstruction과 관련된 flow-volume curve가 의사 국가 고시에 여러 번 출제된 영향으로 많은 학생들이 flow-volume curve가 upper airway obstruction에 매우 민감한 지표로 생각하는 경우가 많은데, bronchoscopy나 upper airway CT보다

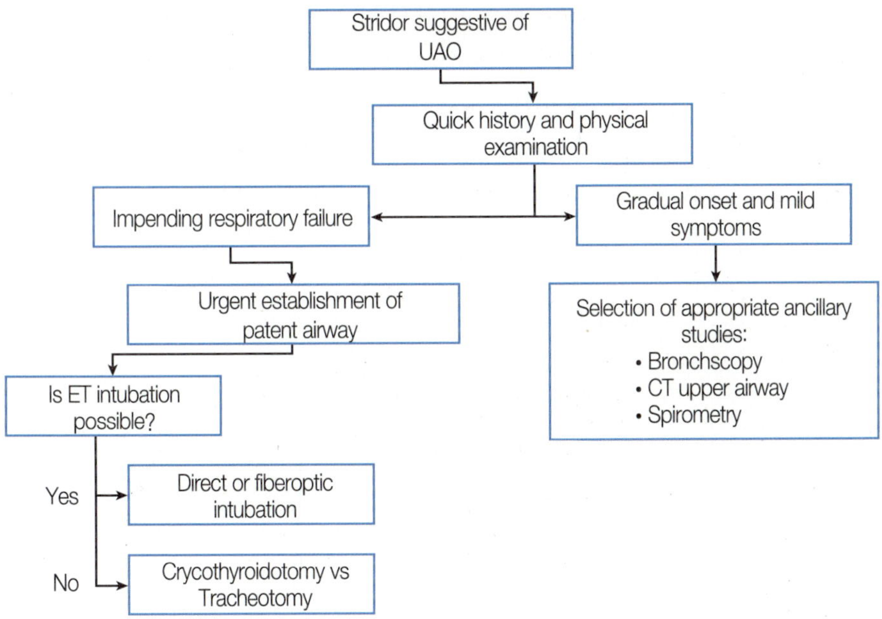

그림 5-9. Upper airway obstruction의 접근법

민감하지 않다는 것을 반드시 기억해야 합니다.

Flow volume curve의 또 다른 오해는 일부 책에서 croup과 같은 응급 질환을 flow-volume curve로 감별할 수 있는 것처럼 설명해서 발생합니다. 하지만 croup과 같은 응급 환자에서 폐기능 검사를 실시해서는 안되겠지요? 먼저 airway 확보를 해야 합니다. 따라서 acute airway obstruction을 일으킬 수 있는 질환군을 flow-volume curve를 이용해 구분하는 것을 옳지 못합니다(그림 5-9).

마지막으로 대부분의 학생이 flow-volume curve의 모양으로만 airway obstruction의 종류를 분류합니다. 하지만 intrathoracic과 extrathoracic obstruction을 정확히 분류하기 위해서는 MEF_{50}/MIF_{50} ratio라는 지표를 사용하는 것이 좋습니다. 각각의 질환에서 이 값이 어떻게 변하는지는 ❸Upper airway obstruction의 분류에서 공부하겠습니다.

❶ 기도의 폐쇄가 일어나는 기전

Airway의 내부와 외부 압력의 차이는 관의 내경을 변화시킵니다. Airway의 외부 압력과 내부 압력차이를 transmural pressure[식 (1)]라고 하는데, transmural pressure의 변화는 관의 내경을 변화시킵니다. Positive transmural pressure에서 관은 좁아지고, negative transmural pressure에서 관은 확장됩니다.

Transmural pressure = airway 외부의 압력－airway 내부의 압력 ········· 식 (1)

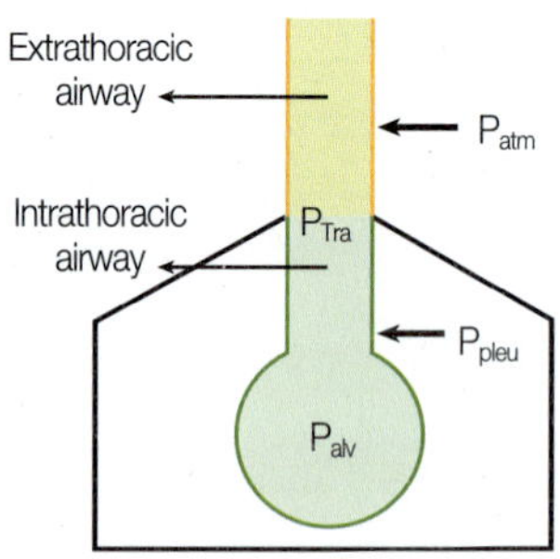

그림 5-10. Intrathoracic and extrathoracic transmural pressure
(P_{atm}: 대기압, P_{Tra}: airway 내부의 압력, P_{pleu}: pleural pressure, P_{alv}: alveolar pressure)

2 Airway의 위치에 따른 transmural pressure의 정의

Airway는 obstruction이 생긴 위치(extrathoracic or intrathoracic)에 따라 서로 다른 외부 압력의 영향을 받습니다. Extrathoracic ariway는 대기압(P_{atm})의 영향을 받는 반면, intrathoracic airway는 chest wall에 둘러싸여 있기 때문에 pleural pressure(P_{Pleu})의 영향을 받습니다(그림 5-10). 따라서 airway의 위치에 따라 transmural pressure는 변하게 되는데 각각의 transmural pressure는 아래 식 (2)와 식 (3)과 같이 정의됩니다.

Extrathoracic airway의 transmural pressure = $P_{atm} - P_{Tra}$ ······················ 식 (2)

Intrathoracic airway의 transmural pressure = $P_{Pleu} - P_{Tra}$ ······················ 식 (3)

3 Upper airway obstruction의 분류

Upper airway의 obstruction은 ① 폐쇄가 일어난 airway의 size, ② obstruction이 발생한 위치(intrathoracic or extrathoracic), ③ 병변의 특성(variable or fixed), 그리고 ④ 호흡 주기(흡기, 호기)의 영향을 받습니다.

Upper airway의 obstruction은 obstruction이 발생한 위치에 따라 chest wall의 밖에 있으면 extrathoracic(pharynx, larynx, and trachea의 extrathoracic portion), 내부에 있으면 intrathoracic(intrathoracic trachea, main bronchus)로 분류하고 병변 특성에 따라 variable 또는 fixed로 분류합니다.

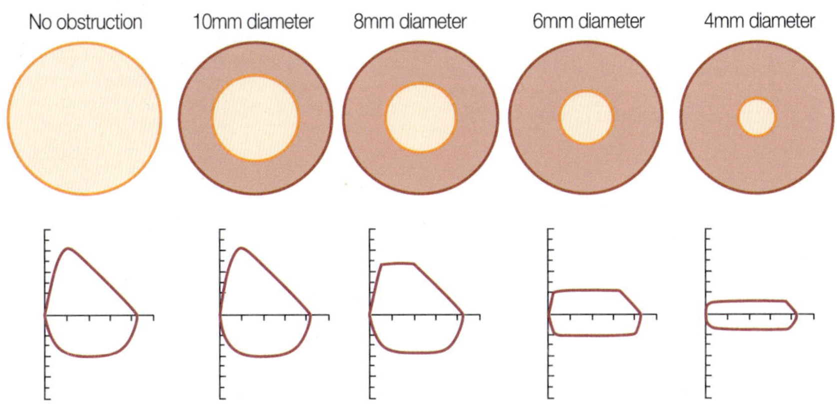

그림 5-11. Obstruction 진행에 따른 flow-volume curve 변화

많은 학생들이 어떤 특정 질환이 항상 특정 type의 obstruction을 일으키는 것으로 알고 있는데 그런 것은 아닙니다. 병변이 진행되어 airway의 lumen의 size가 좁아지면 flow-volume curve의 type이 변할 수 있습니다(그림 5-11). 따라서 flow-volume curve의 형태와 어떤 특정 질환을 연관시켜 암기하는 것은 옳지 않습니다.

① **Variable extrathoracic obstruction**

Variable extrathoracic obstuction에서는 forceful inspiration시 흡기근에 의해 pleural space와 alveoli, airway pressure가 감소합니다. obstuction이 발생한 부위에서 대기압과 airway pressure의 차이가 증가(positive transmural pressure 발생)하므로 airway는 좁아지고 inpiratory flow는 감소하게 됩니다(그림 5-12A).

반면 forceful expiration시에는 pleural pressure와 alveoli, airway의 pressure가 증가합니다. 호기시 airway pressure는 대기압보다 크기 때문에(negative transmural pressure) obstruction을 극복할 수 있어 expiratory flow는 거의 영향을 받지 않습니

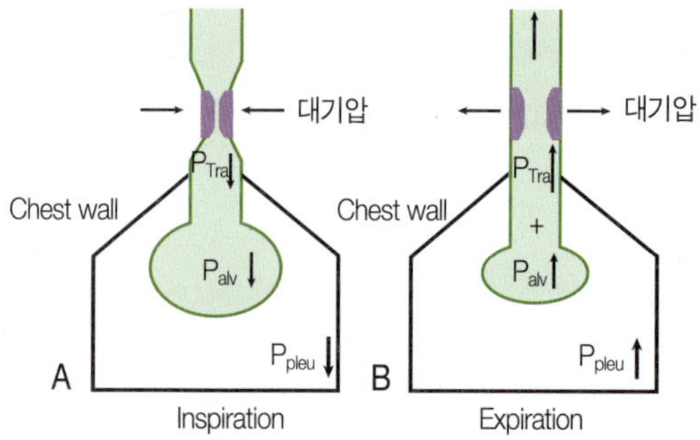

그림 5-12. Variable extrathoracic obstruction

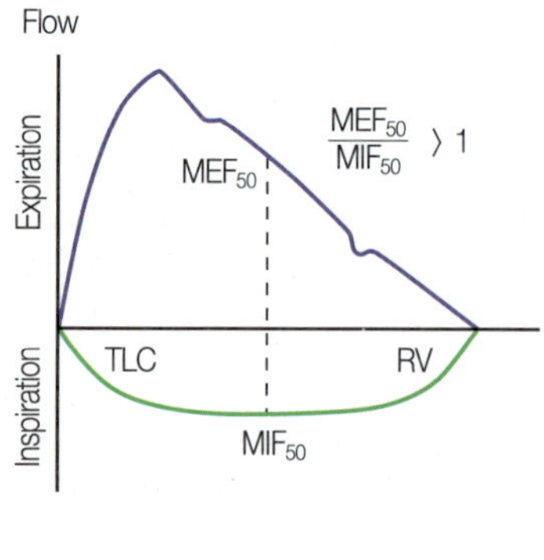

그림 5-13. Variable extrathoracic obstruction의 flow-volume curve

다(그림 5-12B). 이와같이 variable extrathoracic obstruction에서는 inpiratory flow가 감소하므로 MEF_{50}/MIF_{50} ratio는 1보다 큰 값을 갖게 됩니다.

참고

특이적으로 bilateral vocal cord paralysis에서는 이 비가 2 이상으로 크게 증가합니다(MEF_{50}/MIF_{50} ratio > 2).

② **Variable intrathoracic obstruction**

Variable intrathoracic obstruction에서는 forceful inspiration시 chest wall 안의 모든 구조들이 모두 negative pressure를 받게 됩니다. 이때 pleural pressure의 감소가 tracheal pressure의 감소보다 더 크기 때문에 airway는 확장(negative transmural pressure 발생)되고, inspiratory flow는 거의 영향을 받지않습니다(그림 5-14A).

반면 forceful expiration시 chest wall 안의 모든 구조들의 pressure는 모두 증가하

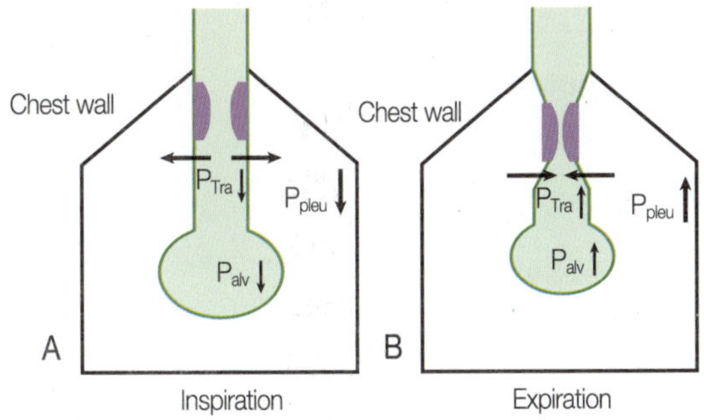

그림 5-14. Variable intrathoracic obstruction

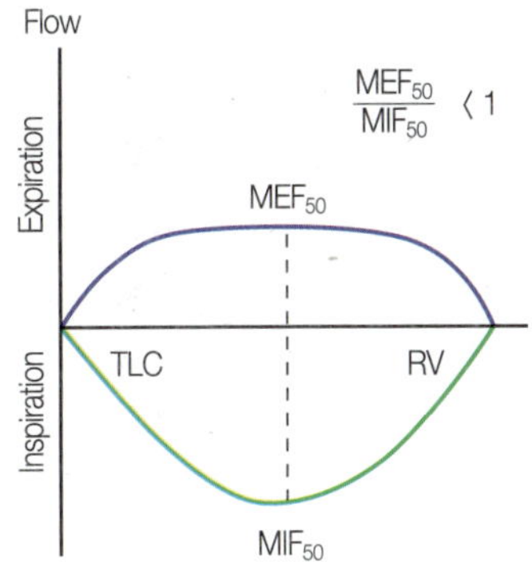

그림 5-15. Variable intrathoracic obstruction

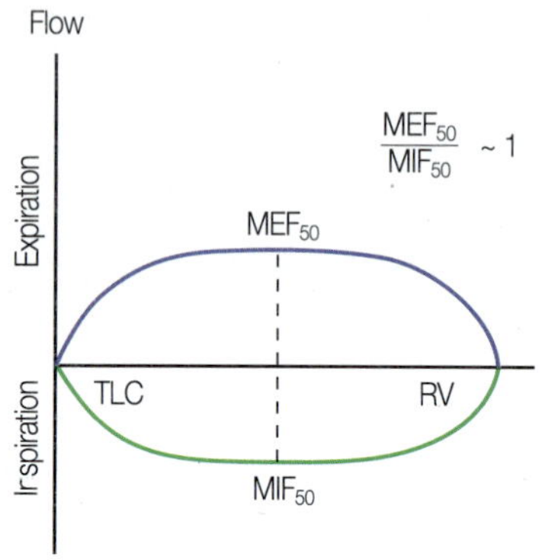

그림 5-16. Fixed obstruction

는데, pleural pressure의 증가가 tracheal pressure가 더 크기 때문에 airway는 좁아지게 positive transmural pressure 발생됩니다(그림 5-14B).

이와같이 variable intrathoracic obstruction에는 expiratory flow가 감소하므로 MEF_{50}/MIF_{50} ratio는 1보다 작은 값을 갖습니다(그림 5-15).

③ **Fixed intrathoracic or extrathoracic obstruction**

만약 좁아진 airway가 호흡에 따라 변하지 않고 고정되어 있다면 흡기와 호기 모두에서 flow의 제한이 발생하므로, MEF_{50}/MIF_{50} ratio는 1에 근접한 값을 갖습니다(그림 5-16).

정리

1. 폐 질환의 종류에 따른 flow-volume curve의 변화

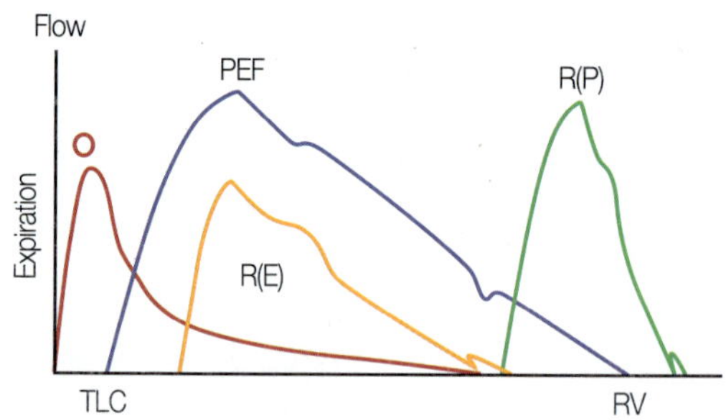

그림 5-17. 폐질환의 종류에 따른 flow-volume curve

2. Obstruction 위치에 따른 flow-volume curve의 변화(그림 5-18, 표 5-1)

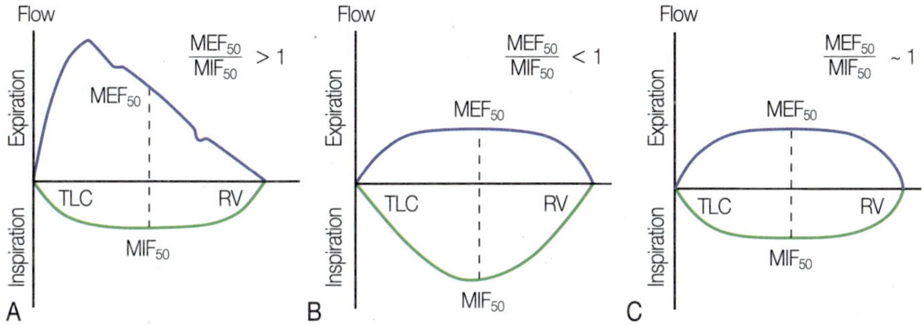

A. Extrathoracic obstruction, B. Intrathoracic obstruction, C : Fixed obstruction

그림 5-18. Obstruction 위치에 따른 flow-volume curve의 변화

표 5-1. Flow volume curve의 pattern과 감별질환 및 흔한 원인

	Obstruction type	MEF_{50}/MIF_{50} ratio	Example
A	Variable extrathoracic obstruction	> 1	Vocal cord paralysis Goiter Extrathoracic tracheamalacia
B	Variable Intrathoracic obstruction	< 1	Mediastinal adenopathy Intrathoracic tumors(lung cancer) Intrathoracic tracheamalacia
C	Fixed obstruction	~1	Trachea or laryngeal Stenosis Tumor

쉽게 외우기

Intrathoracic obstruction은 expiratory flow에 장애를 보이고, extrathoracic obstruction은 inspiratory flow에 장애를 보입니다.

문제

1. 다음 그림과 같은 기류 용적 곡선을 보이는 것은? (KMLE 03')

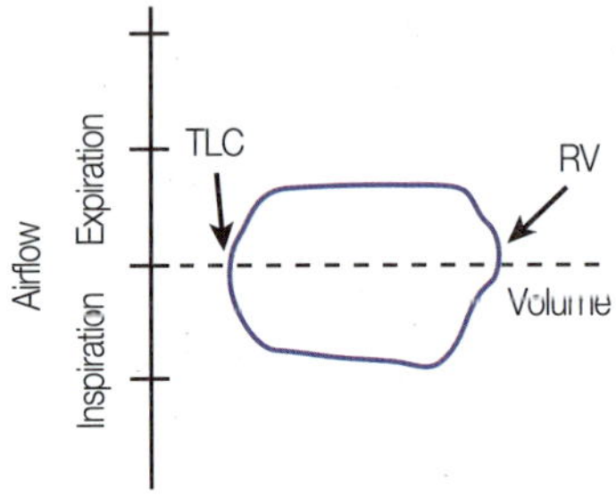

1) 폐기종　　2) 기관지 천식
3) 좌하엽 기관지 종양　　4) 목뼈(경추) 골절로 인한 사지 마비
5) 기관지 절개 후 기관 협착

풀이 Trachea stenosis는 주로 fixed obstruction을 일으킵니다.

2. 60세 남자가 최근 진행되는 호흡곤란 및 건성 기침을 주소로 내원하였다. 이 환자의 유량-기량 곡선이다. 가능한 질환의 조합은? (KMLE 00')

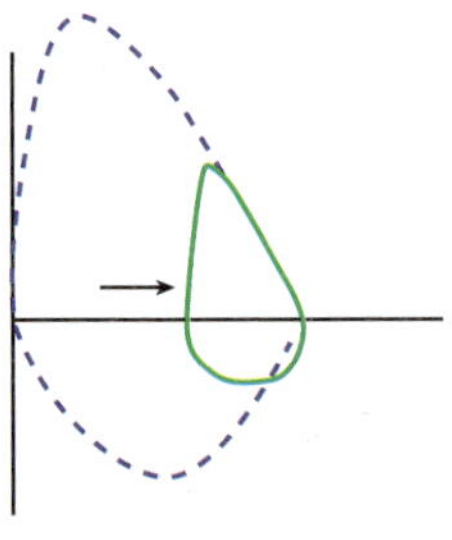

가. 만성기관지염
나. 특발성 폐섬유화증
다. 기관지 천식
라. 사르코이드증

1) 가, 나, 다　　2) 가, 다　　3) 나, 라
4) 라　　5) 가, 나, 다, 라

풀이 문제의 flow-volume curve는 parenchymal restrictive pattern입니다. Parenchymal restrictive pattern을 일으킬 수 있는 질환은 IPF와 sarcoidosis입니다.

▶ 정답 문제 1: 3) 문제 2: 3)

3. 60세 남자에서 시행한 기관지 확장제 흡입 전(Pre-Rx)과 흡입 후(Post-Rx)의 폐기능 검사 사진이다. 가장 가능성이 높은 것은? (KMLE 99')

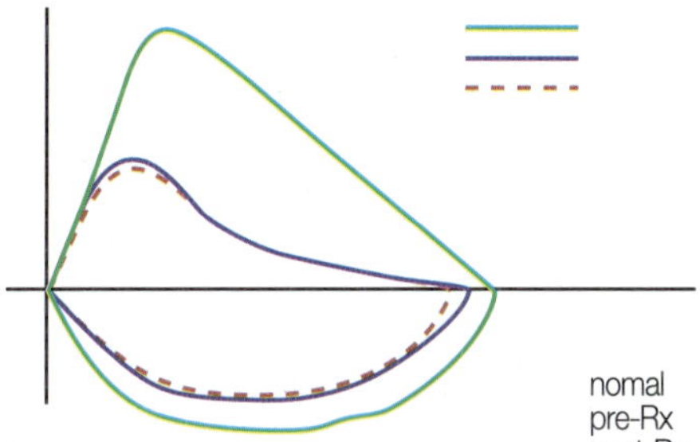

1) 횡경막 마비　　2) 폐섬유증　　3) 폐기종
4) 상기도 폐쇄　　5) 과민성 폐렴

풀이 문제에서 주어진 flow-volume curve만으로는 UAO(upper airway obstruction)인지 COPD인지 정확히 감별하기가 어렵습니다. 환자의 flow-volume curve에서는 COPD에서 나타나는 전형적인 peak flow의 급속한 감소가 보이지 않으며, $MEF_{50}/MIF_{50}<1$입니다. 폐기종에서도 bronchodilator에 반응이 없을 수 있지만, COPD에서 나타나는 전형적인 peak flow의 감소가 없다는 점과 $MEF_{50}/MIF_{50}<1$인 점 그리고 bronchodilator에 반응이 없다는 것을 종합할 때, 상기도 폐쇄일 가능성이 높습니다(상기도 폐쇄에 intrathoracic obstruction도 포함됩니다). 많은 국시 문제집에서는 폐기종을 답으로 풀이하고 있습니다.

참고

Small airway obstruction과 UAO를 감별하는데 FEV_1/PEF ratio가 도움이 되지만 문제의 flow-volume curve로는 알 수 없는 정보입니다. FEV_1/PEF을 이용해 이 둘을 감별하는 법은 더 알고 싶은 사람만(5)에서 다루도록 하겠습니다.

▶ 정답 문제 3: 3)

4. 46세 남자가 점점 심해지는 호흡곤란 때문에 병원에 왔다. 환자는 3개월 전에 급성 호흡기능상실 때문에 인공 호흡기 치료를 받고 퇴원한 적이 있다. 아래 그림은 유량 용량 곡선이다. 진단은? (KMLE 05')

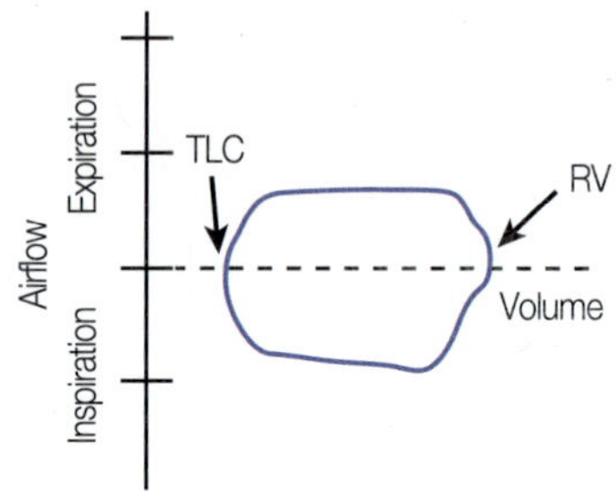

1) 기관협착　　2) 기관지천식　　3) 기관연화증
4) 폐섬유증　　5) 만성기관지염

풀이 3개월 전의 인공 호흡기 치료를 받은 기왕력과 fixed type의 flow-volume curve는 기관협착을 의심하게 합니다.

5. 42세 여자 환자가 유기인제 음독 후 응급실로 내원하여 기계환기 치료를 받았다. 치료 2주 뒤 회복되어 기관내관을 제거하였다. 그 후 숨 쉴 때마다 그렁거림이 들려서 폐기능 검사를 시행하였다. 의심되는 진단은? (KMLE 08')

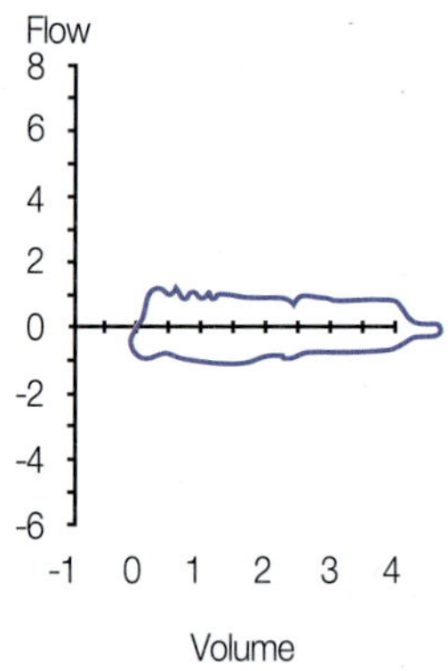

1) 기관지 이물　　2) 기관협착　　3) 기관지 연화증
4) 기관지 천식　　5) 기관지 경련수축

풀이 MIF_{50}/MEF_{50} ratio가 약 1이기 때문에 fixed type입니다. 기계환기 치료를 받은 기왕력과 fixed type의 flow-volume curve는 기관협착을 의심하게 합니다.

▶ 정답 문제 4: 1) 문제 5: 2)

6. 다음은 폐기능 검사 결과이다. 다음에 시행할 검사는 무엇인가? (KMLE 07')

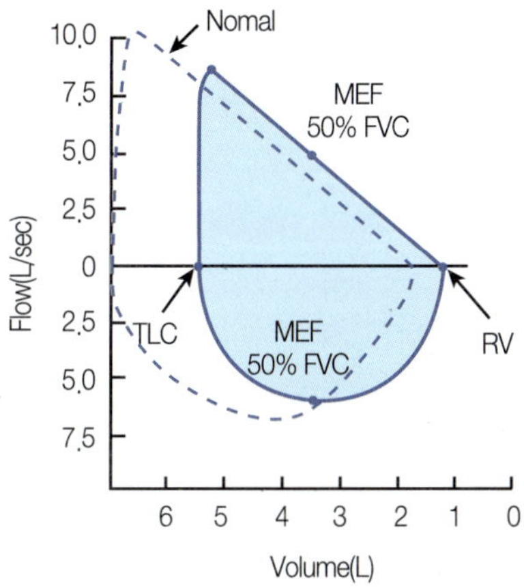

1) HRCT
2) PCNA
3) Bronchoscopy
4) Sputum culture
5) Methacholine 자극검사

풀이 Parenchymal restrictive pattern으로 대부분 interstitial lung disease를 앓는 환자들에서 발생합니다. 따라서 HRCT를 촬영해야 합니다.

▶ 정답 문제 6: 1)

7. 27세 여자가 숨이 차서 왔다. 이 사람은 4개월 전 기도 유지를 위해 tracheostomy를 받았으며 2개월 전 수술 부위를 막았다. 내원 일주일 전 감기를 앓은 후 기침과 숨찬 증세가 지속되었다. 목 부위에서 그렁거림(stridor)이 들렸다. 폐기능검사 결과(PFT; fixed obstruction 소견)와 상부 기관의 내시경 소견은 다음과 같다. 진단은?(KMLE 09')

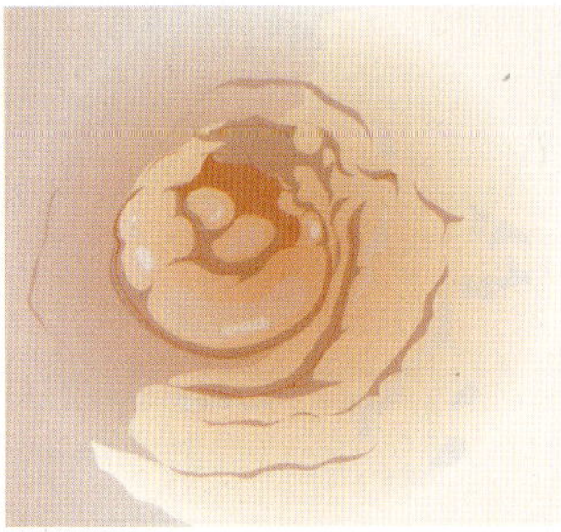

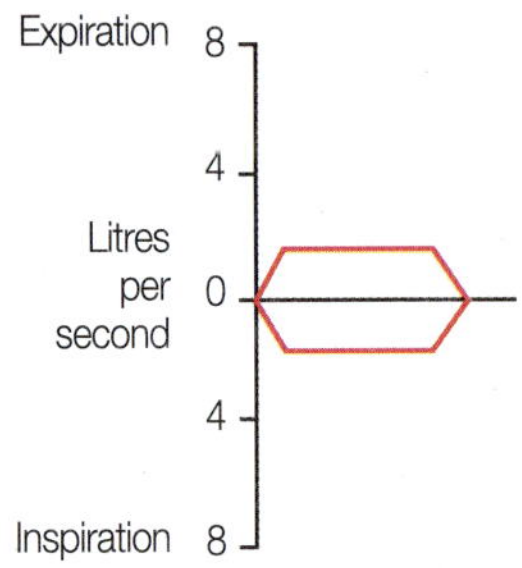

① 기관 유두종(tracheal papilloma)

② 기관 연화증(tracheomalacia)

③ 기관지 혈액(tracheal tuberclosis)

④ 기관 협착증(tracheal stenosis)

⑤ 기관창냄술 후 육아종(post-tracheostomy tracheal granuloma)

⑥ 기관 파열(tracheal disruption)

풀이 Fixed type의 flow-volum curve만을 보고 기관협착증이라고 진단하면 안됩니다. Flow-volume curve는 어떤 질환을 진단하는데 sensitive하지도 specific하지도 않습니다. 단지 상기도에 어떤 이상이 있다는 것을 시사할 뿐입니다. 정확한 진단을 위해서는 기관지 내시경이나 CT등을 시행해야 합니다. 위 환자의 경우 기관지 내시경 상 육아종(granuloma)이 관찰되었으므로 답은 ⑤입니다.

▶ 정답 문제 7: 5)

8. 62세 남자가 10년 전부터 시작된 호흡곤란이 악화되어 내원하였다. 35년간의 흡연력이 있었다. 양측 폐야에서 호흡음이 매우 감소되어 있었다. 기류-용적 곡선이 다음과 같을 때 진단은? (05 전공의 시험)

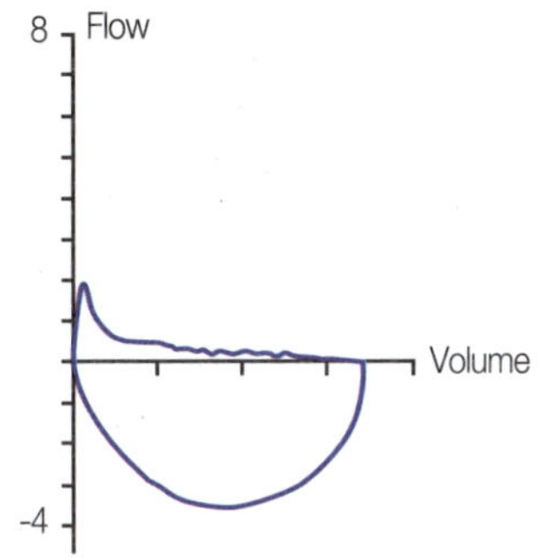

1) 기관 협착
2) 기흉
3) 기관지 협착
4) 폐기종
5) 특발성 폐섬유증

풀이 Expiration의 심한 장애와 expiration의 초기 flow의 급격한 감소는 small airway의 obstruction을 시사합니다.

더 알고 싶은 사람만(5)

Q1) Extraparenchymal restrictive lung disease 중 chest wall disease에서는 RV이 증가하지만, neuromuscular disease에서는 호기근까지 침범해야지 RV이 증가합니다. 왜 이런 현상이 생길까요?

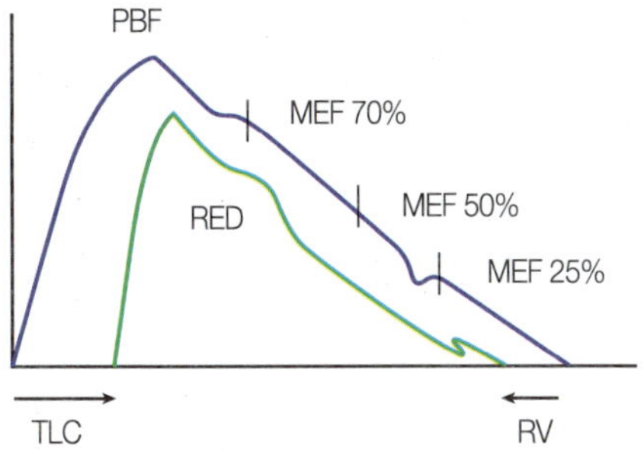

그림 5-19. Extraparenchymal restrictive lung disease

▶ 정답 문제 8: 4)

A) Chest wall disease에서는 흉곽의 compliance가 감소합니다. 이는 흉곽의 확장을 방해할 뿐만 아니라 흉곽의 수축도 방해합니다. 따라서 최대 호기시 흉곽이 쪼그라들지 않기 때문에 폐의 deflation도 방해하여 RV는 증가하게 됩니다.
Neuromuscular disease의 초기에는 흡기 근육만이 영향을 받기 때문에 호기는 정상적으로 일어나고 RV는 정상입니다. 하지만 질병이 진행되어 호기근까지 침범되면 최대 호기가 끝까지 일어나지 않기 때문에 RV가 증가합니다.

Q2) 아래와 같은 flow-volume curve는 어떤 상황에서 나타날까요?

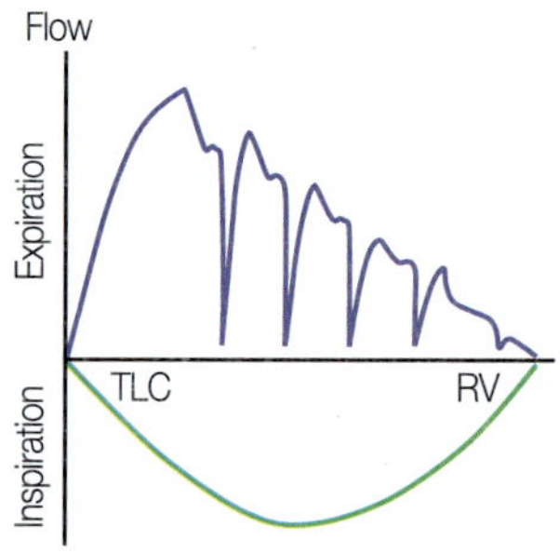

A) 위와 같은 그림은 coughing시 나타납니다. Coughing을 하면 epiglottis가 갑자기 닫혀 갑자기 flow가 0으로 감소하게 됩니다.

Q3) Early small airway obstruction(COPD의 초기)의 flow-volume curve는 upper airway obstruction(UAO) 그래프와 비슷합니다(그림 5-20). 이 둘을 효과적으로 구분할 수 있는 방법은 없을까요?

A) Flow-volume curve의 inspiration curve는 small airway 보다 upper airway를 반영합니다. Upper airway의 obstruction이 발생하면 inspiratory flow가 감소하여 MIF_{50}<100L/min됩니다.
반면 $FEV_{1.0}$의 감소는 small airway의 obstruction을 반영하는 지표로 upper airway obstruction시에는 $FEV_{1.0}$의 감소가 발생하지 않습니다. 따라서 Upper airway obstruction에서는 $FEV_{1.0}$/PEF가 10 이상으로 증가합니다. 만일 노력성 호기 검사에서 $FEV_{1.0}$/PEF>8이면 upper airway obstruction이 있는지 확인을 해야 합니다.

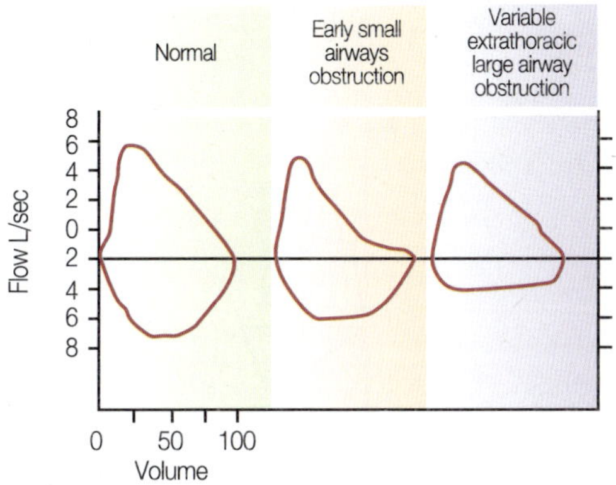

그림 5-20. Small airway obstruction과 UAO와의 감별

Q4) 46세의 여자 환자가 약 2개월 전부터 점진적으로 진행되는 호흡곤란으로 내원하였다. 동네 병원의 의사가 청진 후 천식이 의식된다면, 천식 흡입제를 처방해 주었지만 호전이 없었다고 하였다. Chest X-ray와 flow-volume curve의 결과는 아래와 같았다.

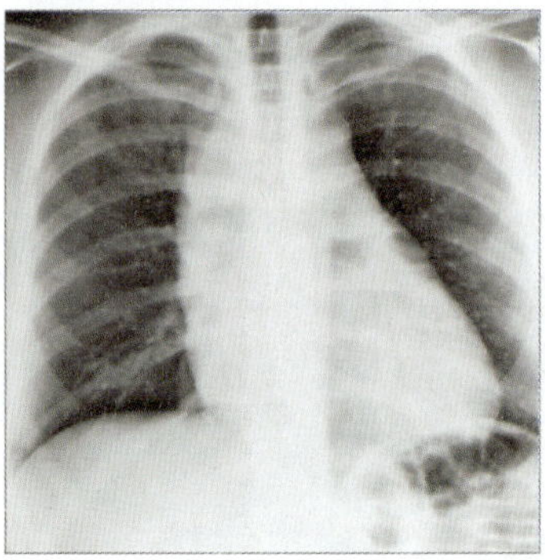

1) 어떤 소견이 보이는가?

Chest PA상 심장과 trachea 부위의 mass가 관찰됩니다. 이 mass는 심장의 경계를 모호하게 하는 반면, trachea의 경계는 침범하지 않습니다. 이는 mass가 심장과 접해 있음을 시사합니다(anterior mediastinal mass).

2) 환자에서 flow-volume curve를 측정한 결과는 아래와 같다. 환자의 flow-volume curve를 해석하시오.

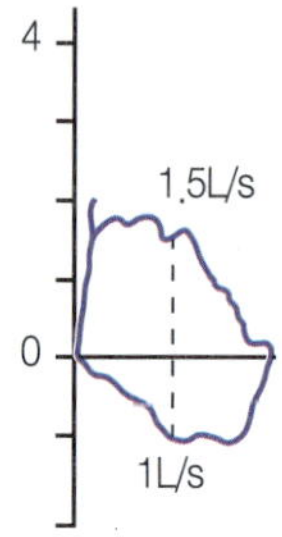

Flow-volume curve의 MIF_{50}/MEF_{50} ratio는 약 1.5로 variable extrathoracic obstruction을 시사합니다.

3) 보다 자세한 검사를 위해 chest CT를 시행하였다. Flow-volume curve에서는 extrathoracic obstruction을 시사했지만 CT에서는 아래 그림과 같이 intrathoracic obstruction이 발견되었다. 왜 이런 상반된 검사결과가 발생했는지 설명하시오.

Flow-volume curve는 단지 obstruction의 존재만을 시사할 뿐 obstruction의 정도나 위치를 정확히 반영하지는 못합니다. 따라서 obstruction의 정도와 위치를 정확히 파악하려면 CT나 bronchoscpy등을 실시해야 합니다.

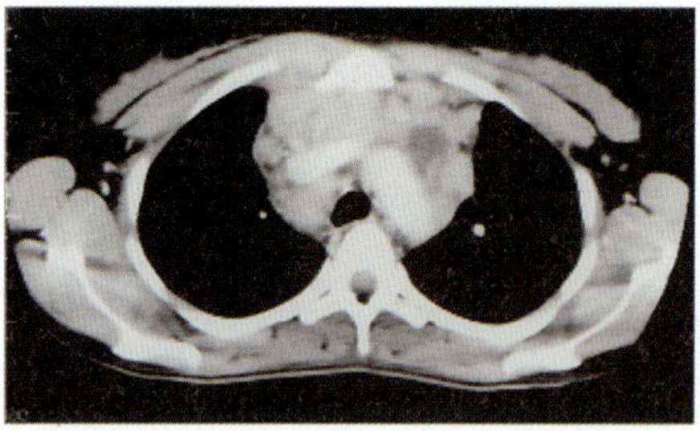

Q5) 20세 여자환자가 목의 mass로 내원하였다. 갑상선 초음파를 통한 biopsy에서 papillary carcinoma가 진단되어 total thyroidectomy를 받았다. 수술 몇 개월 후 환자는 약 2주정도 지속되는 호흡곤란으로 내원하였다. 청진을 하지 않고도 stridor를 들을 수 있었다. Chest X-ray상에서 left lower lobe의 atelectasis가 보였다. 환자의 flow-volume curve는 아래 그림과 같았다.

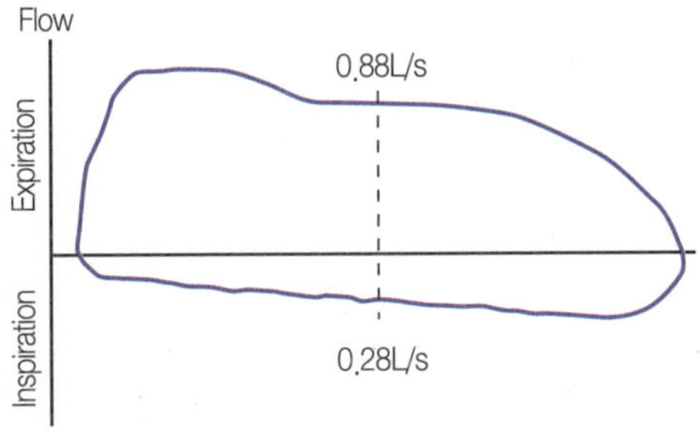

1) 환자의 flow-volume curve를 해석하면?

① Fixed pattern　② Extrathoracic obstruction

③ Intrathoracic obstruction　④ Small airway obstruction

풀이 Flow-volume curve가 납작한 형태라는 것만 보고 fixed type이라고 판단하면 안됩니다. 정확한 해석을 위해 MIF_{50}/MEF_{50}을 구해봅시다. MEF_{50}/MIF_{50} = 0.88/0.28 = 3.14 > 1로 extrathoracic obstruction을 시사합니다. 특히 bilateral vocal cord paralysis에서는 MEF_{50}/MIF_{50}가 2를 초과하는 큰 값을 갖는데 환자의 경우 갑상선 수출 후유증으로 bilateral vocal cord paralysis가 생긴 것을 짐작할 수 있습니다.

2) 환자를 이비인후과에 보내 후두경을 실시하였다. Vocal cord의 틈이 좁아져 있었다. 진단(①)과 치료(②)는?

풀이 진단은 성대마비입니다. Lateralization of vocal cord를 시행해 좁아진 틈을 넓혀줘야 합니다.

▶ 정답 문제 1): ② 문제 2): ① 성대마비, ② Lateralization of vocal cord

Q6) 70갑년의 smoking history를 가진 70세 남자 환자가 최근 3개월간 진행되는 호흡곤란으로 내원하였다. 환자의 flow-volume curve는 아래 그림과 같다.

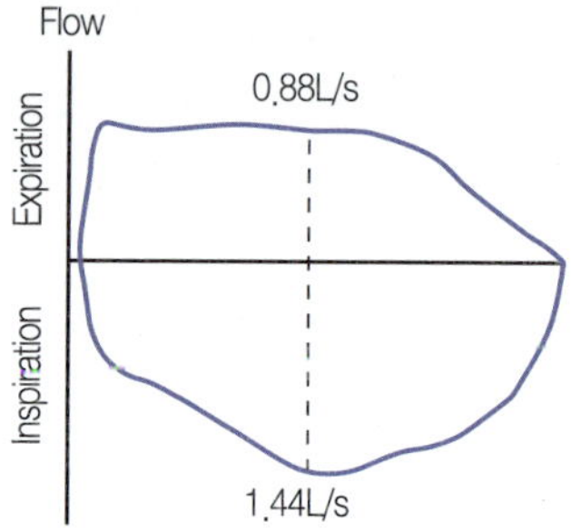

1) Flow-volume curve를 해석하시오.

풀이 $MEF_{50}/MIF_{50} = 0.88/1.44 = 0.611 < 1$입니다. 따라서 intrathoracic obstruction이 의심됩니다.

2) 환자의 chest X-ray는 아래와 같았다. 진단은?

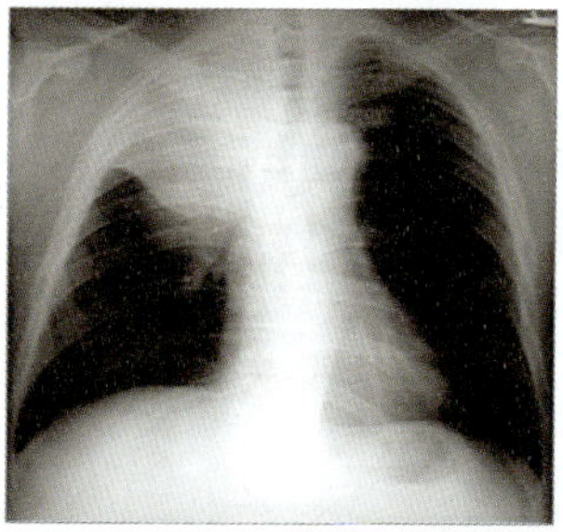

풀이 Chest x-ray에서는 inverted S sign이 보입니다. Inverted S sign은 기관지의 종양에 의해 기도가 폐쇄되어 발생합니다.

Q7) Small airway의 obstruction을 반영하는 지표에는 어떤 것들이 있을까요?

A) Maximal mid-expiratory flow rate(MMEFR, $FEF_{25-75\%}$), closing volume, dynamic lung compliance, volume of isoflow 등이 있습니다.

▶ 정답 문제 1): Intrathoracic obstruction 문제 2): Lung cancer

(4) MMEFR, $FEF_{25\text{-}75\%}$

MMEFR(mean maximal expiratory flow fate)는 최대 노력성 호기 곡선의 25% VC와 75% VC 사이의 기울기로 small airway를 반영하지만 재현성이 좋지 않다는 단점을 가지고 있습니다.

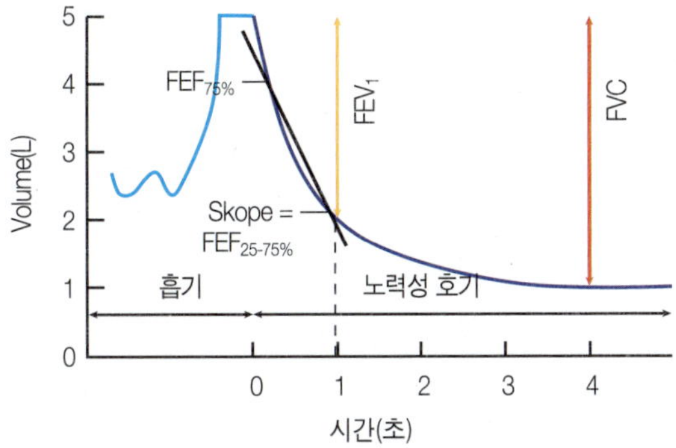

(5) Volume of isoflow(Low density flow-volume curve)

Low density flow-volume curve는 room air와 밀도가 낮은 혼합가스(80% He, 20% O_2)를 이용해 forced expiatory flow를 시행해 얻은 두 개의 flow-volume curve를 비교하는 검사로 Small airway의 폐쇄 진단에 이용됩니다.

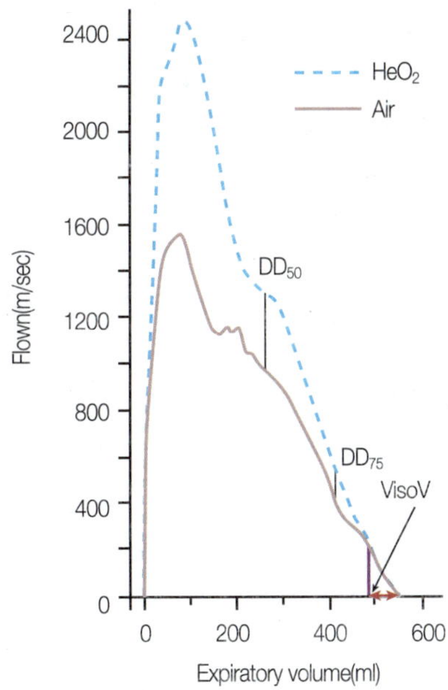

그림 5-21. Volume of isoflow

1 원리(표 5-2)

① **Airway를 제한하는 기도의 위치와 flow 종류**

기도는 airway를 제한하는 저항으로 작용하는데, 폐 용적에 따라 이 역할을 하는 기도의 위치가 변합니다. 호기 초기(large lung volume)에 공기의 흐름을 제한하는 부위는 central large airway이고 호기 말기(small lung volume)에 제한하는 부위

표 5-2. 호기에 따른 여러지표들의 변화

	호기의 초기	호기 말기
Lung volume	Large	Small
공기 흐름의 제한	Central large airway	Small airway
Flow	Turbulence flow	Laminar flow
HeO_2를 이용한 호기시 flow	증가	변화 없음

는 small airway입니다.

그런데 1부 청진의 원리에서 공부했듯이 central large airway에서는 turbulence flow가 발생하고 small airway에서는 laminar flow가 발생합니다.

따라서 우리는 central large airway가 공기의 흐름을 제한하는 호기 초기(large lung volume)에는 turbulence flow가 발생하고, small airway가 공기의 흐름을 제한하는 호기말에는 laminar flow가 발생하는 것을 알 수 있습니다(표 5-2).

② 기체의 밀도가 flow에 미치는 영향

기체의 밀도가 감소하면 airway의 turbulence가 감소합니다. 따라서 HeO_2와 같이 공기보다 낮은 밀도를 가진 기체를 이용해 호기를 시행하면 turbulence가 감소해 central large airway의 저항이 감소하고 호기 초기의 flow는 증가하게 됩니다.

반면 기체의 밀도가 낮아져도 laminar flow는 거의 영향을 받지 않으므로 small airway의 저항과 호기 말기의 flow는 변하지 않습니다.

③ Volume of isoflow

Room air를 이용한 flow-volume curve와 HeO_2를 이용한 low density flow-volume curse를 비교해 봅시다(그림 5-21).

호기 초기에는 HeO_2를 이용한 그래프(점선)에서 flow의 증가가 두드러집니다. 하지만 폐 용적이 감소하면서 small airway에 저항이 존재하는 용적에 도달하면 flow 증가가 사라지고 두 그래프가 일치하게 되는데, 이렇게 두 그래프가 일치하기 시작하는 volume을 volume of isoflow라고 합니다.

만약 small airway의 폐쇄가 존재하면 laminar flow가 더 빨리 발생하게 되어 volume of isoflow 더 큰 폐용적에서 일어나게 됩니다.

(6) Closing volume

1 Closing volume이란?

폐의 lower portion은 upper portion보다 더 많은 ventilation(volume 변화가 큼)이 일어나기 때문에 lower portion의 airway는 upper portion의 airway보다 더 역동적입니다(6장 V/Qmismatch와 shunt 참고).

TLC에서 RV까지 호기를 실시하면 ventilation이 더 많은 lower portion이 더 많은 gas를 내보내므로 upper portion보다 먼저 폐쇄가 일어나는데, lower portion의 airway가 폐쇄하는 lung volume을 closing volume이라고 합니다.

2 해석

정상인에서는 호기시 FRC에 도달할 때까지 low portion의 airway가 닫히지 않습니다(FRC>CV). 하지만 small airway의 obstruction(e.g. COPD)이 발생하면 FRC에 도달하기 전에 lower portion의 airway가 일찍 닫혀 upper portion의 airway까지 동원되야만 FRC에 도달할 수 있습니다(CV>FRC).

즉, small airway obstruction이 발생하면 정상 호기시에는 들이지 않아도 되는 노력이 필요하게 됩니다.

3 Closing volume의 측정방법

① 측정방법

a. 100% 산소를 TLC까지 1회 흡입합니다.
b. 서서히 호기를 시킵니다.
c. 구강의 N_2의 농도를 측정합니다.
d. 마지막에 갑자기 N_2의 농도가 증가하는 phase 4가 시작되는 지점을 기록합니다.

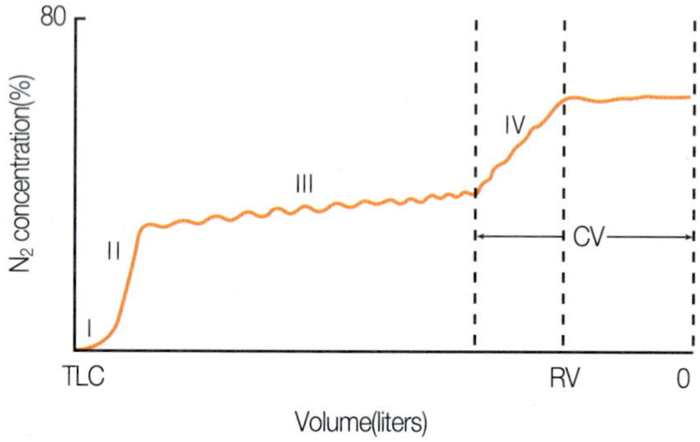

그림 5-22. Closing volume

② **원리**

100% 산소를 TLC까지 들어 마셨을 때, 대부분의 산소는 역동적인 폐의 lower portion으로 이동하므로 폐 하부는 산소로 희석되어 질소의 농도가 낮아지는 반면, 폐 상부의 질소농도는 거의 변화하지 않습니다.

만일 호기를 실시하면 lower portion의 기체가 먼저 배출되므로 질소의 농도가 낮지만, lower portion의 airway가 폐쇄되는 순간(즉 closing volume에 다다르면) 질소 농도가 높은 upper portion의 기체가 배출되어 갑자기 질소 농도가 증가하게 됩니다(그림 5-22IV). 이때의 volume을 close volume이라고 합니다.

(7) Dynamic lung compliance

정상인에서는 호흡이 지속되어도 dynamic compliance가 변하지 않으며, static compliance와도 일치합니다. 하지만 obstructive lung disease를 가진 환자에서는 호흡이 지속될수록 dynamic compliance가 감소하는 특징을 가집니다. 이는 호흡이 빨라지면 obstruction이 있는 폐의 일부에서 공기의 출입이 제한되어 lung volume의 변화가 작아지기 때문입니다.

참고문헌

1. Mead J. Posture and trachea Melissinos CG,. Maximum expiratory flow changes induced by longitudinal tension on trachea in normal subjects. J Appl Physiol 1977; 43: 537-544.

2. V. Brusasco, R. Crapo and G. Viegi. Interpretative stratigies for lung function tests. Eur Respir J 2005; 26: 948-968.

3. J. C. Acres, M. H. Kryger. Clinical significance of pulmonary function tests : Upper airway obstruction. Chest 1981; 80: 207-211.

4. C. T. Bolliger, J. Sopko, P. Maurer, M. Soler and A. P. Perruchoud. The flow-volume loop in bilateral vocal cord paralysis. Chest 1993; 104: 1302-1304.

5. 대한결핵 및 호흡기학회. 호흡기학, 군자출판사 2004.

6. V/Q mismatch와 shunt

저산소혈증을 일으키는 흔한 4가지 원인은 1) Low F_IO_2, 2) Hypoventilation, 3) V/Q mismatch, 4) shunt 입니다. 이 중 V/Q mismatch와 shunt는 hypoxemia의 주요 기전이므로 한 chapter를 할애하여 다룹니다.

1) V/Q mismatch와 shunt 그리고 dead space의 정의

폐포단위에서 기체교환이 적절히 일어나려면 적정량의 환기량(Ventilation, V)과 관류량(perfusion, Q)이 존재해야 합니다. 이상적인 환기량과 관류량의 비(V/Q ration)는 1로 폐포단위에 동량의 환기량과 관류량이 존재할 때 기체교환이 가장 잘 일어나게 됩니다.

만약 상대적으로 환기량이나 관류량이 감소하게 되어 V/Q ratio가 1에서 멀어지게 되면 기체교환이 적절하게 이루어지지 않아 저산소혈증이 발생하게 되는데 이를 V/Q mismatch라고 합니다.

V/Q mismatch를 쉽게 이해하기 위해 기체교환이 전혀 이루어지지 않는 두 극단적인 상황(관류량이 없거나 환기량이 없는)을 설정해 봅시다.

(1) Perfusion이 존재하지 않는 경우(V/Q = ∞, Dead space)

관류가 없는 상태를 dead space라고 합니다(그림 6-1). 만약 미세하게 나마 이 곳을 통과하는 혈류가 존재한다면 관류에 비해 많은 기체 교환이 일어나므로 이 곳을 통과하는 혈액의 PO_2는 증가하고 PCO_2는 감소하게 됩니다. 정상인에서도 dead space가 존재하는데 총 환기량의 약 33%에 해당합니다.

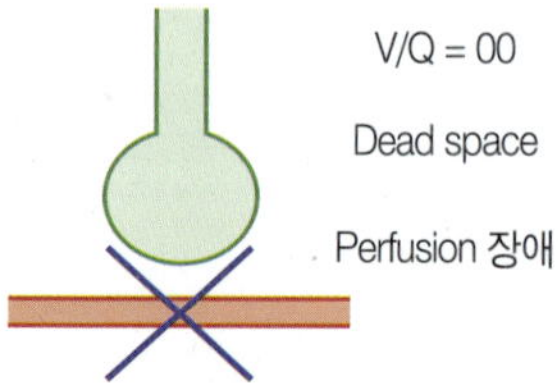

그림 6-1. Dead space

1 Dead space의 종류

Dead space에는 anatomical dead space와 functional dead space가 존재합니다.

Anatomical dead space는 단순히 공기를 전달하기만 하는 기도(코, 기관, 기관지, 세기관지)의 용적입니다. Functional dead space는 폐포의 이상으로 기체 교환이 일어나지 않는 폐포의 용적입니다. 기체교환이 일어나지 않는 폐의 전체용적은 이 둘의 합으로 physiologic dead space라고 합니다.

2 Dead space 구하기

Dead space는 식(1)의 공식으로 구할 수 있습니다. 식 유도는 더 알고 싶은 사람만(6)에서 다루도록 하겠습니다.

$$V_D/V_T = (PaCO_2 - P_ECO_2) \,/\, PaCO_2 \quad \cdots\cdots\cdots\cdots\cdots \text{식 (1)}$$

3 Dead space를 유발하는 질환들

심한 emphysema와 과도한 PEEP을 적용하면 폐모세혈관이 collapse되어 dead space가 발생하고, low cardiac output에서는 pulmonary perfusion이 감소해 dead space가 발생합니다.

문제

1. 일회 호흡량(tidal volume) 600ml인 사람의 호기말 탄산가스 분압 30mmHg, 동맥혈 탄산 가스 분압 40mmHg이었다. 생리적 사강의 용적은? (KMLE 01')

1) 100ml 2) 150ml 3) 200ml 4) 250ml 5) 300ml

풀이 $V_D/V_T=(PaCO_2-P_ECO_2)/PaCO_2$이므로 $V_D= T_V \times (PaCO_2-P_ECO_2)/PaCO_2$ 입니다. 따라서 dead space=600×(40−30)/40=150ml입니다.

▶ 정답 문제 1: 2)

(2) Ventilation이 존재하지 않는 경우(V/Q = 0, shunt)

환기가 전혀 존재하지 않은 상태를 shunt라고 합니다(그림 6-2). Ventilation이 존재하지 않으므로 정맥혈은 산소를 전혀 공급받지 못하고, 이산화 탄소를 배출하지 못하게 되어 이 부위를 지나는 혈액의 PO_2는 감소하고 PCO_2는 증가하게 됩니다.

Shunt의 예로는 VSD, ASD등이 있습니다. 이들 질환에서는 정맥혈이 폐순환을 거치지 않고 체순환으로 가기 때문에 산소화의 장애가 발생합니다. 정상인에서도 정맥혈이 폐순환을 거치지 않고 좌심실로 들어가는 shunt가 있는데, 기관지정맥, thebesian 정맥, 그리고 흉막정맥을 통해 일어납니다. 정상인에서 shunt는 약 3%입니다.

참고 shunt는 지름길(단락)이라는 뜻을 가집니다.

1 Shunt fraction 구하기

단락의 양은 아래와 같은 공식으로 구할 수 있습니다. 식 유도는 더 알고 싶은 사람만(6)에서 다루도록 하겠습니다.

$$Qs/Qt = (CcO_2 - CaO_2)/(CcO_2 - CvO_2)$$

2 Shunt를 일으키는 질환들

Shunt는 aeration이 되지 않는 곳에 blood flow가 지나가기 때문에 발생하게 됩니다. Aeration에 장애를 일으키는 질환들은 표 6-1과 같습니다.

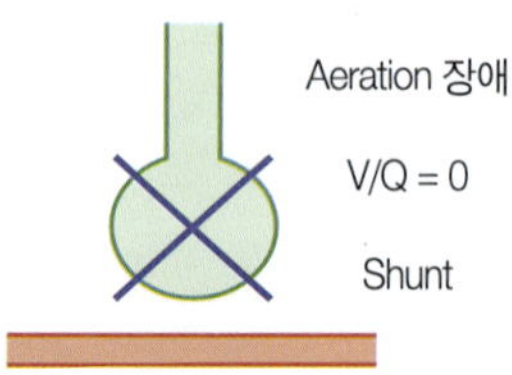

그림 6-2. Shunt

표 6-1. Shunt에 의해 발생하는 질환들

	예	기전
Atelectasis	Atelectasis	폐포가 쪼그라들어서 aeration이 되지 않습니다
Intraalveolar filling	Pneumonia Pulmonary edema (ALI, ARDS)	Pneumonia나 pulmonary edema(ALI, ARDS)와 같은 질환에서는 aeration되어야 할 자리를 exudate나 transudate가 대신하고 있어서 aeration의 장애가 발생합니다.
Intracardiac shunt	ASD, VSD	ASD, VSD와 같은 상황입니다. 폐를 거치지도 않고 곧바로 정맥혈이 동맥혈로 이동합니다.
Vascular shunt within lung	Osler-Rendu-Weber syndrome, 간경화	

(3) V/Q mismatch

V/Q ratio가 1에서 멀어져 V/Q mismatch가 발생하면 기체교환의 장애가 발생해 저산소혈증이 발생합니다. V/Q mismatch가 발생한 폐에는 V/Q < 1(shunt like)인 폐단위들과 V/Q > 1(dead space like)인 폐단위들이 혼합되어 있습니다.

1 정상인의 V/Q ratio

정상인의 V/Q ratio는 거의 1(약 0.8)입니다. 하지만 폐단위를 국소적으로 살펴보았을 때에는 V/Q mismatch가 존재합니다. 이는 폐 단위의 위치에 따라 ventilation과 perfusion양이 달라지기 때문입니다.

① 폐 하엽의 V/Q mismatch

중력의 영향으로 perfusion(blood flow)과 ventilation(aeration)은 모두 폐의 하엽으로 더 많이 이동하는데, 폐하엽으로 이동하는 perfusion이 ventilation보다 더 많습니다. 따라서 폐 하엽의 V/Q ratio는 감소하고(<1), shunt와 비슷한 특성을 갖습니다(PaO_2↓, $PaCO_2$↑).

② 폐 상엽의 V/Q mismatch

상엽(apex)에서는 하엽과는 반대로 ventilation이 감소하고 perfusion은 더 많이 감소합니다. 따라서 V/Q ratio는 증가(>1)합니다. 폐 상엽의 V/Q ratio는 증가하고(>1), dead space와 비슷한 특성을 갖습니다(PaO_2↑, $PaCO_2$↓).

정리

1. V/Q mismatch는 저산소증의 중요한 원인임

2. 정상인에서의 V/Q ratio

1) 전체적으로는 거의 1이다.

2) 국소적으로는 V/Q mismatch가 존재한다.

3. 폐 하엽의 V/Q ratio

V(▲) / Q (▲▲) = ▼(감소) 〈 1

Shunt와 비슷(PaO_2 ↓, $PaCO_2$ ↑)

4. 폐 상엽의 V/Q ratio

V(▲) / Q (▲▲) = ▼(감소) 1

Dead space와 비슷(PaO_2 ↑, $PaCO_2$ ↓)

위치	기전	V/Q ratio
Apex	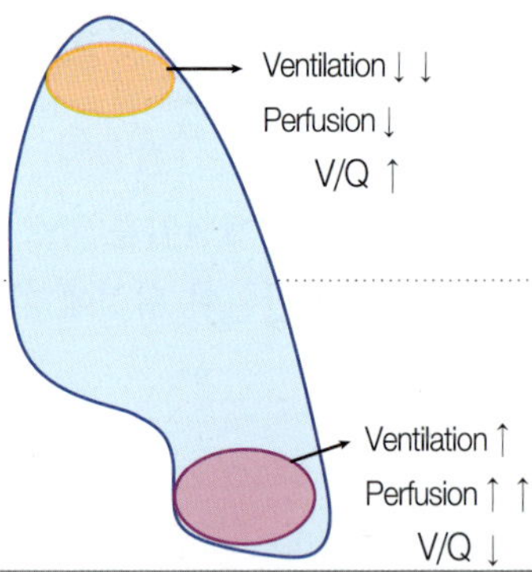	1) V/Q > 1(약 2.5) 2) Dead space와 비슷 3) $PaCO_2$ ↓, PaO_2 ↑
Base		1) V/Q > 1(약 0.6) 2) Shunt와 비슷 3) $PaCO_2$ ↑, PaO_2 ↓

그림 6-3. 폐 위치에 따른 V/Q mismatch

쉽게 외우기

폐 상(上)엽: V/Q가 증가(上), 죽어서 하늘(上)로 올라가니 dead space

폐 하(下)엽: V/Q가 감소(下)

2 V/Q mismatching와 Hypoxemia

V/Q mismatch는 왜 hypoxemia를 유발할까요? V/Q mismatch가 발생하면 폐에는 다수의 V/Q>1일 폐포단위들과 V/Q<1인 폐포단위들이 생기게 됩니다. V/Q<1인 폐포단위들은 ventilation장애 때문에, perfusion이 존재해도 산소를 공급받지 못해 PaO_2와 동맥혈산소량(CaO_2)은 감소합니다.

반면 V/Q>1인 폐포단위들은 더 많은 산소를 공급받지만, V/Q<1인 폐포단위에서 발생한 동맥혈 산소량의 감소를 보상하지 못합니다. 이는 V/Q<1인 폐포단위를 지나는 혈액의 PO_2는 증가하지만, 혈류량의 감소로 인해 운반되는 산소의 총량은 V/Q<1인 폐포단위에서 발생한 저산소혈증을 교정할 만큼 충분하지 못하기 때문입니다.

쉽게 설명하기 위해 예를 들어봅시다. 어떤 카드(Q)가 어떤 물건(V)을 1개씩 운반한다고 합시다(V/Q=1). 카트가 6개가 있다면 카트는 총 6개 물건을 운반하게 됩니다.

그런데 그림 6-4와 같이 카트(Q) 2개로 물건(V)을 3개를 싣고(V/Q>1), 카트 4개로 물건을 2개를 싣게 되면(V/Q<1) 총 운반할 수 있는 물건은 5개로 카드 1개당 물건 1개를 실을 때(V/Q=1)보다 물건을 적게 운반하게 됩니다(그림 6-4).

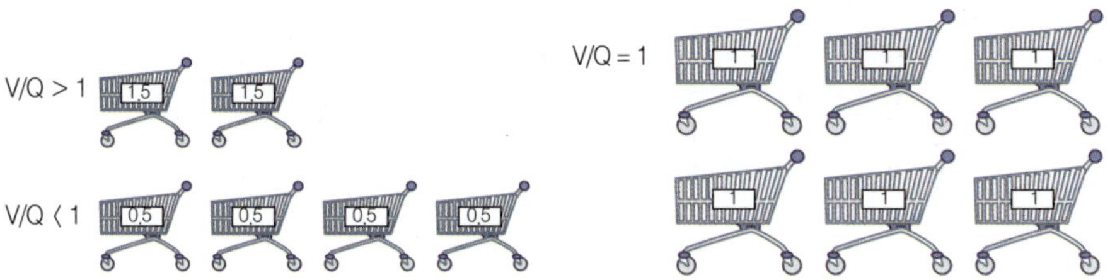

그림 6-4. V/Q mismath에서 저산소혈증이 발생하는 기전

(4) V/Q mismatch를 일으키는 질환들

V/Q mismatch를 일으킬 수 있는 질환들은 표 6-2와 같습니다.

표 6-2. V/Q mismatch를 일으키는 질환들

Airway disease(Asthma, COPD)
Interstitial lung disease(ILD)
Alveolar disease(폐렴)
Pulmonary vascular disease(폐색전증)

(5) V/Q mismatch와 shunt와의 차이점

V/Q mismatch(V/Q<1과 V/Q>1의 혼합)와 Shun와의 중요한 차이점은 산소 공급에 대한 반응입니다. 산소를 공급했을 때 V/Q mismatch에 의한 저산소증에서는 PaO_2가 증가하지만 shunt에 의한 저산소증에서는 PaO_2의 증가가 일어나지 않습니다.

V/Q mismtach에 의 경우 산소공급시 V/Q<1인 폐단위를 통한 산소이동이 증가하여 PaO_2가 증가합니다(그림 6-5).

하지만 shunt의 경우에는 산소를 공급해도 V=0 이기 때문에 폐포를 통한 산소이동이 일어나지 않으므로 PaO_2는 증가하지 않습니다.

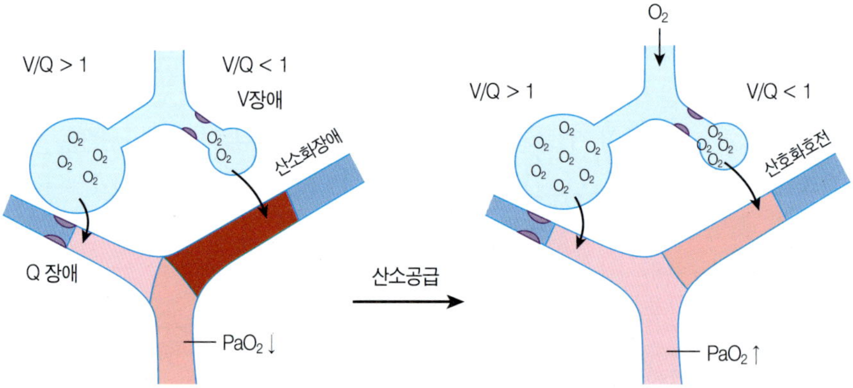

그림 6-5. V/Q mismatch와 산소공급

참고

V/Q mismatch이 주된 기전이었던 폐 질환이 진행되면 대부분의 폐 부위가 V/Q < 1인 shunt로 변하게 됩니다. Shunt로 진행이 되면 더 이상 산소에 반응을 하지 않습니다.

(6) V/Q mismatch와 intrapulmonary shunt에 의한 저산소혈증의 치료(표 6-3)

V/Q mismatch는 산소공급으로 저산소증이 호전되지만 intrapulmonary shunt의 경우 산소 공급만으로 호전이 되지 않습니다. Intrapulmonary shunt의 경우 alveoli가 collapse되어 산소를 공급해도 capillaries가 산소를 받을 수 없습니다. 따라서 intrapulmonary shunt의 경우에는 alveoli들이 collapse되지 못하게 해야 합니다. 그

표 6-3. Shunt와 dead space

V/Q ratio	0	무한대(∞)	0~∞
의미	Shunt	Dead space	V/Q mismatch
	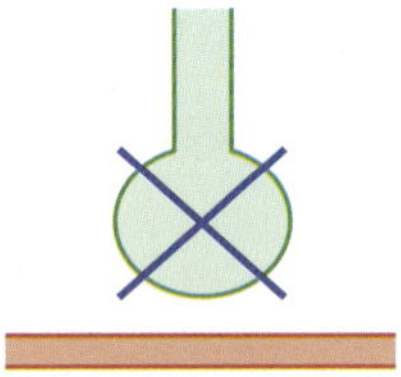	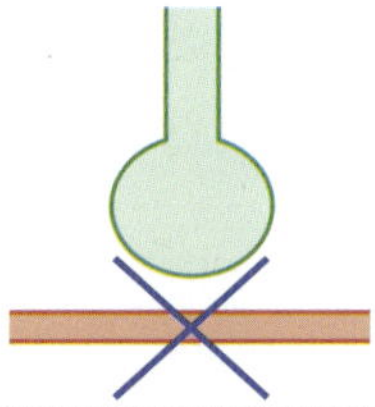	V/Q < 1과 V/Q > 1인 폐포단위들의 혼재
기체 교환	PaO_2 감소 PaO_2 증가	$PaCO_2$ 증가 $PaCO_2$ 감소	$PaCO_2$ 감소 $PaCO_2$ 정상
예	Alveolar collapse Intraalveolar filling (pneumonia, pulmonary edema) Intracardiac shunt Vascular shunt within lung	Emphysema Low cardiac ouput 과도한 PEEP	Ashma COPD 등
전산소증의 치료법	PEEP과 산소공급	원인질환치료	산소공급

럼 어떻게 alveoli가 collapse되지 않게 할까요? 바로 호기 말에 alveoli가 쪼그라들지 않도록 양압을 공급해 주면 됩니다. 이를 PEEP(positive end expiratory pressure)이라고 합니다.

V/Q mismatch를 치료하기 위해서는 산소 공급이 필요하고, intrapulmonary shunt를 치료하기 위해서는 PEEP이 필요하다는 것은 반드시 기억해야 합니다.

더 알고 싶은 사람만(6)

Q1) Dead space 구하는 공식을 유도하세요.

A) 어떤 사람의 tidal volume을 V_T, dead space를 V_D, 기체교환이 일어나는 총 alveoli의 부피를 V_A, 호기시 이산화탄소압을 P_ECO_2, alveoli의 이산화탄소압을 $PaCO_2$, 동맥혈 산소압을 $PaCO_2$라고 합니다.

Tidal volume은 dead space와 가스교환이 일어나는 부피(V_A)의 합이므로 아래와 같은 식(1)이 성립합니다.

$$V_T = V_D + V_A \cdots\cdots\cdots\cdots\cdots\cdots \text{식 (1)}$$

흡기시 이산화탄소의 분압은 무시할 정도로 낮기 때문에, 호기 시 측정되는 이산화탄소는 모두 폐포에서 나올 것이라고 가정합니다.

날숨의 총 부피는 V_T이고 이산화탄소 분압은 P_ECO_2입니다.

들숨 중 기체교환이 일어나는 부위의 기체의 부피는 V_A이고 이산화탄소 분압은 P_ACO_2입니다.

밀폐된 공간에서 기체의 분압은 부피에 반비례하므로, 식 (2)가 성립합니다(그림 6-6).

$$V_A/V_T = P_ECO_2 / P_ACO_2 \cdots\cdots\cdots\cdots\cdots \text{식 (2)}$$

식 (1)을 식 (2)에 대입을 하면, 아래 식(3)과 같고

$$(V_T - V_D)/ V_T = P_ECO_2/ P_ACO_2$$

$$(V_T - V_D) \times P_ACO_2 = V_T \times P_ECO_2 \cdots\cdots\cdots\cdots \text{식 (3)}$$

식(3)을 정리하면 식 (4)가 성립합니다.

$$V_D = (P_ACO_2 - P_ECO_2) / P_ACO_2) \cdots\cdots\cdots\cdots \text{식 (4)}$$

그런데 $P_ACO_2 = PaCO_2$이므로

$V_D = (PaCO_2 - P_ECO_2)/PaCO_2)$입니다.

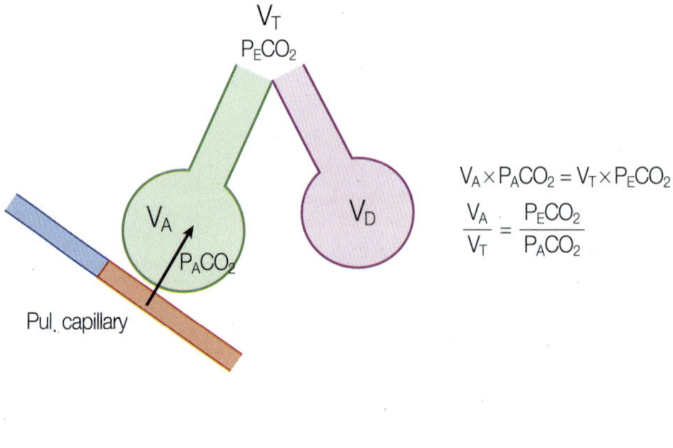

그림 6-6. Dead space

Q2) Shunt를 구하는 공식을 유도하세요.

A) 조직에 산소를 공급한 혈액(정맥혈)의 일부는 정상적인 폐순환을 통해 다시 산소를 공급받지만, 일부는 shunt를 일으켜 산소를 공급받지 못한다고 가정합시다. 동맥혈은 이 두 혈액이 섞여 만들어집니다(그림 6-7).

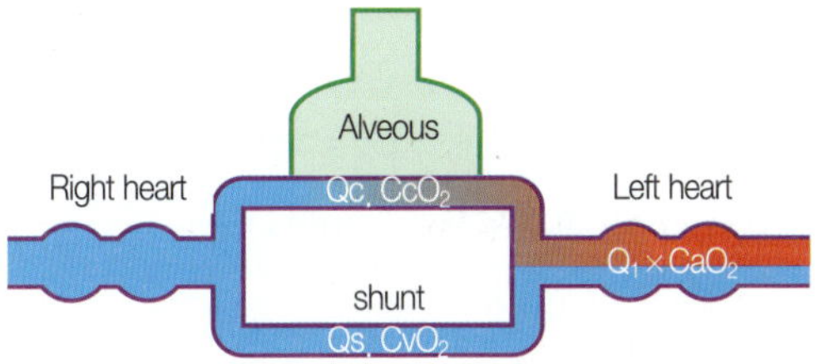

$$Qc \times CcO_2 + Qs \times CvO_2 = Q_T \times CaO_2$$
$$Qs \times CvO_2 = Q_T$$

그림 6-7. Shunt

(7) 폐순환을 통해 공급받는 총 산소의 양

정상적으로 폐순환을 통해 공급되는 혈류량을 Qc라고 하고 pulmonary capillary의 O_2 content를 CcO_2라고 하면 폐순환을 통해 공급되는 산소의 총량은 $Qc \times CcO_2$입니다.

(8) Shunt를 통해 공급받는 총 산소의 양

Shunt를 일으키는 혈액은 mixed venous O_2 conent(CvO_2)를 그대로 가집니다. shunt를 일으키는 혈류량을 Qs라고 하면 shunt의 총 산소량은 $Qs \times CvO_2$입니다.

(9) 동맥혈의 총 산소의 양

동맥혈량을 Q_T, 동맥혈 산소량을 $CaCO_2$라고 하면 동맥혈의 총 산소의 양은 $Q_T \times CaO_2$입니다.

동맥혈 총 산소의 양은 1) + 2)이므로, 식 (1)이 성립합니다.

$$Q_T \times CaO_2 = Qc \times CcO_2 + Qs \times CvO_2 \quad \cdots\cdots\cdots\cdots\cdots \text{식 (1)}$$

그런데 $Q_T = Qs + Qc$ 이므로,

$Q_T \times CaO_2 = (Q_T - Qs) \times CcO_2 + Qs \times CvO_2$ 이고

이를 정리하면

$Q_T (CcO_2 - CaO_2) = Qs(CcO_2 - CvO_2)$

$Qs/Q_T = (CcO_2 - CaO_2) / (CcO_2 - CvO_2)$ 입니다.

주의해야 할 점은 pulmonary capillary의 CcO_2를 직접 구할 수 없다는 점입니다. CcO_2를 직적 구하지 못하므로 pure oxygen을 공급하여 100% saturation시킨 동맥혈을 이용해 대신 이용합니다.

참고 문헌

1. Paul L. Marino. The ICU Book 3/e. Lippincott Williams & Wilkins 2007; 367-371.
2. Linda S. Costanzo. Physiology 3/e. Elsevier 2007; 218-223.

3부 산소와 이산화 탄소의 장애

산염기 장애와 더불어 산소와 이산화탄소 장애는 학생들이 가장 어려워하는 분야입니다. 산염기 장애는 신장학에서 산소와 이산화탄소 장애는 호흡기학에서 주로 다루지만 이 둘은 항상 함께 고려해서 해석해야만 합니다. 조직의 산소화 장애는 대사성 산증을 유발하고, 보상적으로 이산화탄소의 배설을 촉진하듯이 산염기증과 산소와 이산화탄소 장애는 밀접한 연관을 갖기 때문입니다.

이미 산염기 장애는 쏙쏙 들어오는 산염기와 전해질 강의에서 다루었기 때문에, 이 책에서는 산소와 이산화탄소 장애만을 다루지만 동맥혈 가스 분석을 정확히 하기 위해서는 이 둘을 함께 해석해야 한다는 점을 다시 한번 강조하고 싶습니다.

1. 호흡의 조절

1) 호흡의 조절

호흡 중추는 호흡을 변화시킬 수 있는 여러 자극을 종합하여 호흡을 조절합니다. 호흡에 영향을 주는 주요 자극에는 pH, O_2, CO_2 concentration 등이 있습니다. 이들 자극은 central 또는 peripheral chemoreceptor를 통해 호흡중추로 전달됩니다.

정리

자극(pH, O_2, CO_2의 변화) → Central or peripheral chemoreceptor → 호흡중추 → 호흡조절

(1) Central chemoreceptor

Brain stem에 존재하는 호흡중추(respiratory center) 근처에는 central chemoreceptor가 존재하는데, 이 receptor는 CSF의 pH의 변화를 호흡중추에 직접적으로 전달합니다.

CSF의 pH를 변화시키는 가장 중요한 요인은 $PaCO_2$입니다. 체내에 CO_2가 증가하면, CO_2는 BBB(blood-brain barrier)를 통과하여 CSF로 이동을 합니다. CSF로 이동한 CO_2는 H_2O와 반응하여 H^+와 HCO_3^-를 만드는데, 이때 형성된 H^+가 central chemoreceptor를 자극하여 환기를 증가시킵니다.

(2) Peripheral chemoreceptor

Aortic arch와 common carotid artery 주변에는 각각 aortic body와 carotid body라는 peripheral chemoreceptor가 존재합니다. 이네들은 동맥혈의 O_2, CO_2, pH의 변화를 감지하여 glossopharyngeal(CN IX) nerve와 vagus nerve(CN X)를 통해 호흡중추로 신호를 보냅니다.

위 3가지 인자들 중에 peripheral chemoreceptor를 가장 많이 활성화 시키는 인자는 O_2입니다. 그런데 반드시 기억해야 할 점은 PaO_2는 60mmHg 이하로 감소할 때에만 receptor를 활성화시킨다는 것입니다. Hb의 O_2 saturation이 60mHg의 PO_2를 기준으로 급격히 변한다는 점을 생각해볼 때, 이런 생리학적 변화는 신기하기까지 합

니다.

$PaCO_2$의 증가도 역시 peripheral receptor를 활성화 시키지만, 다른 인자들의 변화에 비해 효과적이지 않습니다. 앞에서도 공부했듯이 CO_2의 증가는 CSF의 H^+를 증가시켜 주로 central chemoreceptor를 통해 간접적으로 인지됩니다.

한편 동맥혈의 pH 감소는 peripheral receptor 중 carotid body를 통해서만 인지되어 환기를 증가시킵니다. 이 기전을 통해 metabolic acidosis(pH)가 발생하면 호흡보상이 일어납니다.

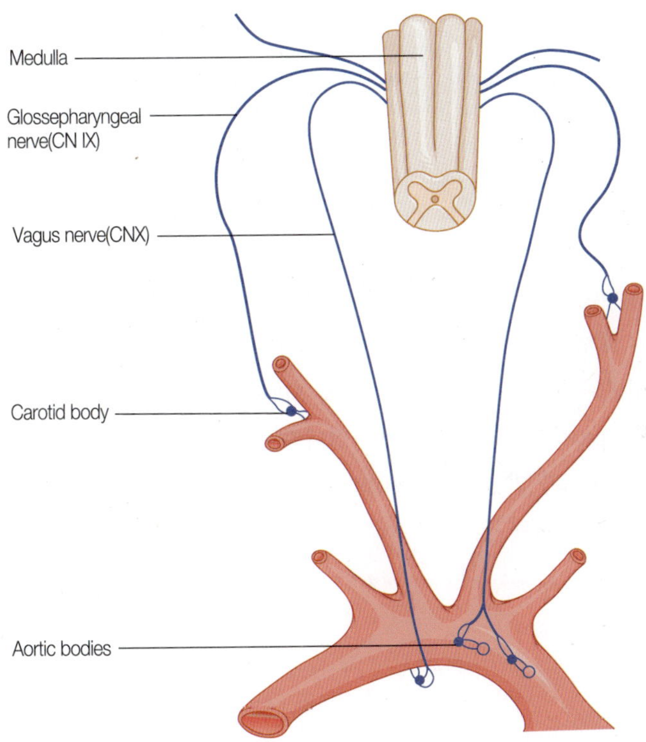

그림 1-1. Peripheral chemoreceptor(carotid body와 aortic body)를 통한 호흡조절

(3) 기타 receptors

호흡에 영향을 줄 수 있는 기타 자극에는 폐와 기도의 확장, 팔다리의 운동, 해로운 이물질, 폐간질액의 증가 등이 있습니다. 이네들은 각각 lung stretch receptor, joint and muscle receptor, irritant receptor, J(juxtacapillary) receptor에 의해 인지되고 호흡에 영향을 미칩니다.

이 중 J receptor에 대해서는 더 알고 싶은 사람만(7) 에서 다루도록 하겠습니다.

정리

CO_2 ↑ - CSF의 H^+ 증가 → central chemoreceptor → 호흡중추

PaO_2 ($<$ 60mmHg), $PaCO_2$ ↑ (미비한 효과), pH ↓ (carotid body) → peripheral receptor → 호흡중추

더 알고 싶은 사람만(7)

Q) J receptor란 무엇일까요?

A) J receptor는 폐모세혈관 근처의 폐포벽에 존재합니다. 만약 pulmonary edema에 의해 모세혈관의 premeability가 증가하게 되면 이 receptor가 활성화되는데, 활성화된 J receptor는 호흡수를 증가시킵니다. 예를 들어 left heart failure에서 pulmonary edema가 발생하면 J receptor가 활성화되어 특징적인 rapid shallow breathing이 유발됩니다.

참고문헌

1. Linda S. Costanzo. Physiology 3/e, Elsevier 2006; 223-226.

2. 산소의 생리

체내의 산소에 대해 우리는 얼마나 알고 있을까요? 대부분의 학생들이 정상인의 PaO_2가 약 100mmHg이고 P_VO_2가 약 40mmHg라는 것은 잘 알고 있습니다. 하지만 실제 혈액이 폐순환을 거치면서 1분에 얼마만큼의 산소를 공급받고, 조직에 얼마만큼을 제공하는지에 대해서는 잘 모릅니다. 더 나아가 세포 level에서 세포 내와 세포 외액의 산소 농도(혹은 분압)가 얼마나 되는지에 대해서는 한 번도 생각해 본적이 없을 것입니다.

이번 장에서는 정상인에서 일어나는 산소 대사에 대해서 공부합니다. 대기 중의 산소가 우리 몸의 세포까지 도달하는 과정이 여러분의 흥미를 끌었으면 합니다.

1) 용어의 정리

아래에 호흡기 내과학에서 주로 사용하는 용어들을 정리했습니다. P는 pressure (기압)입니다. 또한 많은 학생들이 헷갈리는 부분으로 대문자 A는 Alveoli를 의미하고, 소문자 a는 artery를 의미합니다. V는 mixed venous blood의 약자입니다. C는 content의 약자로 혈액에 녹아있는 총 기체의 양을 의미합니다. D는 delivery의 약자로 조직에 전달하는 산소의 양을 의미합니다.

① **F_IO_2**

Fraction of inspired O_2의 약자입니다. 흡입하는 기체의 산소 분압을 의미합니다.

② **P_B**

B는 barometer로 대기압을 의미합니다.

③ **P(Pressure)**

P_AO_2 = Alveolar PO_2

PaO_2 = atrial PO_2

PvO_2 = Mixed venous O_2 content

④ **CcO_2 = O_2 content in pulmonary capillary**

CaO_2 = O_2 content in arterial blood

CvO_2 = O_2 content in mixed venous

⑤ **DO_2 = Delivery O_2**

2) 산소의 이동

산소를 표현하는 방법에는 2가지가 있습니다. 하나는 pressure(mmHg)이고 다른 하나는 content(mL/dL blood)입니다.

우리가 대기에서 흡입하는 산소는 그림 2-1과 같이 대기 → airway → alveoli → pulmonary capillary → pul. vein → left heart → artery → systemic capillary → 조직 → vein → right heart → pul. artery 로 이동합니다(그림 2-1).

정상인에서 산소의 pressure와 content가 대기에서 조직으로 이동하면서 어떻게 변화하는지에 대해서 공부해 봅시다.

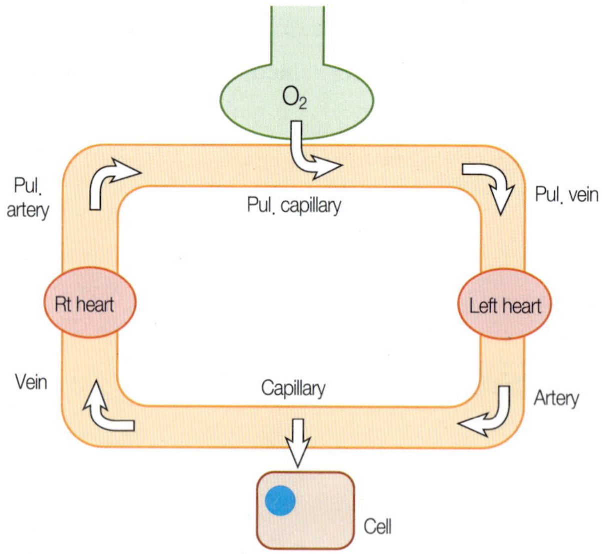

그림 2-1. **산소의 이동**

1) 산소의 pressure 변화

1 Airway의 산소 분압

대기에는 질소, 산소, 수증기가 존재합니다. 질소는 약 78%이며, 산소는 약 21%인 반면 수증기압은 날씨에 따라 0~50mmHg의 값을 가집니다. 따라서 우리가 inhalation 하는 산소압을 정확히 측정하기 위해서는 대기압에서 수증기압을 뺀 후에 산소의 fraction(F_IO_2)를 곱해야 합니다.

임상에서 정말 (A−a) DO_2를 계산하냐며 귀찮아하는 후배들을 생각해 볼 때, 날씨에 따라 변하는 수증기압을 매번 측정하는 것은 만만치 않을 일입니다. 그런데 다행히도 우리가 마시는 공기는 airway를 거치면서 거의 100% 포화가 되어 수증기압은 항상 47mmHg의 값을 갖습니다.

따라서 우리가 inhalation을 하는 산소의 분압(P_IO_2)은 아래 식 (1)과 같이 구할 수 있습니다. 이 식은 반드시 암기해야 합니다.

$$P_IO_2 = F_IO_2 \times (P_B - P_{H_2}O) \cdots\cdots \text{식 (1)}$$
$$= 0.21 \times (760 - 47) = 149.73 = 150\text{mmHg}$$

2 Alveoli의 산소 분압

이렇게 공급된 산소는 기도를 거쳐 폐의 alveoli에 도착합니다. Alveoli의 산소 분압은 식 (2)와 같습니다. 이 식을 alveolar gas equation이라고 합니다. R은 호흡상수(기체 교환 상수, Respiratory quotient)로 정상인에서 0.8입니다($F_IO_2 < 0.6$인 경우). 만약 $F_IO_2 \geq 0.6$이면 R은 1로 계산해야 합니다(고농도의 산소에서는 R의 P_AO_2에 대한 영향이 무시할 정도로 작아지므로).

$$P_AO_2 = P_IO_2 - \frac{P_AO_2}{R} \cdots\cdots \text{식 (2)}$$

3 Artery의 산소압

Pulmonary capillary의 산소 분압을 직접측정을 할 수 없기 때문에, 그림 2-2에서와 같이 동맥혈 천자를 통해 간접적으로 측정을 합니다.

정상인에서 연령에 따라 예측되는 동맥혈 산소는 표 2-1과 같고, 고령자에서는 아래 식(3)을 사용하기도 합니다. 이 식은 반드시 외워야 합니다.

$$\text{고령자의 } PaO_2 = 109 - 0.43 \times \text{age} \cdots\cdots \text{식 (3)}$$

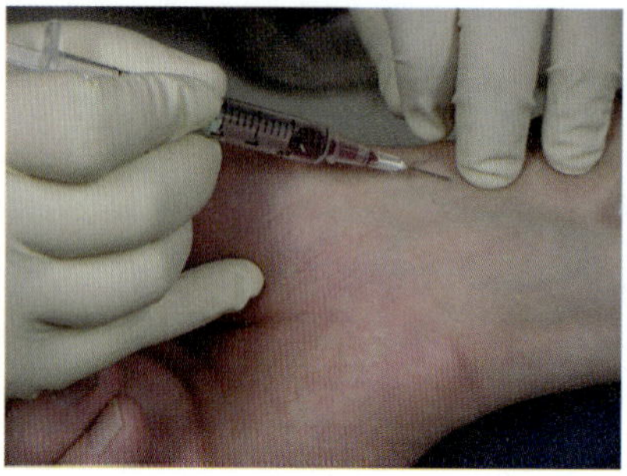

그림 2-2. radial artery에서의 동맥혈 천자

참고

식(3)의 수치들을 10, 9, 4, 3으로 외웁시다.

표 2-1. 나이에 따른 정상 동맥혈 산소분압

나이(세)	PaO_2(mmHg)	(A-a)DO_2 (mmHg)
20	84~95	4~17
30	81~92	7~21
40	78~90	10~24
50	75~87	14~27
60	72~84	17~31
70	70~81	21~34
80	67~79	25~38

4 ECF와 ICF의 산소 농도

자 이제 실제 조직주변에서의 산소 농도에 대해서 알아봅시다. ICU book 3판에서는 interstitial PO_2는 약 15mmHg이며, intracellular PO_2는 약 5mmHg라고 합니다. 하지만 Textbook of medical physiology 3rd edition에서는 interstitial PO_2는 평균적으로 40mmHg이고, intracellular PO_2는 5~40mmHg(lower animals 세포의 직접 측정에 의하면 평균 23mmHg)라고 합니다. 중요한 것은 세포가 산소를 필요로 하는 화학반응을 정상적으로 유지하기 위해 필요한 산소의 분압은 1~3mmHg로 우리의 생각보다 훨씬 적다는 점입니다.

5 Mixed venous O_2

정맥 내 평균 산소분압를 측정하려면 어디에서 측정을 해야 할까요? SVC나 right heart라고 생각하는 학생들이 있겠지만 정답은 pulmonary artery입니다. 폐의 정맥혈은 azygous vein을 통해 SVC의 root로 들어오며, 심장의 정맥는 coronary sinus(우심방)로 들어오기 때문에 모든 정맥이 모인 후 충분히 혼합된 부위가 pulmonary artery이기 때문입니다. 따라서 mixed venous blood의 정보를 얻기 위해서는 pulmonary artery에 Swan-Ganz catherter를 삽입해야 합니다(그림 2-3). Swan-Ganz catheter를 이용하면 cardiac output, VO_2, VCO_2 등의 여러 가지 정보를 얻을 수 있고, 이 정보로 다양한 값들을 계산할 수 있습니다. Mixed venous blood의 평균 산소 분압은 40mmHg입니다.

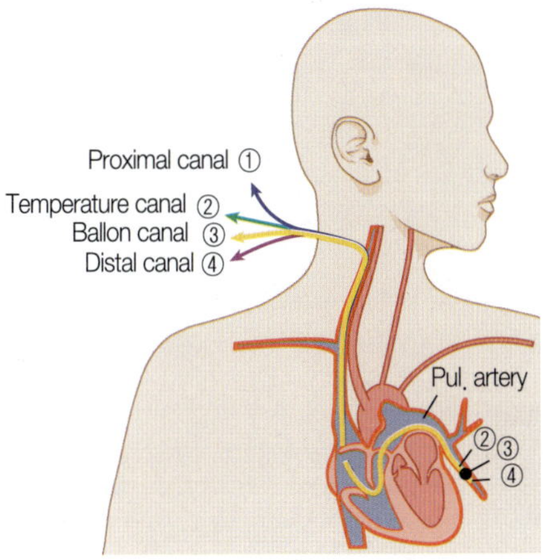

그림 2-3. Swan-Ganz catheter

정리 산소의 분압의 변화

1) P_IO_2 공식

$P_IO_2 = F_IO_2 \times (P_B - P_{H_2}O)$

산소를 투여 받지 않는 일반적인 경우 P_IO_2 =150mmHg

2) P_AO_2 공식

$$P_AO_2 = P_IO_2 - \frac{P_AO_2}{R}$$

($F_IO_2 < 0.6$ 일 경우 R = 0.6, $F_IO_2 \geq 0.6$이면 R= 1)

3) 외워야 할 정상 지표들(그림 2-4)

P_IO_2 = 150mmHg

P_AO_2 = 105mmHg

PaO_2 = 100mmHg

PvO_2 = 40mmHg

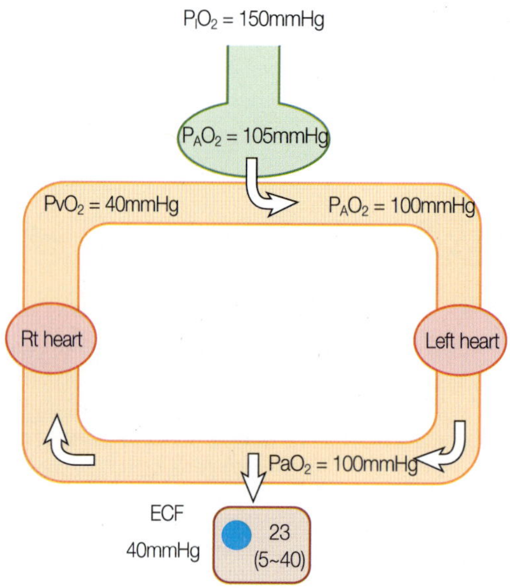

그림 2-4. 산소의 압력 변화

문제

1. P_AO_2를 구하려면 동맥혈 검사의 어떤 수치가 필요한가?

1) $PaCO_2$ 2) PaO_2 3) SaO_2 4) Hb 5) 정답 없음

풀이 $P_AO_2 = F_IO_2\ (P_B - P_{H_2O}) - PaCO_2/R$

2. 호흡곤란으로 내원한 80세 할아버지의 ABGA에서 PaO_2가 75mmHg가 측정되었다. 할아버지는 hypoxemia상태인가?

풀이 $PaO_2 = 109 - 0.43 \times 80 = 74.6$로 정상입니다.

3. $F_IO_2 = 0.8$로 산소를 공급받는 환자의 P_AO_2를 구하시오. 대기압은 760mmHg이고 환자의 PaO_2는 190mmHg, $PaCO_2$는 48mmHg이다.

풀이 P_AO_2를 구하는데, PaO_2는 필요 없습니다. $F_IO_2 \geq 0.6$이면 R= 1입니다. 공식에 대입하면, $P_AO_2 = 0.8 \times (760-47) - 48/1 = 570.4 - 58 = 512.4$mmHg

(2) Oxygen content의 변화

혈액에 녹아있는 산소의 양(O_2 content)은 단위 혈액량(100ml)에 녹아있는 산소의 부피(ml)로 나타냅니다(PO_2는 산소의 분압으로 O_2 content를 정확히 반영하지 못함).

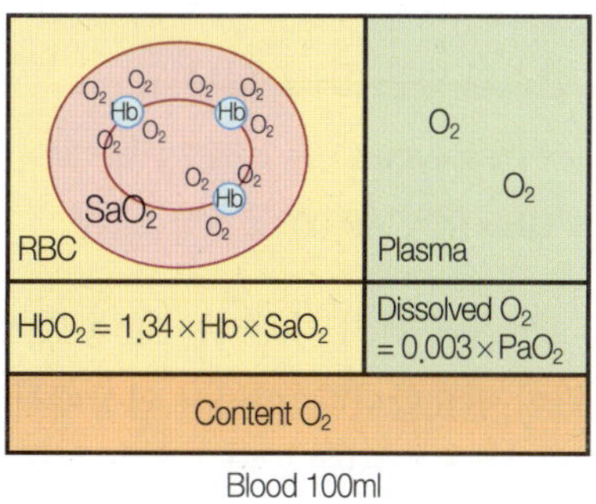

그림 2-5. Oxygen content

▶ **정답** 문제 1: 1) 문제 2: 아니다 문제 3: 512.4mmHg

혈액에 산소는 두 가지 형태로 존재합니다. 하나는 Hb에 결합한 형태이며, 다른 하나는 혈액에 녹아있는 형태입니다(그림 2-5). 따라서 혈액의 oxygen content는 식(4)와 같이 표현이 됩니다.

Oxygen content(③) = Hb과 결합한 산소의 양(①) + plasma에 녹은 산소의 양(②) …식(4)

① **Oxygenated Hb (HbO_2)**

Hb 1g은 최대 1.34ml의 산소와 결합할 수 있지만 모든 Hb이 산소와 결합해 있는 것이 아니므로, 산소와 결합한 Hb의 분율(SO_2)을 알아야 Hb과 결합한 산소의 양을 알 수 있습니다. SO_2는 동맥혈 또는 혼합정맥혈 검사로 측정합니다.

그런데 혈액의 Hb은 질량이 아닌 농도(g/dL)로 측정됩니다. 따라서 우리가 아래 공식으로 구하는 oxygenated Hb의 양은 혈액 1 dL(100ml)에 포함된 Hb과 결합한 산소의 양입니다.

$$HbO_2(\text{ml } O_2/\text{g Hb/dL}) = 1.34 \times Hb \times SO_2$$

② **Dissolved O_2**

37℃의 혈액 1 dL에 산소는 O_2는 $0.003 \times PO_2$만큼 녹습니다. 따라서 dissolved O_2는 아래 공식과 같습니다.

$$\text{Dissolved } O_2 = 0.003 \times PO_2$$

③ **Oxygen content**

혈액 100ml에 포함되어 있는 산소의 양은 ①+② 입니다.

$$\text{Content } O_2 = HbO_2 + \text{dissolved } O_2 = 1.34 \times Hb \times SO_2 + 0.003 \times PO_2$$
$$= 1.34 \times Hb \times SO_2 + 0.003 \times PO_2$$

위 식에서와 같이 oxygen content를 구하기 위해서는 Hb농도, SaO_2, PaO_2 등의 값을 모두 알아야 하므로 많은 노력이 필요합니다. 따라서 임상에서는 흔히 PaO_2와 SaO_2를 동맥혈 산소화의 지표로 사용합니다. 실제로 혈액에 존재하는 산소의 98% 이상은 Hb과 결합한 형태로 존재하므로, 산소와 결합한 Hb의 분율(SaO_2)은 충분히 근거가 있는 산소화 지표입니다. 문제는 많은 학생들이 이 지표들을 oxygen content 자체로 오인하는데 있습니다.

조직에 공급되는 산소의 양을 표준화하기 위해서는 단위를 체표면적으로 환산하는 번거로운 과정을 한 단계 더 거쳐야 합니다(각 환자마다 대사량이 다르므로 단위 체표면적당 산소공급량으로 환산). 실제로 조직의 산소화의 장애를 나타내는 지표인 VO_2(O_2 uptake from the systemic capillaries)는 VO_2가 100mL/min/m^2 이하일 때 조직의 산소공급에 장애가 있다고 판단하는데, 그 단위가 ml/min/m^{2}인 체표면적으로 환산해 사용합니다.

하지만 이런 불편함에도 불구하고 단순히 산소 분압 만을 지표로 사용했을 때보다 oxygen content를 산소화 지표로 사용할 때 더 정확하고 많은 정보를 얻을 수 있기 때문에, oxygen content를 이용한 지표들이 갈수록 더 많이 사용되고 있습니다.

많은 연구 결과 정상인의 분당 산소이용량은 200~270 ml로 알려져 있습니다. 이 요구량(250ml라고 가정)을 충족시키기 위해서 우리 몸의 산소공급이 어떻게 조절되는지 알아보도록 합시다(alveolar ventilation 4L, cardiac output 5L/min, Hb 15 mg/dL로 가정).

(3) Inspired O_2

조직에서 산소를 분당 250ml를 사용하므로 폐는 분당 250ml의 산소를 혈액에 공급해야 합니다.

1분간 약 4L의 alveolar ventilation이 일어나므로, 1분간 alveoli에 공급되는 산소는 4L×0.21 = 840ml 입니다. 이중 250ml가 pulmonary capillaries로 공급이 되고, 590ml의 산소는 다시 대기로 배출됩니다. 날숨에 이렇게 많은 산소가 있다는 것은 재미있는 현상입니다.

(4) 동맥혈 산소 content(SaO_2, CaO_2)

1분간 순환하는 폐동맥의 mixed venous blood는 약 750ml의 산소를 포함하고 있습니다. 이 혈액이 1분간 공급받는 산소의 양은 250ml이므로 1분간 동맥을 순환하는 혈액이 포함하는 산소의 양은 1000 ml(DO_2) 입니다.

SaO_2, CaO_2, DO_2 모두 동맥의 산소를 표현하는 용어이지만, 각각이 무엇을 의미하는지 분명히 알고 있어야 합니다.

1 SaO_2

SaO_2는 산소와 결합한 Hb의 분율을 나타냅니다. 정상인의 SaO_2는 98%입니다.

2 CaO_2

CaO_2는 100ml의 동맥혈에 녹아있는 산소의 양입니다. 앞서 공부한 것처럼 CaO_2를 구하는 공식은 다음과 같습니다.

$$CaO_2 = 1.34 \times Hb \times SaO_2 + 0.003 \times PaO_2$$

(5) DO_2

DO_2는 1분간 systemic capillary에 도달하는 산소의 양을 의미합니다. 따라서 Cardiac output(L/min)과 CaO_2와 곱하면 1분간 동맥혈이 공급하는 산소의 총 양을 구할 수 있습니다. 아래 식에서 10은 CaO_2의 단위인 ml/dl를 ml/L로 환산하기 위해 필요합니다.

$$DO_2 = CaO_2 \times CO(\text{cardiac output}) \times 10$$

실제로 Hb = 15g/dl, CO = 5L/min, SaO_2 = 98%라고 가정한 후, 동맥혈이 운반하는 산소의 양을 계산을 하면 해 봅시다.

$$HbO_2 = 1.34 \times Hb \times SaO_2 = 1.34 \times 15 \times 0.98 = 19.7$$

$$CaO_2 = HbO_2 + \text{dissolved } O_2$$

$$= 1.34 \times 15 \times 0.98 + 0.003 \times 98 = 19.7 + 0.294 = 20 \text{ ml } O_2 / \text{dl}$$

$$DO_2 = CaO_2 \times CO \times 10 = 20 \times 5 \times 10 = 1000\text{ml } O_2$$

참고

Dissolved O_2 양은 Hb과 결합한 O_2에 비해 매우 적기 때문에 생략이 가능합니다. 이 후의 계산식부터는 Dissolved O_2 양은 포함시키지 않겠습니다.

(6) SvO_2, CvO_2

조직에 산소를 공급한 후에 혈액은 정맥을 통해 우심방으로 모두 모인 후 pulmonary artery에서 골고루 혼합이 됩니다. 이 혈액을 mixed venous blood라고 하고, SvO_2와 CvO_2는 각각 mixed venous blood의 Hb saturation과 O_2 saturation을 의미합니다. 정상인에서 SvO_2는 약 73%입니다. **SvO_2 < 50%는 조직의 저산소증이 임박했음을 시사**합니다(4장 저산소증의 접근 참고).

(7) VO_2

VO_2는 1분간 조직이 uptake하는 산소의 양입니다. Capillary를 통해 1분간 조직에 공급한 산소의 양인 $DO_2(CO \times CaO_2)$에서 1분간 mixed venous blood에 녹아있는 총 산소의 양인 $CO \times CvO_2$ 를 빼면 조직에 전달된 산소의 양을 구할 수 있습니다.

$$\begin{aligned} VO_2 &= DO_2 - CO \times CvO_2 = CO \times (CaO_2 - CvO_2) \\ &= 1.34 \times Hb \times CO \times 10 \times (SaO_2 - SvO_2) \\ &= 1.34 \times 15 \times 5 \times 10 \times (0.98 - 0.73) = 250 \text{ ml } O_2 \end{aligned}$$

정상 VO_2는 200~270ml/min입니다. 이 값을 체표면적으로 환산을 하면 100~160ml/min/m^2이 됩니다. **VO_2의 심한 감소(〈100ml/min/m^2)는 임박한 hypoxia를 의미**합니다.

(8) ER(extraction rate)

Capillary를 통해 공급된 산소(DO_2)의 일부만이 조직에 전달되는데 이를 extraction rate(ER)라고 합니다. 조직이 uptake하는 산소의 양(VO_2)은 이 둘을 곱해 구할 수 있습니다. 정상인의 ER는 약 20%입니다.

$$VO_2 = DO_2 \times ER$$

산소 공급에서 가장 중요한 것은 조직이 일정하게 산소를 섭취하게 하는 일입니다. 따라서 여러 지표들 중 가장 일정하게 유지되어야 하는 값은 VO_2입니다. 실제로 산소의 공급이 감소해 DO_2가 감소하면 우리 몸에서는 ER을 증가시켜 VO_2를 일정하게 유지하려고 합니다. 조직이 산소를 최대한 취할 수 있는 비율(ER)은 50~60%입니다. 만약 ER이 0.5~0.6이상으로 증가하면, 조직에 공급되는 산소가 감소하게 되고 결국에는 조직의 저산소증인 dysoxia가 발생합니다.

정리

1. 아래 지표들을 외웁시다.

CaO_2를 200ml/L로 외웁시다. CO은 5L/min이므로 DO_2는 1,000(2000×5)입니다. DO_2의 size-adjusted range는 이 값의 반절인 500으로 외웁시다. 공급된 산소(DO_2)중 20~30%를 사용하므로, VO_2는 200~300이고 size-adjusted range는 절반인 100~150으로 외웁시다(표 2-1).

표 2-1. **산소화의 지표**

지표	Absolute range	Size-adjusted range	계산식
CaO_2	200ml/L		$1.34 \times Hb \times SaO_2$*
DO_2	900~1,100ml/min	520~600ml/min/m^2	$CaCO_2 \times CO$
VO_2	200~270ml/min	100~160ml/min/m^2	$DO_2 \times ER$
ER	0.2~0.3		

*plasma에 녹아있는 산소의 양은 무시

문제

1. 동맥혈 산소 함량(O_2 content)를 알기 위하여 필요한 것은? (KMLE 98')

가. 혈색소　　나. 동맥혈 산소 분압
다. 동맥혈 산소 포화도　　라. 동맥혈 이산화탄소 분압

1) 가, 나, 다　　2) 가, 다　　3) 나, 라　　4) 라　　5) 가, 나, 다, 라

풀이 $CaO_2 = 1.34 \times Hb \times SaO_2 + 0.0031 \times PaO_2$입니다. 따라서 Hb, SaO_2, PaO_2등을 알아야 합니다.

▶ **정답** 문제 1: 1)

2. 다음 빈칸에 적절한 수치를 적으시오.

지표	Absolute range	Size-adjusted range
CaO_2	(1) ml/L	
DO_2	(2) ml/min	(3) ml/min/m²
VO_2	(4) ml/min	(5) ml/min/m²
ER	(6)	

풀이 CaO_2를 200ml/L로 외웁시다. CO은 5L/min이므로 DO_2를 1,000입니다. DO_2의 size-adjusted range는 이 값의 반절인 500으로 외웁시다. 조직은 공급된 산소(DO_2)중 20~30%를 사용하므로, VO_2는 200~300이고 size-adjusted range는 절반인 100~150입니다.

더 알고 싶은 사람만(8)

Q) 우리가 흔히 사용하는 $P_AO_2 = P_IO_2 - P_ACO_2$ / R이 어떤 의미를 가지고 있는지 공부해 봅시다.

A) 우리가 흔히 사용하는 alveolar gas equation은 식 (1)과 같습니다.

$$P_AO_2 = P_IO_2 - \frac{P_ACO_2}{R} \quad \cdots\cdots \text{식}(1)$$

R은 alveoli에서 교환되는 산소와 이산화탄소의 부피 비이므로, R = VCO_2/VO_2입니다(VCO_2 = capillary에서 alveoli로 이동하는 CO_2 부피, VO_2 = alveoli에서 capillary로 이동하는 산소의 부피).

R = VCO_2/VO_2를 식 (1) 에 대입하면, 식 (2)가 성립합니다.

$$P_AO_2 = P_IO_2 - \frac{P_ACO_2VO_2}{VCO_2} \quad \cdots\cdots \text{식}(2)$$

▶ **정답** 문제 2: (1) 200 (2) 1,000 (3) 500 (4) 200~300 (5) 100~150 (6) 0.2~0.3

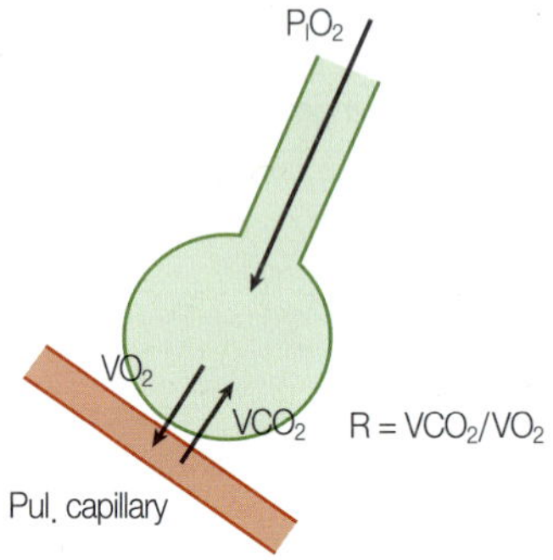

$$P_ACO_2 = P_A \times F_ACO_2$$
$$= F_IO_2(P_A - 47) \times F_ACO_2$$
$$= F_IO_2(P_B - 47) \times VCO_2/VA$$

그림 2-6. P_ACO_2의 변형

자, 이제 우리가 이해할 수 있는 식으로 만들기 위해 P_ACO_2를 변형시켜 봅시다(그림 2-6).

어떤 공간에 존재하는 기체의 분압=총압력×기체의 faction(기체의 부피/총부피)입니다. 따라서 alveolar의 CO_2 분압(P_ACO_2)=총 alveolar pressure(P_A)×alveolar CO_2 fraction(F_ACO_2)입니다(식 (3)).

$$P_ACO_2 = P_A \times F_ACO_2 \quad \cdots\cdots\cdots\cdots \text{식 (3)}$$

F_ACO_2는 alveolar의 총 기체의 부피(V_A) 중 CO_2의 부피이므로, $F_ACO_2 = VCO_2 / V_A$ 입니다(식(4)).

$$F_ACO_2 = VCO_2 / V_A \quad \cdots\cdots\cdots\cdots \text{식 (4)}$$

한편 총 alveolar pressure는 대기압에서 수증기의 분압을 뺀 값이므로 식 (5)가 성립합니다.

$$P_A = (P_B - P_{H_2}O) \quad \cdots\cdots\cdots\cdots \text{식 (5)}$$

식 (3)에 식 (4), (5)를 대입해 봅시다.

$$P_ACO_2 = P_A \times F_ACO_2$$
$$= (P_B - P_{H_2}O) \times F_ACO_2$$
$$= (P_B - 47) \times F_ACO_2$$
$$= (P_B - 47) \times VCO_2 / V_A \quad \cdots\cdots\cdots\cdots \text{식 (6)}$$

식 (6)을 식 (2)에 대입하면, 식 (7)이 성립합니다.

$$P_AO_2 = P_IO_2 - (P_B - 47)\frac{VO_2}{V_A} \quad \cdots\cdots\cdots\cdots \text{식 (7)}$$

이 식을 말로 풀어봅시다.

P_IO_2는 alveoli가 공급받은 산소의 분압을 의미하고, $(P_B - 47) \times VO_2/V_A$는 alveoli에서 capillary로 이동하는 산소의 분압을 의미합니다. 따라서 우리가 구하는 P_AO_2는 흡입한 산소와 capillary로 이동하는 산소의 압력차이라고 해석할 수 있습니다(그림 2-7).

즉 우리가 사용하는 alveolar gas equation은 P_ACO_2를 계산에 사용하지만, 실제 의미는 흡입한 산소의 압력에서 capillary로 이동한 산소를 뺀 압력이랍니다. "버스에 10명이 탔는데, 3명이 내렸다면 몇 명 남았을까요?" 라는 질문만큼이나 쉬운 식이지요?

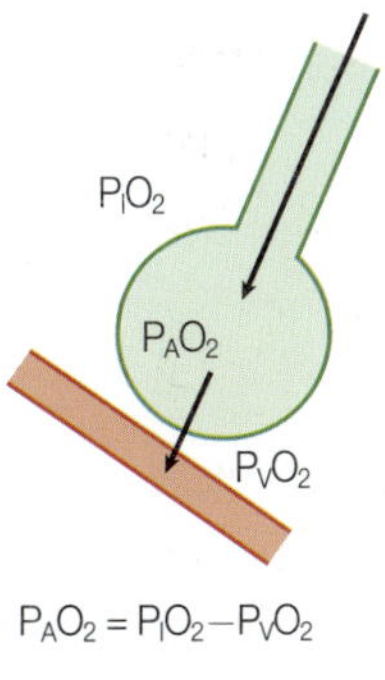

그림 2-7. P_AO_2는 흡입한 산소와 capillary로 이동한 산소의 압력 차이(P_VO_2 alveoli에서 capillary로 이동하는 산소의 분압)

참고 문헌

1. Guyton, A. C. Hall, J. E. Medical physiology 11/e. Elsevier 2005.
2. Paul L. Marino. The ICU Book 3/e. Lippincott, williams & Wilkins 2007; 21-38.
3. Douglas Curran-Everett. A classic learning opportunity from Fenn, Rahn, and Otis(1946): the alveolar gas equation, Adv physiol Educ 2000; 30:58-62.

3. Hb의 생리

앞 장에서 우리는 PaO_2 = 90mmHg, PvO_2 = 40mmHg, SaO_2 = 98%, SvO_2 = 73%, DO_2 = 1,000ml/min, VO_2 = 250ml/min, ER = 0.2~0.3이라는 것을 배웠습니다. 이 값들은 반드시 기억하고 있어야 합니다. 만약 이 수치가 익숙하지 않다면 2장을 다시 한 번 공부한 후에 3장을 공부하기 바랍니다. 이 값들은 자동차를 운전하기 위해 반드시 알아야 할 "우회전은 비보호" 와 같은 기본 지식입니다.

Hb은 산소를 폐에서 조직까지 운반하는 가장 중요한 운송수단입니다. 따라서 산소의 생리를 이해하기 위해서는 Hb에 대해 이해하는 것이 필수적입니다.

1) Hemoglobin과 관련된 용어들

혈 중의 Hb은 여러 물질과 결합을 하는데, 결합한 물질에 따라 여러 이름이 붙여져 우리를 헷갈리게 합니다. 특히 산소와 관련된 Hb의 명칭을 잘 알아둡시다.

(1) 산소와 결합 유무에 따른 Hb의 명칭

Oxygenated hemoglobin은 산소와 결합한 Hb을 의미하고 산소가 결합된 비율을 SO_2로 나타냅니다. 반면 환원된 헤모글로빈(reduced Hb)은 산소와 분리된 Hb을 의미합니다. 중학교 과학 시간에 산소와 분리되면 환원(reduction)이라고 배운 것을 기억하기 바랍니다.

(2) 다른 물질과 결합한 Hb의 명칭

일산화탄소와 결합한 Hb을 carboxyhemoglobin(COHb)이라고 합니다.

(3) 망가진 Hb

정상기능을 하는 Hb의 Fe은 2가의 전하를 갖는 ferrous 상태입니다. 반면 3가의 전하를 갖는 ferric 상태에서는 기능을 하지 못합니다. 이렇게 3가의 Fe을 가져 기능을 하지 못하는 Hb을 methemoglobin이라고 합니다. Met는 접두어 meta와 동일하게 "변화된" 이라는 뜻을 갖습니다. 따라서 methemoglobin은 변화된 Hb이라는 뜻입니다.

또한 2가의 Fe이 전자를 하나 잃어 3가가 되었기 때문에 oxidized hemoglobin이라고도 합니다. Oxygenated hemoglobin과 헷갈리지 않아야 합니다.

정리

Oxygenated Hb - 산소와 결합한 Hb
Reduced Hb - 산소와 결합하지 않은 Hb
COHb - 이산화탄소와 결합한 Hb
Methemoglobin(oxidized hemoglobin) - 3가의 Fe을 갖는 Hb

문제

1. 군산시 산동네에 사는 50세의 여자 환자가 의식불명으로 응급실에 실려왔다. 아들이 밤늦게 귀가했는데, 방 안에 연탄가스가 자욱했다고 하였다. ABGA에서 PaO_2 80mmHg, $PaCO_2$가 30mmHg였다.

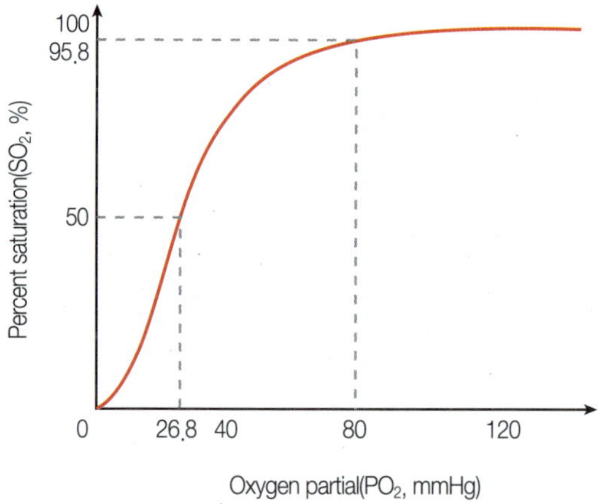

▶ **정답** 문제1: 1) 95.8% 2) 풀이 참고

1) 아래 헤모글로빈 해리 곡선을 보고 SaO_2를 구하시오.

2) 검사상 측정된 SaO_2는 51%였다. 1)의 값과 측정된 Hb과 차이가 나는 이유는 무엇인가?

풀이 1) PaO_2 80mmHg일때 SaO_2는 95.8%입니다.

2) Hb은 산소뿐만 아니라 일산화탄소와도 결합합니다. Hb과 일산화탄소의 결합력은 Hb과 산소와의 결합력보다 약 250배정도 강합니다. 만약 일산화탄소가 Hb과 결합해 있다면 산소가 Hb과 결합할 수 있는 비율은 그만큼 감소하게 됩니다.

2) 산소 해리 곡선

(1) PO2 = 60mmHg의 중요성

PO_2가 60mmHg에서 SO_2가 90%임을 반드시 기억해야 합니다. 60mmHg를 기준으로 이 이하에서는 SO_2가 급격히 감소하기 때문에, 의사들은 산소공급의 목표를 PaO_2 60mmHg, SaO_2 90%로 생각합니다. 참고로 P_{50}은 SO_2가 50%일 때의 PaO_2를 의미입니다. 정상인에서는 이 값이 약 27mmHg입니다.

(2) Right shift

그림 3-1의 빨간 점선에서와 같이 그래프가 우측으로 이동하면 동일압력에서 Hb과 산소와의 결합력이 감소하므로 조직으로의 산소공급이 증가하게 됩니다. 그렇다면 Hb은 언제 산소를 더 조직에 공급을 해야할까요? 당연한 얘기지만 조직에서 대사가 활발히 일어나 산소를 더 필요로 할 때입니다. CO_2의 증가, H^+의 증가 그리고 temperature의 상승은 대사 증가의 증거입니다. 따라서 CO_2의 증가, H^+의 상승(pH 감소), 온도 증가가 발생하면 산소 해리 곡선은 우측으로 이동하게 됩니다.

또한 적혈구의 glycolysis의 부산물인 2,3-DPG의 증가해도 그래프는 우측으로 이동하는데, 이는 증가한 2,3-DPG가 hemoglobin의 β사슬에 결합하여 산소와의 친화도를 감소시키기 때문입니다.

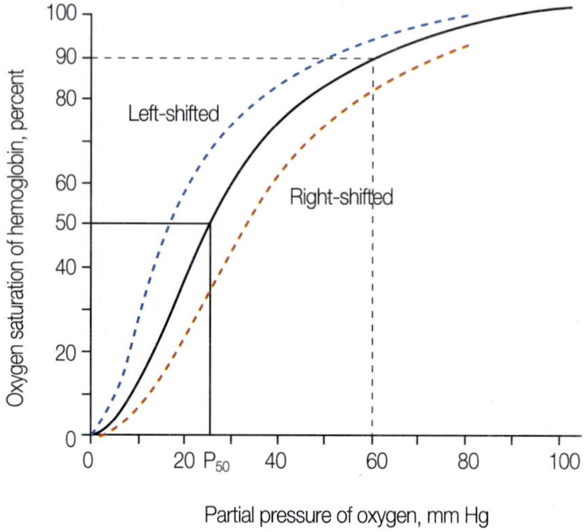

그림 3-1. **산소 해리 곡선**

(3) Left shift

그림 3-1의 파란 점선에서와 같이 산소 해리 곡선이 좌측으로 이동하면 Hb과 산소와의 결합력은 증가하게 됩니다. 그래프의 좌측 이동은 그래프를 우측으로 이동시켰던 반대상황(CO_2 감소, H^+ 감소(pH 증가), 온도 하강)에서 일어납니다.

태아의 Hb(HbF)은 성인의 Hb보다 산소와 강하게 결합해 산소 해리 곡선을 좌측으로 이동시킵니다(HbF는 βchain 대신 γchain을 가지고 있으므로 βchain과 결합하여 산소해리를 촉진하는 2,3-DPG의 영향을 거의 받지 않음). HbF의 산소 결합력이 엄마의 Hb보다 더 강하기 때문에 태반에서 산소는 엄마의 Hb으로부터 태아의 Hb으로 이동하게 됩니다.

정리

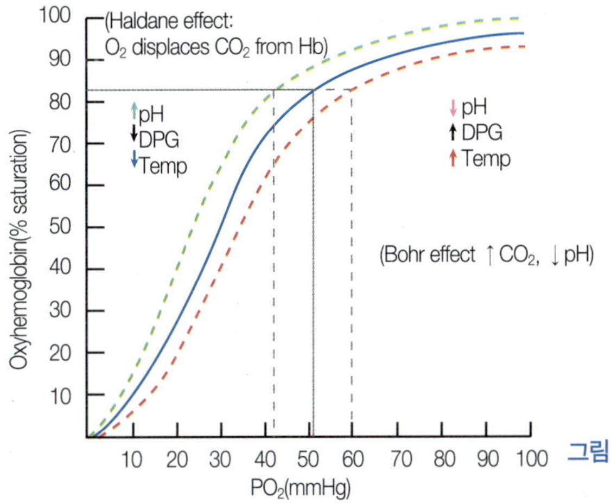

그림 3-2. 산소해리 곡선을 shift시키는 요인들

1. CO_2, H^+, temperature, 2,3-DPG의 증가는 Hb과 산소를 해리(Rt. Shift, Bohr effect).
2. CO_2, H^+, temperature, 2,3-DPG의 감소는 Hb과 산소를 결합(Lt. shift, Haldane effect).
3. HbF는 정상 Hb보다 산소와의 결합능력이 좋다(Lt. shift).

쉽게 외우기

CO_2, H^+, 고온, 2,3-DPG를 산소와 Hb의 결합을 방해하는 요소로 생각하면 매우 쉽게 외울 수 있습니다. 이러한 요소들이 증가하면 그래프는 우측으로 이동하고, 이러한 요소들이 감소하면 그래프는 좌측으로 이동합니다.

문제

1. 다음 중 틀린 설명을 고르시오.

1) pH의 감소는 산소 해리 곡선을 right shift 시킨다.
2) 2,3-DPG의 증가는 산소해리 곡선을 right shift 시킨다.
3) 산소 해리 곡선이 right shift 되면 P_{50}이 증가한다.
4) HbF는 정상 Hb에 비해 2,3 DPG와 더 잘 결합한다.
5) 산소 해리 곡선과 같은 그래프를 sigmoid 형이라고 한다.

풀이 pH의 감소는 H^+의 증가를 의미하므로 그래프는 우측으로 이동합니다. 산소 해리 곡선이 우측으로 이동하면 SaO_2 = 50%가 되는 PaO_2가 증가하므로 P_{50}은 증가합니다. HbF는 2,3-DPG와의 잘 결합하지 않습니다. 2,3-DPG는 Hb과 산소와 결합을 방해하는 훼방꾼이므로 2,3-DPG가 없으면 Hb은 산소와 더 잘 결합할 수 있게 됩니다.

▶ 정답 문제 1: 4)

2) 청색증(Cyanosis)과 창백증

청색증은 입술 점막, 사지 말단 등이 파랗게 변하는 것을 의미하고 창백해짐은 얼굴이나 conjunctiva가 하얗게 변하는 것을 의미합니다. 창백해짐은 anemia(Hb의 mass 감소)에 의해 발생하는 반면, 청색증은 reduced Hb의 증가(> 5g/dL)에 의해 발생합니다. 이 두 증상을 혼동하는 경우가 많은데 주의해야 합니다.

(1) 청색증

동맥혈의 oxyhemoglobin은 약 98%입니다. 이 중 25%가 조직에 산소를 공급하므로 모세혈관에서의 deoxygenated Hb은 약 25%가 됩니다.

만약 저산소증이 발생해 조직의 산소섭취가 증가하면 모세혈관의 deoxygenated Hb이 증가해 청색증이 발생하게 됩니다. 청색증은 deoxygenated Hb > 5g/dL 일때 주로 발생하는데, 이 양은 정상 Hb 총양의 약 1/3에 해당합니다(정상 Hb을 15g/dL로 가정).

퍽이나 놀라운 사실은 anemia가 심할수록 청색증은 오히려 잘 일어나지 않는다는 점인데, 이는 anemia가 심할수록 deoxygenated Hb이 5g/dL이상이 되기 어렵기 때문입니다.

예로 7g/dL의 Hb을 가진 anemia 환자에서 산소 공급의 감소를 보상하기 위해 ER(extraction rate) 최대로 증가했다고 가정해 봅시다. ER는 최대 50~60%까지 증가할 수 있는데, 이 경우에도 deoxygenated Hb의 양은 약 4g/dL로 청색증을 유발할 수 있는 5g/dL를 초과하지 못합니다.

(2) 창백해짐

창백해지는 증상은 anemia에 의해 발생합니다. 창백해짐은 Hb이 10g/dL미만으로 감소해질 때부터 일어나는데, 8~10g/dL에서는 피부와 점막이 창백해지고, 8g/dL 미만에서는 손금이 주변 피부보다 창백해지는 재미있는 현상이 일어납니다. 여러분의 손바닥을 한번 보기 바랍니다. 대부분의 학생들의 손금은 손바닥에 비해 더 붉을 색일 것입니다.

정리

1. 청색증은 모세혈관의 deoxygenated Hb 〉 5g/dL일 때 발생합니다.
2. 창백해짐은 Hb 〈 10g/dL일 때 발생합니다.
3. Anemia 환자들은 창백하지만 청색증이 발생하지는 않습니다.

문제

1. 한 여학생이 심혈관 내과 실습을 도는 도중 자주 dizziness를 호소하고 syncope을 일으켜 ECG 검사를 했는데, atrial tachycardia(120회/min)가 발견되었다. Head tilt 검사상 정상이었다. Routine CBC상 microcytic anemia가 발견되었고, Hb은 7g/dL였다. TIBC, ferritin이 모두 감소해 있었다. 다음 보기 중 옳지 않은 것은?

   1) 환자는 pale conjunctiva를 가지고 있을 것이다.
   2) 손금이 다른 사람들의 손금보다 덜 붉게 보일 것이다.
   3) 운동시 청색증이 매우 잘 일어나는 기왕력을 가지고 있을 것이다.
   4) 도말검사상 microcytic RBC가 보일 것이다.

풀이 Anemia환자에서는 청색증이 잘 발생하지 않습니다.

2. 18세의 여자환자가 asthma가 악화되어 응급실로 실려왔다. 환자의 입술은 새파랗게 변해 있었고 손가락에도 청색증이 보였다. 청진상 폐야에서 wheezing이 들렸다. Ventolin을 사용했으나 호전이 없다고 했다. ABGA상 PaO_2는 70mmHg였고 $PaCO_2$는 31mmHg였다. Steroid와 산소 투여 30분 후 환자의 청색증은 사라졌다. 다음 보기 중 옳지 않은 설명은?

   1) 청색증이 발생한 것은 천식에 의해 산소 공급이 부족해 조직에서 산소를 extraction하는 비율이 증가했기 때문이다.
   2) 환자의 reduced Hb은 5g/dL 이상일 것이다.
   3) 환자의 호흡곤란의 기전은 V/Q mismatch 일 것이다.
   4) Wheezing은 기도가 좁아져 생기는 소리이다.
   5) Ventolin은 long-acting β_2 agonist이다.

풀이 ventolin은 short-acting β_2 agonist입니다.

▶ 정답 문제 1: 3) 문제 2: 5)

3) 이산화탄소와 Hb

97%의 산소가 Hb과 결합하여 폐에서 조직까지 이동하므로 RBC는 산소의 가장 중요한 운송수단입니다. 반면 CO_2는 약 20%만이 Hb과 결합하여 이동을 하기 때문에 RBC는 CO_2의 중요한 운송수단은 아닙니다. 하지만 CO_2를 이동시키기 위해 RBC가 반드시 필요합니다. 왜냐하면 약 70%의 CO_2가 RBC 내부의 carbonyl anhydrase에 의해 bicarbonate로 변환되어 이동되기 때문입니다(그림 3-3).

이산화탄소는 조직과 폐포에서 Hb에 여러 중대한 영향을 일으키거나 Hb의 변화에 의해 영향을 받습니다. 이를 Bohr effect와 Haldene effect로 설명하는데, 이에 대해서는 5장 이산화탄소의 생리에서 공부하도록 하겠습니다.

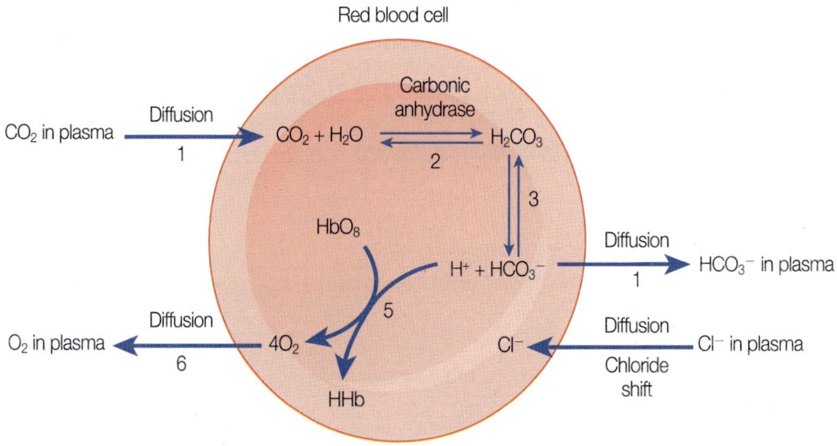

그림 3-3. CO_2의 운반에 RBC가 미치는 영향

참고 문헌

1. Lawrence Martin. 연필로 풀어보는 ABGA 판독법 2/e. 군자출판사 2007; 83-94.

4. 저산소증의 접근

저산소증(hypoxia)과 저산소혈증(hypoxemia)은 동의어가 아닙니다. Hypoxia는 조직의 관점에서 조직의 산소 공급이 대사량에 비해 적다는 것을 의미하는 반면 hypoxemia는 단순히 동맥혈의 oxygen content(CaO_2)가 감소한 것을 의미합니다. 조직의 상대적인 산소부족을 의미하는 hypoxia는 ① 조직까지의 산소전달(DO_2)이상과 ② 조직의 산소 섭취(VO_2)의 장애에 의해 발생합니다. $DO_2=CO \times CaO_2$이기 때문에 조직까지의 산소전달의 이상은 심박출량(CO)의 감소와 동맥혈산소량(CaO_2)의 감소(hypoxemia)에 의해 발생할 수 있습니다.

이처럼 hypoxemia는 hypoxia의 원인 중 하나이기 때문에 조직의 저산소증을 모두 반영하지는 못합니다. Hypoxemia가 발생해도 심박출량이 증가하거나 VO_2가 증가하면 조직의 산소량은 부족하지 않을 수도 있습니다.

따라서 저산소증을 논리적으로 접근하기 위해서는 ① DO_2의 감소 ② VO_2의 감소를 모두 고려해야 합니다. 하지만 이들 지표는 측정이 어렵고 환자마다 variation이 큰 단점을 가지고 있습니다.

정리

① Hypoxia의 원인
- ① DO_2의 감소
  - $CaCO_2$의 감소(hypoxemia)
  - CO의 감소
- ② VO_2의 감소

② Hypoxemia는 hypoxia의 원인 중 하나입니다.

1) Hypoxia의 원인

(1) DO_2의 감소

조직으로 공급되는 산소량(DO_2)은 심박출량(CO)×동맥의 산소 content(CaO_2)이므로 DO_2의 감소는 심박출량이 감소하거나 동맥의 산소 content의 감소에 의해 일어납니다. 정상인에서 DO_2는 1,000ml/min(520~600 ml/min/m^2)입니다.

1 CO(cardiac output)의 감소

Hemorrhage나 CHF등으로 인한 CO의 감소는 DO_2의 감소를 일으킵니다.

2 CaO2의 감소 (저산소혈증)

아래 4가지 저산소혈증의 원인은 대부분의 책에서 하나의 chapter로 다룰 정도로 중요하기 때문에 반드시 외우고 있어야 합니다. 흡입하는 산소가 폐를 통해 폐 모세혈관까지 전달되는 과정 중 하나라도 이상이 생기면 저산소혈증이 발생할 수 있지만, 이 중 가장 중요한 저산소혈증의 기전은 V/Q mismatch와 shunt입니다.

① 대기압의 감소, F_IO_2의 감소

히말리아 산맥을 등산하는 등반가는 고지대로 올라갈수록 산소가 부족해지므로 저산소혈증이 발생하는 것을 피할 수 없습니다. 하지만 이네들은 평범한 의사들의 관심에서 벗어나 있으므로 이 책에서는 다루지 않겠습니다.

② Hypoventilation

Hypoventilation은 저산소혈증을 일으키기 전에 hypercarbia를 일으키기 때문에 이산화탄소의 장애에서 다루도록 하겠습니다.

③ Diffusion 장애

산소는 alveoli에서 pulmonary capillary로 diffusion에 의해 이동합니다. 확산은 매우 빠르게 일어나기 때문에 확산장애를 일으키는 ILD(alveoli가 파괴되고 두꺼워짐)나 CHF(pulmonary capillary 주변에 edema가 발생)에서도 resting시에는 저산소증이 나타나지 않습니다. 운동 등에 의해 조직의 산소 요구량이 증가하면 diffusion 장애에 의해 저산소증이 나타날 수도 있지만, 이들 질병에서도 저산소증의 원인은 대부분 V/Q mismatch입니다.

참고

이산화탄소의 경우 확산능이 매우 뛰어나기 때문에 diffusion 장애에 의한 hypercabia는 절대 일어나지 않습니다.

④ **V/Q mismatch와 shunt**

V/Q mismatch와 shunt는 hypoxemia의 주도 원인입니다. 이네들에 대해서는 2부에서 다루었습니다.

(2) VO2의 감소

조직에서의 산소 섭취 감소(< 100ml/min/m^2)는 조직의 hypometabolism 또는 조직의 산소화장애로 인한 hypoxia 때문입니다. 중환자에서 hypometabolism은 거의 발생하지 않으므로 VO_2의 감소는 조직의 산소화 장애의 지표로 사용할 수 있습니다. 주의할 점은 systemic inflammation이나 sepsis에서도 VO_2의 감소가 나타날 수 있지만 이는 조직의 산소화장애 때문이 아니라 activated phagocyte가 산소를 소비해 발생합니다. 따라서 이들 질환에서 VO_2는 산소화의 지표로 사용할 수 없습니다.

2) Hypoxia의 진단

Hypoxia와 hypoxemia의 진단 알고리즘을 혼동하면 안됩니다. 여러분이 알고 있는 (A-a)DO_2와 $PaCO_2$를 이용한 진단법은 hypoxemia를 감별하는 알고리즘입니다.

(1) Hypoxia를 반영하는 지표들

임상에서 hypoxia를 정확히 반영하는 지표들은 아직 없지만 하지만 oxygen uptake(VO_2), SvO_2, lactate등이 사용되고 있습니다.

1 VO_2

만약 조직이 요구하는 산소의 양보다 조직의 산소 uptake(VO_2)가 감소하면 조직은 hypoxia에 빠지게 됩니다. 조직의 hypoxia를 반영하는 VO_2는 $VO_2 < 100ml/min/m^2$입니다. 이 경우 hypoxia를 적극적으로 치료해야 합니다.

$VO_2 = DO_2 \times ER = CaO_2 \times CO \times 10 \times ER = 1.34 \times Hb \times SaO_2 \times CO \times 10 \times ER$이므로 VO_2는 Hb과 SaO_2, cardiac output에 의해 영향을 받습니다. 따라서 VO_2를 교정하기 위해서는 이네들을 교정해야 합니다.

① **CO의 교정**

만약 CO이 감소했다면(< 2.4L/min/m^2), CVP나 PCWP를 측정합니다. CVP< 4mmHg, PCWP<6mmHg라면, CVP가 10mmHg, PCWP가 15mmHg가 될 때까지 volume을 공급해야 합니다. 만약 CVP나 PCWP가 증가해 ventricle의 수축의 장애를 보이면 dobutamine과 같은 inotropic agent를 사용해서 CO을 정상화 시켜야 합니다.

② **Anemia 교정**

Hb이 7g/dL 미만이면 수혈을 고려해야 합니다.

③ **Hypoxemia의 교정**

SaO_2가 90% 미만이면 산소를 공급해 SaO_2를 90%까지 교정해야 합니다.

정리

1) VO_2 < 100ml/min/m^2는 tissue hypoxia를 의미합니다.

2) VO_2의 교정을 위해 cardiac output, anemia, hypoxemia를 교정해야 합니다.

2 SvO_2(Mixed venous O_2 saturation)

조직은 평소에 Hb과 결합한 산소의 20~25%(SaO_2 95%, SvO_2 70%)를 사용합니다. 하지만 DO_2의 양이 감소하면, 이용률은 40~45%까지 증가(ER의 증가)하고 SvO_2는 45%까지 감소할 수 있습니다.

따라서 SvO_2<70%(PvO_2<40mmHg)는 DO_2의 감소로 ER가 증가한 상태를 의미하고 SvO_2<50%는 hypoxia가 임박한 상황을 의미합니다. 이러한 상황이 임박하면, DO_2를 증가시키기 위해 cardiac output, anemia, hypoxemia등을 교정해야 합니다.

만약 Swan-Ganz catheter가 pulmonary artery에 장착되지 않은 상태라면 central line에서 채취한 혈액($ScvO_2$)을 사용할 수도 있습니다.

3 Lactate

조직에 hypoxia가 발생하면 anaerobic metabolism에 의해 lactate가 증가하므로 blood lactate level은 tissue hypoxia의 진단에 유용한 지표입니다. 또한 lactate는 VO_2를 사용하지 못하는 sepsis에서도 유용한 지표로 쓰일 수 있습니다(이 경우 tissue hypoxia에 의해 lactate가 증가하는 것이 아니라 endotoxin이 pyruvate dehydrogenase를 방해해서 발생하는 것으로 여겨짐).

정상인에서 lactate level은 2mEq/L 미만입니다. 2이상은 비정상이고 4이상이면 나쁜 예후를 암시합니다.

정리

1. SvO_2 < 70% – DO_2(Systemic O_2 delivery)의 장애
2. SvO_2 < 50% – Hypoxia
3. Lactate > 4mEq/L – poor prognosis

3) Hypoxemia의 진단

(1) Hypoxemia를 반영하는 지표들

저산소혈증의 가장 중요한 3가지 원인은 ① hypoventilation, ② V/Q mismatch, ③ shunt입니다(Low F_IO_2는 고산지대와 같은 특수한 상황에서만 일어나며, decreased diffusion은 저산소혈증을 거의 일으키지 않으므로 제외합니다).

Hypoventilation을 반영하는 지표는 $PaCO_2$이고 V/Q mismatch를 반영하는 지표는 (A-a)DO_2 입니다. Shunt를 반영하는 지표에는 ALI나 ARDS의 진단에 사용되는 PaO_2/F_IO_2 ratio가 있습니다.

1 Hypoventilation을 반영하는 $PaCO_2$

$PaCO_2$는 alveolar hypoventilation을 발견하는데 가장 민감한 지표입니다. Hypoxemia에서 $PaCO_2$의 증가가 존재한다면 alveolar hypoventilation이 존재한다는 것을 반드시 기억해야 합니다. 다른 원인(shunt fraction의 증가)에 의해서도 $PaCO_2$가 증가할 수 는 있지만, 질병이 매우 많이 진행된 경우가 아니라면 흔하지 않습니다.

Alveolar minute ventilation = Total ventilation - dead space ventilation이기 때문에

hypoventilation은 총 환기량이 감소하거나 dead space가 증가된 경우에 일어날 수 있습니다.

2 (A-a)DO2(V/Q mismatch를 잘 반영하는 지표)

$(A\text{-}a)DO_2$는 폐의 가스 교환 장애를 측정하는 간접적인 방법으로 특히 V/Q mismatch를 잘 반영합니다. $(A\text{-}a)DO_2$의 정상치를 단순히 15mmHg 미만으로 알고 있는 학생들이 많은데, $(A\text{-}a)DO_2$의 정상유무를 판단할 때에는 2가지를 주의해야 합니다.

첫째, 나이가 들수록 $(A\text{-}a)DO_2$가 증가합니다. 따라서 30세 미만에서는 정상값이 15mmHg 미만이지만 30대 이후에는 10살이 증가할 때마다 약 3mmHg씩 증가하게 됩니다. 이를 식으로 나타내면 $(A\text{-}a)DO_2 = 3 + 0.21 \times age$ 입니다. 예로 60세 환자에서 $(A\text{-}a)DO_2 = 3 + 0.21 \times 60 = 19$입니다. 나이에 따른 정상 $(A\text{-}a)DO_2$를 표 4-1에 정리하였으니 참고하기 바랍니다.

둘째, $(A\text{-}a)DO_2$는 F_IO_2가 증가할수록 증가합니다. 이는 높은 산소분압에 의해 일어나는 alveolar PO_2(P_AO_2)의 증가가 산소의 diffusion 증가보다 더 크기 때문입니다. F_IO_2 1로 산소를 공급했을 때 정상$(A\text{-}a)DO_2$는 120mmHg 미만입니다.

표 4-1. 연령에 따른 정상 $(A\text{-}a)DO_2$

나이	$(A\text{-}a)DO_2$
20	4~17(10)
30	7~21(14)
40	10~24(17)
50	14~27(20)
60	17~31(24)
70	21~34(27)
80	25~38(30)

참고

Shunt에서도 (A-a)DO_2가 증가합니다.

(A-a)DO_2를 구하는 식은 아래와 같습니다.

$$
\begin{aligned}
(A\text{-}a)DO_2 &= P_AO_2 - PaO_2 \\
&= F_IO_2(P_B - P_{H_2O}) - PaCO_2/0.8 - PaO_2 \\
&= F_IO_2(760 - 47) - PaCO_2/0.8 - PaO_2 \\
&= F_IO_2 \times 713 - PaCO_2/0.8 - PaO_2
\end{aligned}
$$

3 PaO_2/FIO_2 (shunt를 잘 반영하는 지표)

PaO_2/F_IO_2는 shunt를 반영하는 지표입니다. Shunt가 발생하면 고농도의 산소(F_IO_2)를 공급해도 PaO_2가 증가하지 않으므로 PaO_2/F_IO_2는 감소하게 됩니다. shunt fraction이 증가할수록 PaO_2/F_IO_2는 감소하는데, 이 비가 200미만이면 shunt fraction은 20%를 초과하는 것으로 알려져 있습니다(정상 PaO_2/F_IO_2는 300~500).

PaO_2/F_IO_2는 (A-a)DO_2와는 달리 F_IO_2가 증가해도 그 값이 크게 변하지 않습니다. 따라서 높은 F_IO_2의 산소를 투여받은 중환자실의 환자들을 monitoring하기에는 PaO_2/F_IO_2가 유용합니다.

참고

ALI의 경우 $PaO_2/F_IO_2 < 300$, ARDS의 경우 $PaO_2/F_IO_2 < 200$ 입니다. ALI나 ARDS나 산소를 공급해도 산소화가 호전되지 않는 질환들이지요? 따라서 shunt를 반영하는 지표인 PaO_2/F_IO_2 ratio가 진단에 포함되는 것이랍니다.

정리

1. $PaCO_2$: Hypoventilation을 반영하는 지표
2. V/Q mismatch를 반영하는 지표 : (A-a)DO_2
3. Shunt를 반영하는 지표 : PaO_2/F_IO_2
4. (A-a)$DO_2 = F_IO_2 \times 713 - PaCO_2/0.8 - PaO_2$

문제

1. $(A\text{-}a)DO_2$ 계산에 필요한 것은?

가. 대기압	나. Hb
다. $PaCO_2$	라. SaO_2

1) 가, 나, 다 2) 가, 다 3) 나, 라
4) 라 5) 가, 나, 다, 라

풀이 $(A\text{-}a)DO_2 = F_IO_2 \times (P_B - P_{H_2O}) - PaCO_2/0.8 - PaO_2$입니다. 반드시 외워야 합니다.

(2) Hypoxemia의 evaluation

이제 hypoxemia의 원인을 찾는 연습을 해 봅시다. Hypoxemia의 evaluation은 ① PaO_2, ② $PaCO_2$, ③ $(A\text{-}a)DO_2$의 계산, ④ 산소 공급 후 반응의 순서로 이루어 집니다.

1 ABGA로 hypoxemia를 확인

Hypoxemia가 의심되는 환자는 ABGA를 시행해 PaO_2가 연령에 비해 감소했는지 알아봐야 합니다.

2 Hypoventilation을 확인

PaO_2가 감소했다면 그 다음에 살펴봐야 할 수치는 무엇일까요? 바로 $PaCO_2$입니다. 왜냐하면 alveolar hypoventilation은 $PaCO_2$증가만으로 쉽게 진단을 할 수 있기 때문입니다(그림 4-1①).

▶ 정답 문제 1: 2)

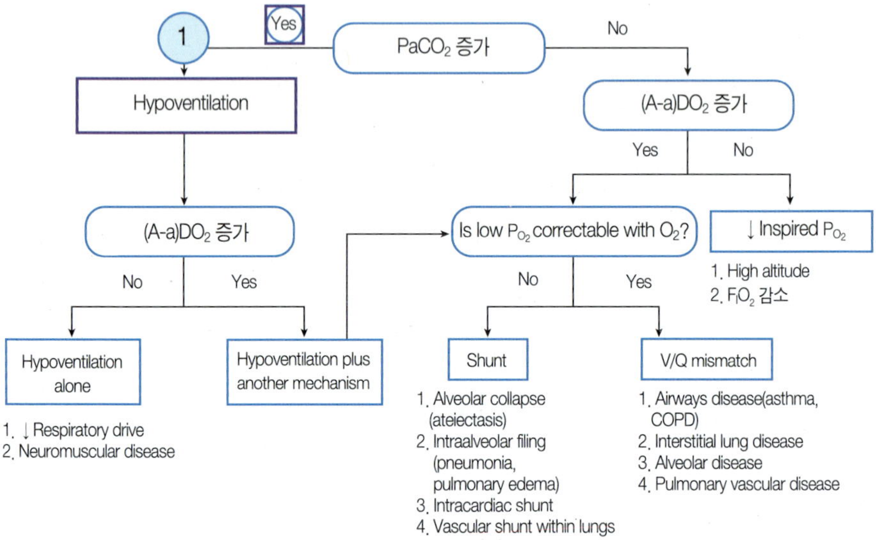

그림 4-1. Alveolar hypoventilation

(3) (A-a)DO2 계산

(A-a)DO_2는 폐의 가스 교환의 이상(V/Q mismatch와 shunt)를 알아보는 지표입니다.

Hypoxemia의 4가지 원인 중 shunt와 V/Q mismatch에서는 (A-a)DO_2가 증가하지만, 폐의 구조적 이상이 없는 alveolar hypoventilation과 low F_IO_2에서는 증가하지 않습니다.

1 (A-a)DO2가 정상인 경우

Alveolar hypoventilation(그림 4-2a)과 low F_IO_2(그림 4-2b)에서는 (A-a)DO_2가정상입니다.

이 둘은 $PaCO_2$로 감별할 수 있습니다. Alveolar hypoventilation에서는 $PaCO_2$가 증가하고 low F_IO_2에서는 정상입니다. Alveolar hypoventilation에 대해서는 5장 이산화탄소의 생리에서 자세히 다루도록 하겠습니다.

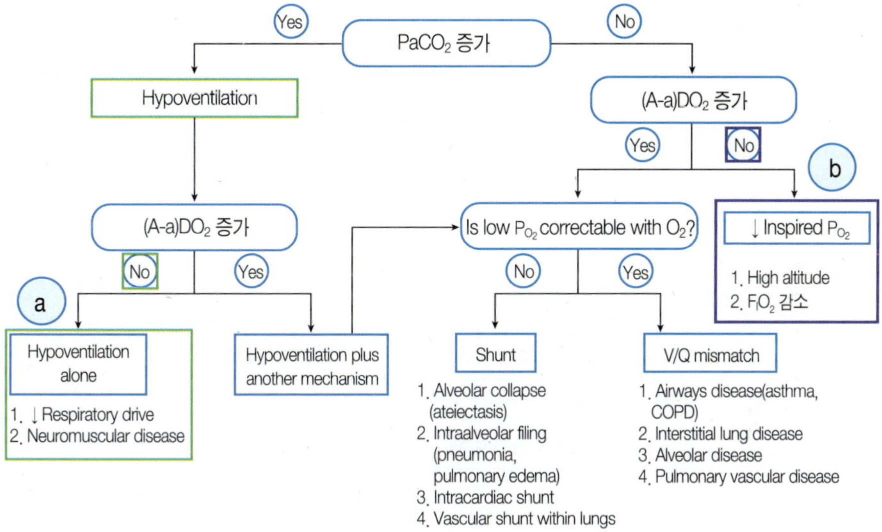

그림 4-2. (A-a)DO_2가 정상인 hypoventilation(a)와 Low PIO_2(b)

2 (A-a)DO_2가 증가하는 경우

V/Q mismatch와 sunt에서는 (A-a)DO_2가 증가합니다. 이 둘은 산소를 투여해서 감별할 수 있습니다. V/Q mismatch에서는 산소투여로 저산소혈증이 호전되는 반면 shunt에서는 호전되지 않습니다.

① V/Q mismatch

V/Q mismatch는 airway(asthma), alveoli(alveolar disease), alveoli 주변의 interstitium(ILD), capillary(pulmonary vascular disease)를 침범하는 질환들에 의해 발생합니다.

참고

ILD는 alveoli 주변의 interstitium만 침범하는 질환이 아니라 alveoli와 capillary까지도 광범위하게 침범하는 질환입니다. 여러분의 암기를 쉽게 하기 위해 이렇게 구분하여 설명하였습니다.

② **Shunt**

Shunt는 alveolar collapse(atelectasis), intravascular filling(pneumonia, pulmonary edema, ARDS 등), intracardiac shunt(VSD, ASD), vascular shunt within lung(Osler-Rendu-Weber syndrome)등에 의해 발생합니다.

정리

$(A-a)DO_2$	hypoxemia의 기전	폐의 가스 교환 장애
정상	Hypoventilation, Low F_IO_2	없음
증가	V/Q mismatch, Shunt	있음

3 산소공급 후 산소화 평가

산소공급 후 산소화가 호전되면 V/Q mismatch이고 호전되지 않으면 shunt입니다. 그렇다면 어느 정도의 반응이 있어야 산소에 반응이 있다고 할 수 있을까요? 임상에서 산소치료의 목표는 PaO_2>60mmHg, SaO_2>90%입니다. 따라서 hypoxemia 환자에게 산소 투여후 PaO_2>60mmHg, SaO_2>90%가 된다면 산소에 반응한다고 할 수 있습니다.

또한 $(A-a)DO_2$가 산소화 평가에 사용할 수도 있는데 F_IO_2 1의 산소를 mask를 통해 공급했을 때 $(A-a)DO_2$가 200미만이면 경과를 관찰하고, 200~350이면 산소공급을 지속하며, 350 이상이면 기계환기를 고려해야 합니다(외상학 제 2판, 군자출판사, 319p).

문제

1. 30세 남자가 호흡 곤란으로 내원하였다. 내원 당시 환자의 ABGA 상 PaO_2 50mmHg, $PaCO_2$ 40mmHg, pH 7.38이었고, F_IO_2 0.4로 산소를 5 L/min의 속도로 호흡시킨 후, PaO_2가 80mmHg로 되었다. 다음 중 이 환자의 저산소 혈증의 원인으로 타당한 것은? (KMLE 96')

1) V/Q mismatch
2) hypoventilation
3) V/Q mismatch + hypoventilation
4) low F_IO_2
5) shunt

풀이 내원 당시 $PaCO_2$는 정상이므로 hypoventilation을 R/o할 수 있습니다. PaO_2가 50mmHg였는데, 산소를 공급한 후에 PaO_2 > 60mmHg, SaO_2 > 90%로 증가하였으므로, 산소에 대한 반응이 있는 것으로 판단할 수 있습니다. 따라서 hypoxemia의 주된 기전은 V/Q mismatch입니다.

2. 23세 여자가 혼수상태로 응급실에 전원되었다. 산소를 투여하지 않은 상태에서 동맥혈 pH 7.2, PaO_2 55mmHg, $PaCO_2$ 70mmHg, HCO_3^- 26mEq/L이었다. 이 환자의 설명 중 옳은 것은? (KMLE 01')

가. $(A\text{-}a)DO_2$는 정상범위 내이다
나. 저산소혈증의 원인은 우좌단락(R → L shunt)이다.
다. 고탄산혈증의 원인은 폐포 저환기이다.
라. 간질성 폐질환에 의한 DLco(폐확산능)의 장애가 있다.

1) 가, 나, 다 2) 가, 다 3) 나, 라 4) 라 5) 가, 나, 다, 라

풀이 $PaCO_2$가 증가되어있으므로 alveolar hypoventilation이 존재합니다. $(A\text{-}a)DO_2$ = $150-PaCO_2/R-PaO_2$ = $150-70/0.8-55$ = 7.5로 정상입니다. 따라서 V/Q mismatch나 shunt는 존재하지 않습니다.

▶ 정답 문제 1: 1) 문제 2: 3)

3. 인공호흡기 치료 중 측정한 동맥혈 가스분석 결과이다. 저산소증의 원인은? (KMLE 06')

흡입산소	pH	$PaCO_2$	PaO_2
40%	7.50	28	48
80%	7.48	29	54

1) 환기 저하　　2) 확산 장애　　3) 지름길(shunt)
4) 흡입 산소 부족　　5) 환기-관류 불균형

풀이 인공호흡기 치료 환자에서 산소공급의 효과는 PaO_2/F_IO_2를 이용하는 것을 선호합니다. 이는 F_IO_2의 변화할 때 (A-a)DO_2의 값은 급격히 변하지만, PaO_2/F_IO_2의 비율은 (A-a)DO_2에 비해 변화가 적기 때문입니다.
흡입 산소가 40%일 때 PaO_2/F_IO_2는 48/0.4 = 120이었습니다. 흡입 산소가 80%일 때 PaO_2/F_IO_2는 54/0.8 = 67.5로 호전이 없고, 오히려 산소를 공급했음에도 악화된 소견을 보입니다. 산소 공급을 해도 효과가 전혀 없기 때문에 shunt가 원인입니다.

4. 35세 여자가 의식소실을 주소로 병원에 내원하였다. 호흡수 8회/분 동맥혈 검사결과 pH 7.25, $PaCO_2$ 65 mmHg, PaO_2 60 mmHg이었다. 기전은? (KMLE 05')

가. V/Q mismatch　　나. 사강환기
다. Rt-Lt shunt　　라. hypoventilation

1) 가, 나, 다　　2) 가, 다　　3) 나, 라　　4) 라　　5) 가, 나, 다, 라

풀이 $PaCO_2$가 증가했으므로 alveolar hypoventilation이 존재합니다. 반면 (A-a)O_2 = 150－65/0.8－60 = 10으로 정상입니다. 따라서 V/Q mismatch나 shunt는 존재하지 않습니다. Alveolar hypoventilation의 원인에는 dead space의 증가와 minute ventilation의 감소가 있습니다. 환자의 경우 RR이 감소해 있으므로 hypoventilation이 원인입니다.

▶ **정답** 문제 3: 3)　문제 4: 4)

5. 다음 중(A-a)DO_2가 정상인 것은? (KMLE 99')

가. V/Q mismatch	나. high altitude
다. shunt	라. hypoventilation

1) 가, 나, 다 2) 가, 다 3) 나, 라 4) 라 5) 가, 나, 다, 라

풀이 기체 교환에 이상이 있는 V/Q mismatch와 shunt에서만 (A-a) DO_2가 증가합니다.

6. 43세 여자가 고열과 호흡곤란 때문에 병원에 왔다. ABGA 상 동맥산소 분압은 45mmHg이었고 산소를 마스크로 8L/분 투여했을 때, 동맥산소 분압은 47mmHg이었다. 저산소증의 기전은? (KMLE 02')

1) low F_IO_2
2) alveolar hypoventilation
3) diffusion disorder
4) V/Q mismatch
5) shunt

풀이 산소를 공급했음에도 불구하고 전혀 산소화의 호전이 없습니다. 따라서 shunt가 주된 기전입니다.

7. 18세 여자가 원인 불명의 혼수상태로 실려 왔다. 혈압 100/70mmHg, 맥박 110회/분, 호흡 6회/분이었다. 동맥혈 가스분석 결과는 pH 7.10, $PaCO_2$ 80mmHg, PaO_2 45mmHg, base excess 6.3mEq/L 및 bicarbonate 20mEq/L 이었다. 저산소증의 원인으로 가장 가능한 것은? (KMLE 00')

1) 저환기
2) 환기-관류 불균형
3) 단락
4) 사강호흡 증가
5) 확산장애

▶ **정답** 문제 5: 3) 문제 6: 5) 문제 7: 1)

풀이 환자의 산염기 장애와 저산소혈증을 분석해 봅시다.

1) 산염기 장애

pH 7.1과 $PaCO_2$가 증가는 respiratory acidosis를 시사합니다. $PaCO_2$가 10mmHg증가했을 때, 급성호흡성산증에서는 HCO_3^- 1mEq/L가 만성호흡성산증에서는 3mEq/L가 증가하는데 환자에서는 오히려 감소해 있습니다. 따라서 metabolic acidosis가 동반되었음을 알 수 있습니다.

2) 산소화 장애

$PaCO_2$의 증가는 alveolar hypoventilation을 의미합니다. $(A\text{-}a)DO_2$=150−80/0.8−45=5로 정상입니다. 따라서 동반된 V/Q mismatch나 shunt는 존재하지 않습니다.

8. 저산소혈증을 일으키는 상황 중 고농도 산소 요법이 효과가 있는 상황은?

(KMLE 09')

1) Atelectasis
2) Pulmonary edema
3) Pneumonia
4) Intracardiac shunt
5) Interstitial lung disease
6) 폐내의 Vascular shunt

풀이 V/Q mismatch는 고농도 산소 요법에 효과가 있습니다. 보기 중에 ILD만이 V/Q mismatch가 일어납니다.

참고 문헌

1. 대한외상학회. 외상학 2/e. 군자출판사 2005.

2. Fauci et al. HARRISON'S Principles of INTERNAL MEDICINE 17/e. Mc Graw Hill 2008; 1590-1592.

3. Paul L. Marino. The ICU Book 3/e. Lippincott williams & wilkins 2007; 193-207, 367-383.

▶ 정답 문제 8: 5)

5. 이산화탄소의 생리

조직의 산소 대사의 결과 이산화탄소가 생성이 되며 이산화탄소는 폐를 통해 제거가 됩니다. CO_2는 체내에 녹아 산이 되기 때문에 적절히 제거되지 않으면 산증을 유발합니다. 이산화탄소의 이동에 따른 체내 분압은 그림 5-1과 같습니다. $PaCO_2$ = 40mmHg, $PvCO_2$ = 45mmHg는 반드시 기억해야 합니다.

1) 이산화탄소의 운반

산소의 운반에는 Hb이 가장 중요한 역할을 합니다. 무려 97%의 산소가 Hb과 결합하여 조직으로 운반됩니다. 반면 Hb과 결합하여 조직에서 운반되는 이산화탄소 양은 약 20%정도 밖에 되지 않습니다. 대부분(70%)의 이산화탄소는 HCO_3^-로 변환되어 운반됩니다.

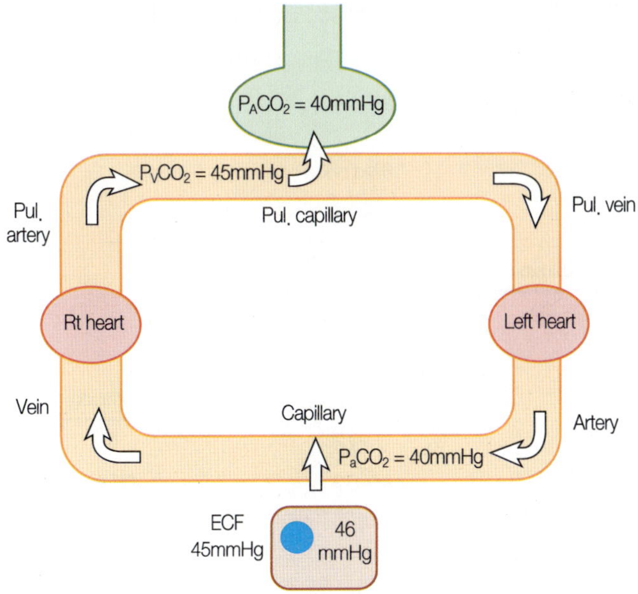

그림 5-1. 이산화탄소의 체내 분압

1) CO2의 HCO_3^-로의 변환과정

CO_2의 HCO_3^-로의 변환은 RBC의 carbonyl anhydrase에 의해 일어납니다. 변환 과정은 다음과 같습니다(그림 5-2).

① Pasma의 CO_2가 diffusion을 통해 RBC 내부로 이동합니다. ② Carbonyl anhydrase(CA)에 의해 CO_2는 H_2O와 반응하여 H_2CO_3를 형성합니다. ③ H_2CO_3는 H^+와 HCO_3^-로 분해되고, ④ HCO_3^-는 RBC 밖(plasma)으로 빠져나갑니다.

2) Hb과 CO_2와의 관계(표 5-1)

산소와 이산화탄소는 둘 중 한 기체가 Hb과 결합하면 다른 기체가 Hb과 결합하는 것을 방해해 폐와 조직에서의 기체교환에 영향을 미치는데 이를 각각 Haldene effect와 Bohr effect라고 합니다.

1 Haldene effect

Pulmonary capillary의 Hb은 높은 산소 분압을 가진 폐포에서 공급된 산소와 결합하는데 산소와 Hb의 결합은 이산화탄소와 Hb을 분리시켜 이산화탄소의 배설을 촉진합니다. 이를 Haldene effect라고 합니다. Haldene effect의 자세한 기전은 더 알고 싶은 사람만(9)에서 다루도록 하겠습니다.

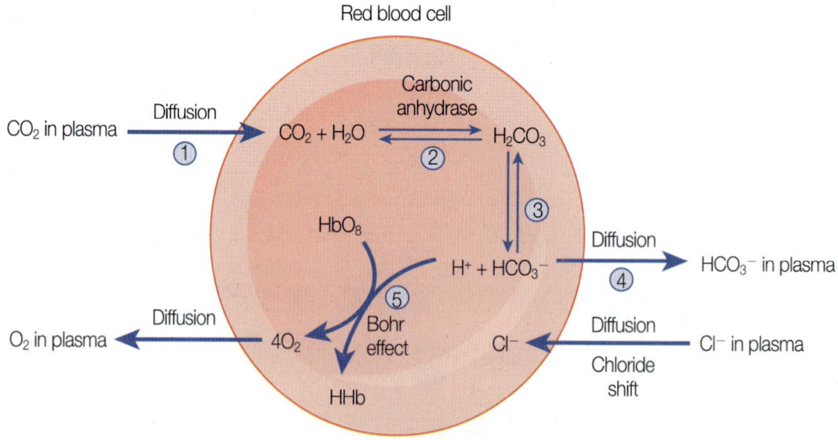

그림 5-2. RBC의 CA(carbonyl anhydrease)에 의해 bicarbonate로 변환되는 CO_2

2 Bohr effect

산소와 결합한 Hb이 조직의 capillary로 이동하면 높은 이산화탄소 분압을 가진 환경과 만나는데, 이는 산소와 Hb의 분리시켜 조직의 산소공급을 촉진합니다. 이를 Bohr effect라고 합니다(그림 5-2⑤).

정리

1. CO_2의 이동

1) HCO_3^-(70%)로 이동

2) Hb와 결합(20%)해서 이동

2. Bohr & Halden effect

표 5-1. Bohr & Halden effect

Bohr effect	이산화탄소의 농도 증가는 Hb과 산소를 분리시킨다. : 조직에 산소를 공급하는 기전
Halden effect	산소의 농도 증가는 Hb과 CO_2를 분리시키다 : 폐로 이산화탄소를 배설하고 산소를 공급받는 주요 기전

2) CO_2의 생리학

$PaCO_2$는 조직에서 생산되는 이산화탄소 양에 비례하고 alveolar ventilation(V_A)에 반비례합니다(식 (1), 그림 5-3).

이론적으로 $PaCO_2$의 변화는 CO_2 생산량과 alveolar ventilation의 변화에 의해 일어날 수 있지만, 이산화탄소 생산량의 변화에 우리 몸이 적응하는 능력이 매우 뛰어나기 때문에 생산량 변화에 의한 이산화탄소의 대사 장애는 거의 발생하지 않습니다. 예로 이산화탄소의 생산량이 증가하여 $PaCO_2$가 5mmHg만 증가해도 alveolar ventilation은 약 2배 증가하여 배설을 촉진하게 됩니다. 따라서 이산화탄소의 대사 이상은 주로 alveolar ventilation에 의해 발생하게 됩니다.

$$PaCO_2 = 0.863 \times VCO_2(ml/min)/V_A(L/min) \quad \cdots\cdots \text{식 (1)}$$

(VCO_2 = 이산화탄소 생산량, V_A = alveolar ventilation)

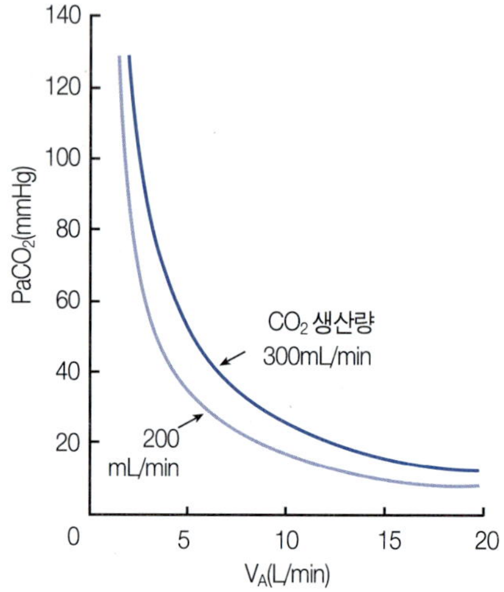

그림 5-3. $PaCO_2$와 alveolar ventilation(V_A), CO_2 생산량과의 관계

정리

1. $PaCO_2 \propto CO_2$ 생산량 / Alveolar ventilation
2. $PaCO_2$의 이상은 대부분 alveolar ventilation의 이상으로 발생

(1) Alveolar ventilation

쏙쏙 들어오는 산염기와 전해질 강의(군자출판사, 2008)에서는 제가 hyperventilation을 빠르고 크게 들이쉬는 숨이라고 정의했고, hypoventilation은 천천히 적게 들이쉬는 숨으로 정의했지만, 이는 호흡기계가 정상일 경우에서 가정한 것이므로 호흡기학을 공부할 때에는 그대로 적용하면 안됩니다.

Alveolar ventilation은 총 환기량에서 dead space ventilation을 뺀 값입니다(식 (1)). 따라서 alveolar hypoventilation은 ① 총환기량의 감소와 ② dead space ventilation의 증가에 의해 일어날 수 있습니다.

$$\text{Alveolar ventilation} = V_T(\text{분당 환기량}) - V_D(\text{사강환기량}) \quad \cdots \text{식 (1)}$$
$$= RR(\text{호흡수}) \times (TV - \text{dead space})$$

정리

Alveolar hypoventilation은 ① 총 환기량의 감소와 ② Dead space ventilation의 증가에 의해 일어납니다.

(2) Hypercarbia의 발생

혈중 이산화탄소압과 alveolar ventilation은 반비례하기 때문에, hypercarbia는 alveolar ventilation의 감소로 발생합니다.

Alveolar ventilation = V_T(총 환기량)$-V_D$(사강환기량)이므로 alveolar ventilation의 감소는 ① V_T(총 환기량) 감소, ② V_D(사강환기량)의 증가, ③ 앞의 두 기전의 동반에 의해 발생할 수 있습니다.

1 총 환기량(VT)의 감소

총 환기량의 감소는 약물로 인한 respiratory drive의 억제, 호흡근 마비(근무력증, Guillain-Barre syndrome 등)에 의해 발생합니다.

2 Dead space ventilation(V_D)의 증가

정상인에서 dead space ventilation은 total ventilation의 20~30%정도 입니다. 만약 dead space ventilation이 30%이상으로 증가하면 고이산화탄소혈증이 발생하게 됩니다.

Dead space는 ventilation에 비해 perfusion이 감소한 모든 경우에 발생할 수 있습니다. 예) Alveolar-capillary interface가 파괴된 경우(emphysema), blood flow가 감소된 경우(low cardiac output), 과도한 PEEP(확장된 alveoli에 의해 capillary가 눌려서 perfusion이 안됨). 특히 이 중 emphysema의 주된 기전이 dead space의 증가임을 반드시 기억해야 합니다.

3 총 환기량(V_T)의 감소와 Dead space ventilation(V_D)의 동반

COPD의 급성 악화는 호흡근의 피로에 의한 총 환기량의 감소와 dead space의 증가에 의해 발생합니다.

정리

Alveolar hypoventilation의 원인(표 5-2)

표 5-2. Alveolar hypoventilation의 원인

기전	이상 부위	질병
호흡 자극 감소	중추 또는 말초 화학 수용체	Carotid body 이상 외상 계속된 저산소증 대사성 알카리증
	Brainstem의 호흡 신경	Bulbar poliomyelitis 뇌염 Brainstem injury
Neuromuscular disease	Spinal cord와 말초신경 손상	High cervical trauma Poliomyelitis 운동신경 질환 말초 신경증
	호흡근육	중증 근무력증 Muscular dystrophy Chronic myopathy
호흡기계의 이상	Chest wall	Kyphoscoliosis Fibrothorax Thoracoplasty Ankylosing spondylitis Obesity-hypoventilation syndrome
	기도와 폐	후두 또는 기관 협착 수면 무호흡증 Cystic fibrosis COPD

더 알고 싶은 사람만(9)

Q1) Halden effect는 폐포단위의 기체교환에 어떤 영향을 미칠까요?

Alveoli의 산소분압이 폐모세혈관의 분압보다 높기 때문에 산소는 alveoli에서 capillary로 이동합니다. 이동한 산소와 Hb이 결합하면 Hb은 강한 산이 되는데

(어떤 물질이 산소와 결합하면 산), 산성으로 바뀐 Hb은 CO_2를 배출시킵니다(그림 5-4B). 또한 산성으로 변한 Hb은 H^+ 이온을 plasma로 배출하는데, H^+이온은 HCO_3^-와 반응하여 H_2O와 CO_2를 만들고 CO_2를 배설시킵니다(그림 5-4A).

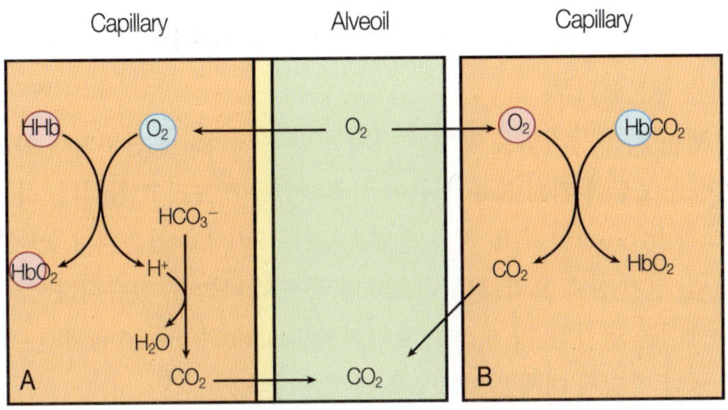

그림 5-4. Haldene effect

Q2) Total CO_2란 무엇인가요?

Chemistry 검사 결과에서 흔히 볼 수 있는 Total CO_2는 체내에 존재하는 모든 형태의 CO_2의 총량을 의미합니다.

체내의 CO_2는 가수분해되어 HCO_3^-로 존재하거나 plasma에 용해된 상태로 존재합니다. 용해된 CO_2의 양(mmol/L)=0.03×PCO_2입니다. 따라서 "Total CO_2 = $[HCO_3^-]$+0.03×채취한 정맥압" 입니다. 그런데 용해된 기체의 양은 매우 적기 때문에 Total CO_2는 HCO_3^-와 거의 같거나 약간 큰 값을 갖습니다. Total CO_2의 정상치는 24~30mEq/L입니다.

참고문헌

1. Lawrence Martin. 연필로 풀어보는 ABGA 판독법 2/e. 군자출판사 2007; 27-34, 112.

6. 산소 흡입 치료

정상 성인은 안정 시에 분당 약 250ml의 산소를 소모하는데, 조직내의 산소 저장량은 약 1.5L 밖에 되지 않아 산소공급이 중단되면 저산소증에 의한 조직손상이 발생할 수 있습니다. 임상에서 산소 공급을 중요하게 생각하는 것은 이처럼 조직의 산소 저장량이 매우 적기 때문입니다.

산소 요법이 처음 등장했을 때에는 마치 만병 통치약처럼 간주되어 콜레라나 매독 같은 감염병을 포함한 거의 모든 질환에 사용되었을 정도라고 합니다. 하지만 현재는 hypoxemia와 hypoxia의 주요 치료 방법으로만 사용되고 있습니다. 산소 요법은 단기 산소 요법, 장기 산소 요법, 고압산소요법 등으로 나눌 수 있습니다.

이번 장에서는 단기 및 장기 산소 요법의 indication과 mechanical ventilation을 제외한 산소 공급 방법에 대해 알아보도록 하겠습니다.

1) 단기 산소 요법

ACCP(American College of Chest Physicians)에서는 acute care facility에서의 단기 산소 치료 guideline을 아래 표 6-1과 같이 제시하였습니다(기계 환기와 고압 산소 치료는 제외).

1. Documented hypoxemia PaO_2 < 60 mmHg, SaO_2 < 90% in patient breathing room air PaO_2 and/or SaO_2 below desirable range for specific clinical situation 2. An acute care situation in which hypoxemia is suspected 3. Severe trauma 4. Acute myocardial infarction 5. Short-term therapy or surgical intervention 예) 마취 후 회복, hip surgery

표 6-1. **단기 산소 치료의** indication(**성인**)

2) 장기 산소 요법(LTOT, Long term oxygenation therapy)

ACCP(American College of Chest Physicians)에서는 집 또는 alternate site health care facility에서의 장기 산소 요법의 indication을 표 6-2와 같이 제시하였습니다. Mechanical ventilation과 hyperbaric chambers의 경우는 제외합니다(기계 환기와 고압 산소 치료는 제외).

1. Hypoxic COPD
2. Laboratory indications
   PaO_2 < 55mmHg or SaO_2 < 88% in room air
   PaO_2 56~59 mmHg or SaO_2 < 89 % with specific clinical conditions
   예) Cor pulmonale, CHF, Erythrocythemia with hematocrit > 56)
3. Resting 상태에서는 산소요법이 필요하지 않지만, 이동, 수면, 운동 중에 hypoxic state (SaO_2 < 88%)가 될 때
4. 임종에 가까운 환자가 자주 dyspnea를 호소할 때
   Hypoxia가 없을 때는 산소 외의 약물과 다른 technique으로 치료 가능
   주관적인 호흡곤란의 완화를 위해 1~3L를 사용해 볼 수도 있음

표 6-2. 장기 산소 치료의 적응증

3) 산소의 공급 방식

산소의 공급 방식에는 high flow system과 low flow system이 있습니다. High flow system은 환자가 호흡하는 흡입 공기 전체를 system이 모두 공급하는 방식이고, low flow system은 환자가 호흡하는 공기 일부만을 system이 공급하는 방식(room air가 섞임)입니다.

어떤 환자의 minute ventilation이 15L/min라고 합시다. 이 환자에게 최대 10L/min까지 flow를 제공할 수 있는 low flow system을 이용해 산소를 공급해 봅시다. 환자의 요구량이 system이 제공하는 최대량보다 5L/min가 크기 때문에 low flow system만으로는 환자의 요구량을 만족시키지 못합니다. 따라서 부족량인 5L/min만큼의 외부 공기(room air)가 흡입되게 됩니다.

이번에는 15L/min 이상을 공급할 수 있는 high flow system을 이용해 산소를 공급해 봅시다. high flow system은 환자의 요구량보다 더 큰 환기량을 제공할 수 있으므로 외부공기(room air)가 추가로 섞이지 않게 됩니다.

이렇게 low flow system에서는 추가로 room air가 흡입되어 F_IO_2가 일정하지 않은 반면 high flow system에서는 추가로 room air가 섞이지 않으므로 일정한 F_IO_2를 제공할 수 있습니다.

참고

Low flow system과 high flow system 모두 산소와 room air를 혼합하여 system이 제공하는 flow를 만듭니다. Low flow system에서는 환자의 요구량에 따라 room air가 흡입되는 반면 high flow system에서는 추가로 room air가 흡입되지 않습니다.

한가지 주의할 점은 많은 학생들이 low flow system은 low F_IO_2를 제공하고, high flow system은 high F_IO_2를 제공한다고 생각하는 점입니다. 하지만 flow 세기와 F_IO_2는 비례하지 않습니다. 예로 Low flow system인 reservior bag을 가진 mask는 F_IO_2를 0.8 이상까지 공급할 수 있는 반면 high flow system인 venturi mask는 F_IO_2 0.5까지밖에 공급하지 못합니다.

정리

산소의 주입방법

1) High flow system-일정한 F_IO_2 제공

2) Low flow system-F_IO_2가 변함

(1) Low flow system

Low flow system은 호흡양상이 규칙적이고 일회호흡량이 300~700ml, RR이 20회 이하, 흡기 기류가 10~30L/min인 환자에게 효과적입니다.

Low flow system에서는 환기량이 많아질수록 room air가 많이 섞이게 되므로 F_IO_2가 낮아집니다. 이렇게 환기량에 따라 흡입 산소의 농도가 변하므로 low flow system에서는 일정한 F_IO_2를 얻을 수 없습니다.

하지만 low flow system은 흡입 방식에 따라 0.21~1까지의 F_IO_2를 얻을 수 있습니다. Low flow system의 low라는 말 때문에 낮은 F_IO_2를 공급한다는 편견을 버려야 합니다.

Low flow system의 종류에는 nasal cannula, oxygen face mask, Mask-reservoir bag(partial rebreather, nonrebreather)이 있습니다.

1 Nasal cannula

병원에서 많은 환자들이 코에 장착하고 있는 산소 공급 장치가 바로 nasal cannula입니다(그림 6-1). Nasal cannulla의 장점은 환자가 편안해 한다는 점입니다. 표 6-1은 100% 산소를 nasal cannula로 공급받았을 때 예측되는 F_IO_2입니다. 이 표는 환자의 tidal volume이 500ml, 호흡수 20회/min, I : E ratio=1: 2라고 가정하고 만들어진 것이기 때문에 실제 환자에게서는 다를 수 있다는 것을 알고 있어야 합니다.

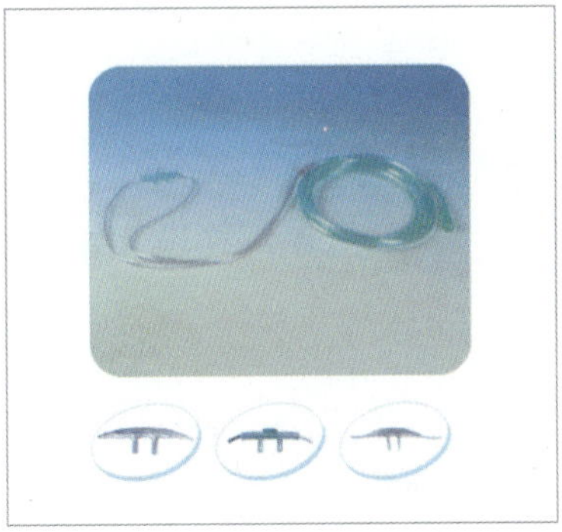

그림 6-1. Nasal cannula

표 6-1. Nasal cannula를 이용한 산소 공급과 F_IO_2

100% O_2 flow rate(L/min)	F_IO_2
1	0.24
2	0.28
3	0.32
4	0.36
5	0.40

문제

1. Nasal cannula로 100% 산소를 3L/min로 제공받는 사람이 있다 이 환자의 호흡수를 20회/min, TV을 500ml로 가정했을 때, 이 환자의 F_IO_2는 얼마일까?

풀이 산소를 공급받지 않을 때의 F_IO_2가 0.2입니다. 1L/min의 산소가 nasal cannula로 제공될 때마다 F_IO_2는 0.04가 증가해서 약 0.4까지 증가할 수 있습니다. 따라서 환자가 제공받는 F_IO_2=0.2+0.04×3=0.32입니다.

2 Simple mask

Nasal cannula는 reservior가 없어 F_IO_2를 0.4이상으로 증가시킬 수 없지만, 산소 마스크는 마스크의 공간이 산소의 저장소 역할을 하기 때문에 더 높은 F_IO_2를 만들 수 있습니다(그림 6-2). 그러나 마스크의 공간에 날숨의 이산화탄소도 저장되어 재호흡될 수 있으므로, 이를 막기 위해서는 5L/min이상의 산소를 공급해야 합니다.

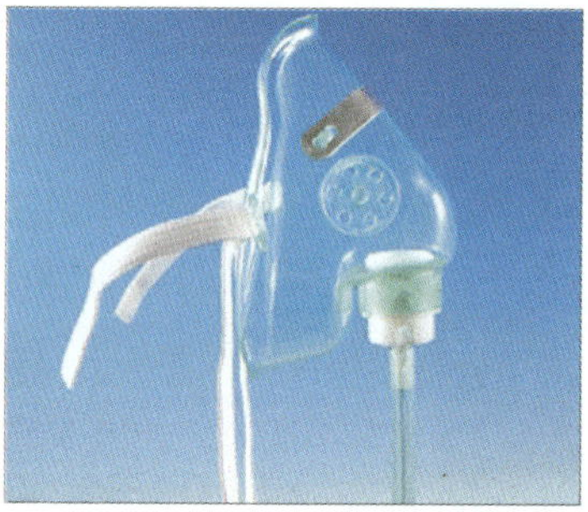

그림 6-2. Simple mask

표 6-2. Simple mask를 이용한 산소 공급과 F_IO_2

100% O_2 flow rate(L/min)	F_IO_2
5~6	0.4
6~7	0.5
7~8	0.6

▶ 정답 문제 1: 0.32

착용시 주의해야 할 점은 가급적 마스크가 얼굴에 밀착되도록 해야 하는 점입니다. 마스크가 밀착되지 않으면 더 많은 room air가 들어오게 됩니다.

산소 마스크를 이용해 100%의 산소를 투여 시 예상되는 F_IO_2는 표 6-2와 같습니다.

참고

산소 공급 flow에서 1을 뺀 수가 F_IO_2의 소수 자리와 일치한다는 것을 생각하면 쉽게 외울 수 있습니다.

3 Reservoir mask

Reservoir mask는 단순 마스크에 비해 큰 bag을 가지고 있는데, 이 bag은 산소의 저장소 역할을 해 높은 F_IO_2를 공급할 수 있게 합니다.

Reservoir mask에 대한 흔한 오해는 reservoir bag에 날숨이 저장되어 CO_2를 재흡입 할 수 있다고 생각하는 것입니다. 저 또한 인턴 때 hyperventilation 환자에게 볼품없는 비닐봉지를 씌우는 것보다 reservoir bag mask를 착용시키는게 낫겠다고 생각을 했었습니다. 하지만 날숨의 일부를 저장하는 partial reservoir bag mask나 날숨을 전혀 저장하지 않는 nonrebreathing bag mask 모두 bag에 CO_2를 저장하지 않고 대기로 배출합니다. 따라서 reservoir bag mask에서는 CO_2 retention이 일어나지 않습니다.

① Partial rebreathing mask(그림 6-3A)

날숨의 일부가 저장 bag으로 유입이 되지만 이 숨들은 상기도의 dead space에서 나온 것이기 때문에 이산화탄소가 없습니다.

② Non-rebreathing mask(그림 6-3B)

날숨이 모두 one way valve를 통해 빠져나가므로 저장 bag에 날숨이 없습니다. 10L/min 이상을 공급시 F_IO_2가 1까지 도달할 수 있습니다.

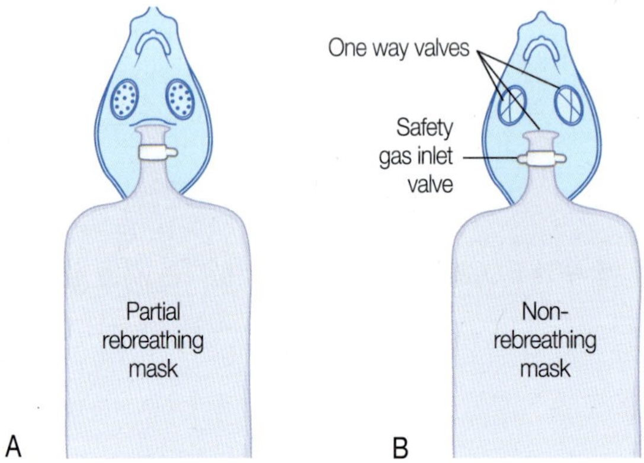

A: Partial rebreathing mask, B: Non-rebreathing mask

그림 6-3. Mask with reservoir bag

표 6-3. Mask with reservoir bag를 이용한 산소 공급과 FIO_2

100% O_2 flow rate(L/min)	F_IO_2
6	0.6
7	0.7
8	0.8
9	> 0.8
10	> 0.8

(2) High flow system

Venturi mask가 대표적입니다. Venturi mask의 원리는 베르누이의 법칙입니다. 산소는 실제 low flow로 공급되지만 마스크 안의 작은 입구를 지나면서 high flow가 됩니다. 이 high flow의 O_2는 그림 6-4의 B의 작은 구멍으로 room air가 빨려 들어오게 합니다. 이 둘이 혼합되어 특정 F_IO_2를 만듭니다(구멍이 작아질수록 room air의 혼합률이 작아지고 F_IO_2가 높아짐).

그림 B에는 각각의 F_IO_2를 얻기 위해 필요한 최소 flow가 적혀 있습니다. 따라서 특정 F_IO_2를 얻기 위해서는 최소한 이 수치 이상의 flow를 공급해야 합니다. 예를 들어 35%의 F_IO_2를 얻기 위해서는 최소 9L/min 이상의 flow를 공급해야 합니다.

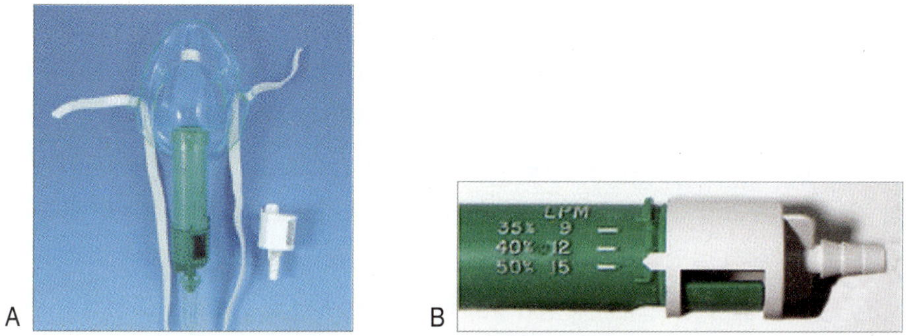

그림 6-4. Venturi mask(A)와 조절 장치(B)

만약 구멍을 35%의 F_IO_2에 설정하고 flow를 10L를 공급하면 어떻게 될까요? 어떤 학생들은 F_IO_2가 35% 이상이 될 것이라고 생각합니다. 앞에서 설명했듯이 35% F_IO_2를 공급하려면 최소 9L/min이상의 공급해야 합니다. 따라서 9L/min 이상의 flow를 공급하면 flow가 10L/min가 아니라 그 이상이어도 F_IO_2는 35%로 일정하게 됩니다 (더 알고 싶은 사람만(9) 참고).

또한, venture mask는 50%의 F_IO_2밖에 만들지 못한다는 점을 반드시 알아야 합니다. High flow system의 장점은 높은 F_IO_2가 아니라 일정한 F_IO_2입니다.

문제

1. 호흡 곤란 환자에게 산소 투여 시 흡입 가스에 산소 농도(F_IO_2)를 일정하게 유지하는 방법은?
   1) 코 삽관(nasal cannula)
   2) Simple mask
   3) Venturi mask
   4) Reservior bag이 부착된 안면 마스크
   5) 기관 삽관 후 앰부 주머니 환기

풀이 일정한 F_IO_2를 공급하는 장치를 venturi mask(high flow system)입니다.

▶ 정답 문제 1: 3)

4) NPPV(Noninvasive positive pressure ventilation)

NPPV는 noninvasive ventilation의 대표적인 방법입니다. Noninvasive ventilation은 기관내 삽입술이나 기관절개술을 통하지 않고 시행하는 기계환기를 통칭하고 그림 6-5와 같은 특이한 마스크를 착용시킵니다. 따라서 산소공급방식의 일환이라기 보다는 기계환기에 가깝지만 산소 공급 장비들과 함께 호흡보조기구로 알아두면 좋을 것 같아 이번 장에서 설명하도록 하겠습니다.

NPPV를 호흡 부전 환자에게 사용하면 intubation의 빈도를 많이 감소시키고 환자의 예후를 호전시킨다고 알려져 있습니다. 특히 COPD 환자의 급성 악화 시 CO_2 narcosis(의식저하, 기면)등이 없으면 mechanical ventilation을 하기 전에 NPPV를 먼저 시행해야 합니다. COPD 환자에게 NPPV를 사용한다는 것은 최근 의사 국가고시에도 많이 출제되는 문제이기 때문에 잘 알아두어야 합니다.

제가 응급실 인턴을 할 때였습니다. COPD가 악화된 환자가 와서 ABGA를 하고 nasal prong으로 2L/min의 산소를 공급한 후에 내과 선생님께 노티를 했습니다. 시간이 조금 지난 후 그 환자가 있는 곳으로 갔더니 환자가 요상한 기계를 착용하고 있었습니다. 제가 신기한 표정을 지으며 고개를 갸우뚱거리고 있으니 굉장히 친절했던 내과 선생님께서 제게 NPPV의 원리를 설명해 주었습니다.

"인턴 선생님! NPPV는 배우기만 했지 직접 보는 것은 처음이죠? 저 기계가 bilevel PAP이라는 건데 호흡 전반에 걸쳐 양압을 줘서 호흡을 보조해 줘요. 호기 때 양압을

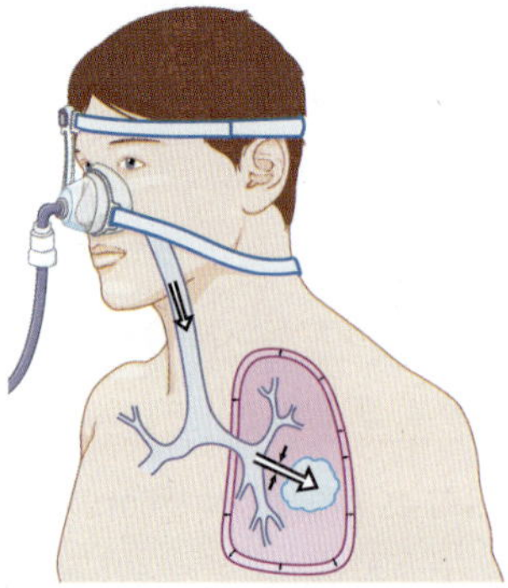

그림 6-5. Nasal mask를 통해 NPPV를 받고 있는 환자의 모식도

가하면 호기가 힘들어 질 것 같은데 오히려 호기를 돕는다는 게 신기하지 않아요? COPD환자는 small airway가 정상인보다 빨리 닫혀서 호기에 어려움을 느끼잖아요. NPPV가 small airway가 막히는 것을 막아주는 거에요(그림 6-5). 호기가 정상적으로 되니까 환자의 CO_2도 감소하겠죠? CO_2 빼는 기계이기도 해요."

내과 선생님의 설명 중에 CO_2를 빼주는 기계라는 말이 참 인상적으로 기억에 남았는데, NPPV의 적용은 COPD 환자에서 이산화탄소를 감소시키고 산소화를 호전시키며 기관 삽관율의 감소시킨다고 알려져 있습니다.

(1) NPPV의 적용이 가능한 인공호흡기

NPPV는 단순히 환자의 호흡 주기에 맞추어 압력을 공급하면 되므로 대부분의 중환자실에 사용하는 일반적인 ventilator들(volume ventilator, pressure ventilator, CPAP)을 이용해 환자에게 적용할 수 있습니다.

또한 NPPV ventilator 전용으로 bilevel PAP이라는 이동형 모델도 존재합니다(그림 6-6). 이동형 모델은 간편하고 이동성이 좋다는 장점이 있지만, 한 개의 tube를 사용하므로 CO_2를 재 흡인할 위험이 있고, 높은 압력을 만들 수 없으며, 고농도 산소를 줄 수 없다는 단점이 있습니다.

(2) NPPV의 작동 방식

CPAP과 NPPV의 차이점을 잘 모르고 있는 학생들이 많은데, 이 둘은 분명히 다른 방식이기 때문에 차이점을 잘 알아 두어야 합니다. CPAP은 호흡 주기에 상관없이 소량

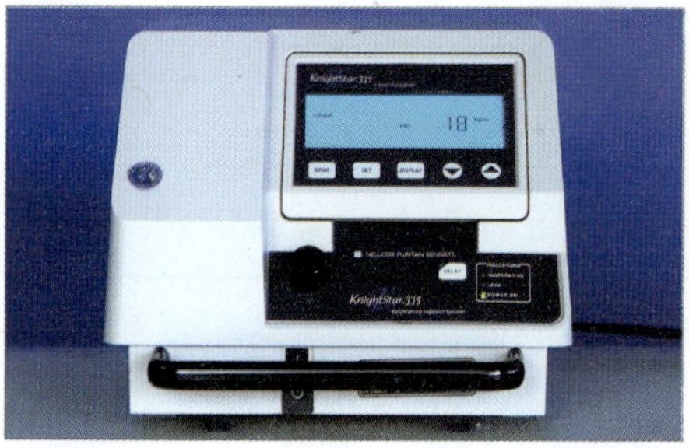

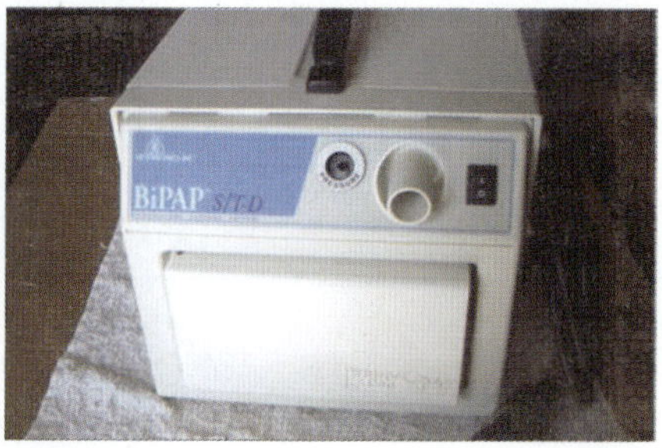

그림 6-6. Bilevel PAP

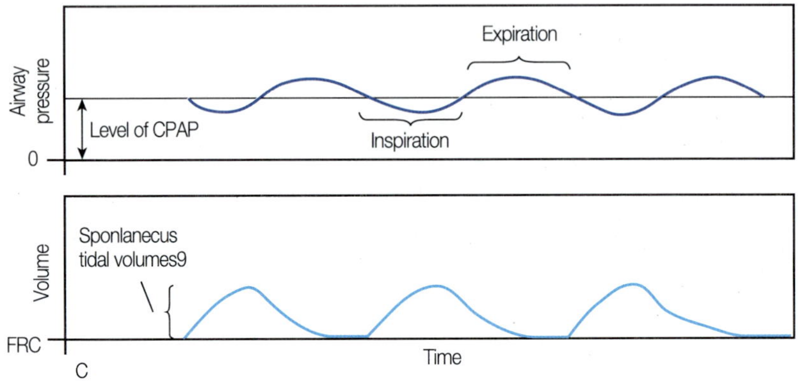

그림 6-7. CPAP(continuous positive pressure ventilation)

의 일정한 양압의 보조 환기를 제공하는 것입니다(그림 6-7). CPAP은 인공 기도를 통해 제공될 수도 있고, NPPV와 같이 mask를 통해 제공될 수도 있습니다. 인공 기도를 통해 제공되는 CPAP은 ventilator의 weaning시 자주 사용되며, mask CPAP은 sleep apnea의 치료 및 acute pulmonary edema(acute MI에 의한 것이 아니고, 의식이 명료하고 잘 협조되는 환자)에서 많이 사용됩니다. 특히 CPAP은 acute left ventricular failure와 pulmonary edema를 가진 환자에서 intubation을 할 확률을 줄이고 mortality를 감소시키는 효과가 있습니다.

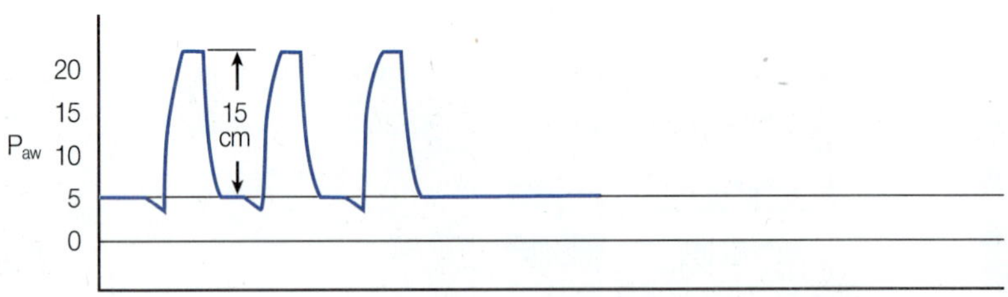

IPAP(PC + PS) = 20cm PIP = 20cm
EPAP(PEEP) = 5cm △ = 15cm

IPAP(inspiratory positive airway pressure), EPAP(expiratory positive airway pressure), PC(pressure control), PS(pressure support), PIP(peak inspiratory pressure)

그림 6-8. NPPV (Noninvasive positive pressure ventilation)

표 6-4. NPPV의 적응증

급성질환의 적용	만성 질환의 적용
1. COPD와 asthma의 악화[1] 2. Acute pulmonary edema[2] 3. Restrictive disease의 급성 악화 (chest wall deformity, neuromuscular dz) 4. Parenchymal lung disease (Pneumonia, ALI, ARDS) 5. 발관 후 초기(수술 후 발관 포함) 6. 면역 억제된 환자의 hypoxic respiratory failure	1. Chest wall deformity 2. Progressive neuromuscular disease 3. Sleep related hypoventilation/Apnea 4. Chronic COPD

1. 천식의 경우 약물을 이용한 전통적인 치료에 잘 반응하고, 전통적인 치료법과 NPPV를 이용한 치료법 사이의 controlled study가 없기 때문에 어느 방법이 좋은지 모릅니다.
2. Acute pulmonary edema에서 NPPV를 사용하면 gas exchange의 호전, 기관 삽관율의 현저한 감소가 일어나지만 CPAP에 비해 acute MI의 발병이 더 증가해 아직까지는 CPAP이 더 선호됩니다.

반면 NPPV는 그림 6-8과 같이 호기시에는 5cmH_2O의 PEEP을 제공하고 흡기시에는 약 15 cmH_2O(PC)의 압력을 보조(PS, pressure suppot)하는 방식입니다. 따라서 흡기시 제공되는 양압(IPAP)은 15(PS) + 5(PEEP) = 20 cmH_2O이고 호기시 제공되는 양압(EPAP)은 5 cmH_2O으로 PEEP과 동일합니다. CPAP에서는 호흡주기와 상관없이 일정한 양압을 주었지만, NPPV에서는 흡기와 호기에 각각 다른 압력을 준다는 차이점을 꼭 기억하기 바랍니다.

(3) NPPV의 적용이 가능한 질환들

NPPV는 표 6-4와 같은 질환들에 적용할 수 있습니다. 이 중 COPD의 급성 악화에 가장 효과가 좋은 것으로 알려져 있습니다(표 6-4).

(4) 환자 선택

NPPV를 제공하기 위해서는 NPPV가 필요한 환자인지 선별하는 guideline과 NPPV를 시행하면 안 되는 환자를 배제해야 guideline을 모두 충족해야 합니다(표 6-5).

표 6-5. NPPV의 선택 및 배제 guideline

급성질환	만성 질환
1단계 : 선택	제한성 폐질환 또는 중추성 저환기에서 선택지침
1. 급성 호흡곤란의 증상 및 징후 1) 중증도~중도의 호흡곤란 and 2) RR > 24, 부호흡근 사용, 기이호흡 2. 가스교환의 이상 1) $PaCO_2$>45mmHg, pH 7.35 or 2) PaO_2/F_IO_2<200	1. 증상 피로,두통,과도한 졸음, 악몽,야뇨증, 호흡곤란 or 2. 징후 Cor pulmonale and 3. 가스교환 주간 $PaCO_2$>45mmHg or 야간 저산소혈증(5분을 초과해서 지속적으로 SaO_2가 90% 미만으로 떨어지거나 총 감시시간의 10%를 초과해서 SaO_2가 90% 미만으로 떨어질 때)
2단계 : 배제	폐쇄성 폐질환의 경우의 선택지침
1. 호흡정지 2. 불안정한 상태 3. 기도 방어의 약화(기침 불가, 연하곤란) 4. 과도한 기도 분비 5. 격양(agitation), 비협조 6. 마스크의 부착이 힘든 안면 손상, 화상, 수술, 기형 등	1. 증상 피로, 과다 졸림, 호흡곤란 등 and 2. 가스 교환 이상 $PaCO_2$>55mmHg $PaCO_2$ 50~54mmHg 그리고 SaO_2가 감시시간의 10%를 초과해서 88%미만일 때 and 3. 적절한 내과적 치료에 반응하지 않을 때 4. 수면 무호흡증후군이 CPAP에 반응하지 않을 때 5. 2개월 후 평가시 하루에 4시간 이상 사용하고 치료 효과가 있을 때

문제

1. 당신은 우연히 단순 마스크로 3L/min로 산소를 마시고 있는 환자를 보았다. 1) 어떤 문제가 생길 수 있으며, 2) 어떤 조치를 하겠는가?

풀이 O_2 flow를 5L/min 이상으로 증가시켜야만 이산화탄소의 재흡입을 막을 수 있습니다.

▶ 정답 문제 1: 1) 이산화탄소의 재흡입, 2) O_2 flow를 5L/min 이상으로 증가

2. 63세 폐기종 환자가 호흡곤란이 악화되어 병원에 왔다. 옳지 않은 것은? (KMLE 02')

1) 급성 악화의 가장 흔한 원인은 기도 감염이다.
2) 동맥 산소 분압을 90mmHg 정도로 유지하도록 산소를 투여한다.
3) 산소 투여 후 동맥 이산화탄소 분압의 상승은 호흡 욕구가 감소되기 때문이다.
4) 높은 농도의 산소를 투여하면 고이산화탄소성 혼수가 올 수 있다.
5) 호흡 부전이 있을 때 비침습적 기계 호흡의 적응증이 된다.

풀이 산소 분압은 60mmHg정도면 충분합니다. 폐기종 환자의 악화시 high F_IO_2의 산소공급은 CO_2 narcosis를 유발할 수 있습니다. 과거에는 저산소혈증에 의해 유지되었던 환자의 respiratory drive가 산소공급을 통해 저산소혈증이 호전되면 사라져 CO_2 narcosis를 유발할 것이라고 생각했었습니다. 현재는 dead space가 증가하여 발생하는 것으로 생각합니다. 이에 대해서는 더 알고 싶은 사람만(10) 에서 더 자세히 공부해 봅시다.

3. 57세 남자 환자가 5일 전부터 가래가 노래지고, 호흡곤란이 악화되어 내원하였다. 50갑년의 흡연력이 있다. 5년 전부터 호흡곤란이 시작되어 점차 심해졌다. 양측 흉부 청진상 쌕쌕거림이 있었다. pH 7.32, $PaCO_2$ 55mmHg, PaO_2 68mmHg이었다. 가장 적절한 치료는? (KMLE 04')

가. Nasal O_2 분당 5L	나. 항생제 투여
다. 기관지 내시경으로 분비물 제거	라. β_2 agonist 분무기 투여

1) 가, 나, 다 2) 가, 다 3) 나, 라 4) 라 5) 가, 나, 다, 라

풀이 COPD의 악화의 가장 흔한 원인은 감염입니다. 가래가 노래졌다는 것은 infection을 의심하게 합니다. 따라서 항생제를 투여해야 하며, wheezing이 들리므로 β_2 agonist를 사용해 볼 수 있습니다.

▶ 정답 문제 2: 2) 문제 3: 3)

4. 50갑년의 65세 남성 흡연자가 호흡곤란 때문에 병원에 왔다. 가장 위험한 상황을 나타내는 진찰 소견은?

1) 체온 39℃ 2) 맥박수 118회/분 3) RR 32회/분
4) BP 90/50mmHg 5) 졸음(drowsiness)

풀이 졸음 등의 의식 변화는 가장 위험한 상황으로 invasive mechanical ventilation의 indication입니다.

5. 수년간 만성 호흡부전이 있던 환자가 급작스럽게 상태가 악화되었을 경우, 산소 요법 시행 시 목표가 되는 PaO_2는? (KMLE 96')

1) 30~40mmHg 2) 40~50mmHg 3) 60~65mmHg
4) 65~85mmHg 5) 85~100mmHg

풀이 COPD 악화가 있는 환자에서 산소치료의 목표는 SaO_2 > 90%입니다. 따라서 PaO_2 60~65mmHg로 유지하면 됩니다. 갑작스런 PaO_2의 증가는 CO_2 narcosis를 유발할 수 있습니다.

6. 75세 남자가 심한 호흡곤란과 청색증으로 응급실에 내원하였다. 만성 폐쇄성 폐질환으로 10년 이상 외래에서 치료받았던 과거력이 있다. 도착 당시 동맥혈 가스분석상 PaO_2 35 mmHg, $PaCO_2$ 85 mmHg, pH 7.25, HCO_3^- 30mEq/L 였다. 이 환자를 치료할 때 가장 이상적인 PaO_2의 농도는? (KMLE 95')

1) 55 2) 65 3) 75 4) 85 5) 90 이상

풀이 환자의 경우 1) PaO_2<40mmHg, 2) pH<7.25, $PaCO_2$>60mmHg로 invasive mechanical ventilation을 고려해야 하는 indication이 2가지나 됩니다. 치료를 위해 invasive mechanical ventilation을 고려해야 합니다. PaO_2는 SaO_2를 90%로 유지하는 수준이면 충분합니다.

▶ **정답** 문제 4: 5) 문제 5: 3) 문제 6: 2)

7. 68세 남자 환자가 만성 기관지염이 있다가 호흡곤란이 심해져 입원하였다. 코에 캐뉼라(삽입관)으로 산소를 1L/분투여하였다. 동맥혈 pH 7.32, 동맥 산소 분압(PaO_2) 60mmHg, 동맥 이산화탄소 분압 ($PaCO_2$) 62mmHg이었다. 환자의 의식은 명료하였다. 다음 조치는? (KMLE 02')

1) 현재 치료 계속
2) 산소 마스크로 고농도 산소 흡입
3) 산소 투여 중지
4) 분당 4L로 산소 흡입
5) 기관 삽관

풀이 GOLD guideline 2006에 의하면 pH<7.25 and/or $PaCO_2$>60mmHg에서는 기계환기를 제공해야 합니다. 따라서 기관삽관이 답입니다. 하지만 최근에는 NPPV의 적용이 확대되면서 기계 환기의 indication 중 일부를 성공적으로 치료했다고 합니다. 따라서 이 환자에게는 NPPV를 제공해 볼 수도 있습니다.

8. 만성폐쇄성폐질환 환자가 호흡곤란으로 실려왔다. 구급차에서는 마스크로 5L의 산소를 흡입하였고 후송 중 청색증이 발생하였다. 응급실에서 마스크로 5L의 산소를 투여 받는 상태에서 시행한 동맥혈검사 상 pH 7.14, $PaCO_2$ 106mmHg, PaO_2 42mmHg, HCO_3^- 27mEq/L였다. 적합한 처치는? (KMLE 05')

1) 마스크로 투여하는 산소를 8L로 증가
2) 베타항진제 흡입치료
3) 스테로이드정맥주사
4) 중탄산염정맥주사
5) 기관내삽관 후 인공호흡기 치료

풀이 pH<7.25 and/or $PaCO_2$ > 60mmHg는 mechanical ventilation의 indication입니다.

▶ 정답 문제 7: 5) 문제 8: 5)

9. 폐공기증(폐기종) 환자에게 벤튜리(venturi) 마스크를 이용하여 F_IO_2 0.4로 치료한 후 측정한 동맥 혈액가스 검사결과이다. 의식은 명료하며, 혈압은 120/80mmHg이었다. 다음 치료는? pH 7.12, $PaCO_2$ 85mmHg, PaO_2 56mmHg (KMLE 03')

1) F_IO_2가 0.4보다 낮은 벤튜리 마스크를 사용한다.
2) F_IO_2가 0.4인 벤튜리 마스크를 그대로 사용한다.
3) F_IO_2가 0.4보다 높은 벤튜리 마스크를 사용한다.
4) 비침습적 양압 환기(noninvasive positive-pressure ventilation)를 사용한다.
5) 기관 삽관 후 기계호흡을 시행한다.

풀이 GOLD guideline 2006에 의하면 표 6-6과 같은 상황에서는 invasive mechanical ventilation을 할 것을 추천하지만, non invasive ventilation(NIV)의 사용이 일반화 되면서 mechanical ventilation의 indication 중 일부가 NIV로 성공적으로 치료되고 있다고 합니다.
따라서 위 문제는 논란이 될 수 있습니다. GOLD guideline에 의하면 환자는 현재 severe acidosis(pH>7.2)와 $PaCO_2$>60mmHg가 동반된 상태이므로 mechanical ventilation을 고려해야 합니다. 하지만 의식이 명료하다면 NPPV를 시도해 볼 수도 있을 것이라 생각됩니다.

- Unale to tolerate NIV or fallure(for exclusion criteria)
- Severe dyspnea with use of accessory muscles and paradoxical abdominal motion.
- Respiratory frequency>35 breaths per minute
- Life-threatening hypoxemia
- Severe acidosis (pH<7.25) and/or hypercapnia ($PaCO_2$>8.0kPa. 60mm Hg)
- Respiratory arrest
- Somnolence, impaired mental status
- Cardiovascular complications (hypotension, shock)
- Other complications (metabolic abnormalities, sepsis, pneumonia, pulmonary embolism, barotrauma, massive pleural efusion)

표 6-6. COPD 악화시 mechanical ventilation의 indication

▶ 정답 문제 9: 5)

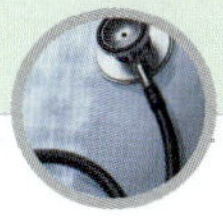

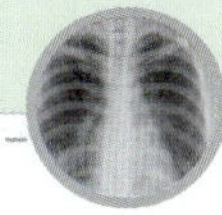

참고

GOLD guideline 2006에는 mechanical ventilation의 indication으로 life-threatening hypoxemia라고만 적혀있지만, GOLD guideline 2003에서는 life-threatening hypoxemia를 PaO_2 < 40mmHg, PaO_2/F_IO_2 < 200으로 정의합니다.

10. 40대 중반의 남자 환자가 호흡곤란을 주소로 응급실에 내원하였다. 환자는 과거력 상 5년 전에 만성 폐쇄성 폐질환을 진단 받았다. 이 환자의 동맥혈 가스 분석 결과는 pH 7.10, $PaCO_2$ 50mmHg, HCO_3^- 17mEq/L, BE -11mEq/L이었다. 이 환자의 처치로 맞는 것은? (04' 전공의 시험)

    1) 상체를 낮추고 다리를 높인다.
    2) epinephrine 1mg을 정주한다.
    3) 기관내 삽관을 하고 인공 호흡을 시킨다.
    4) 단순 산소 마스크를 통해 산소를 1L/min으로 투여한다.
    5) Nonbreathing mask를 통해 F_IO_2를 0.8로 조절하여 투여한다.

풀이 환자의 동맥혈가스를 분석해 봅시다. pH 7.1과 bicarbonate의 감소는 metabolic acidosis를 의미합니다. 예상되는 $PaCO_2 = 3/2 \times 17 + 8 = 33.5$mmHg인데, 환자의 경우 호흡성 산인 CO_2가 50mmHg로 약 17mmHg가 더 증가되어 호흡성 산증이 동반되어 있습니다. 따라서 환자는 현재 metabolic acidosis와 respiratory acidosis가 동반된 상태입니다.

Mechanical ventilation의 indication은 표 6-6과 같습니다. 환자의 경우 pH < 7.25이고 metabolic abnormality가 동반되어 있으므로 기계환기를 제공해야 합니다.

▶ 정답 문제 10: 3)

11. 85세 남자가 dyspnea를 주소로 응급실을 방문하였다. 10년 전 COPD로 진단 받았고 최근 수 일 전부터 감기 증상이 있었다. 산소 투여 전 ABGA에서 pH 7.38, $PaCO_2$ 58, PaO_2 47이었다. Nasal prong O_2 4L 투여 후 환자는 혼수상태가 되었다. 이 때 ABGA는 pH 7.28, $PaCO_2$ 85mmHg, PaO_2 55 mmHg였다. 다음으로 시행해야 할 처치는? (KMLE 04')

1) 산소 투여 중지 후 관찰
2) 산소를 줄인다.
3) 현재상태 유지하며 관찰한다.
4) Intubation 후에 기계환기시킨다.
5) 산소를 늘린다.

풀이 의식의 변화는 mechanical ventilation의 indication입니다.

더 알고 싶은 사람만(10)

Q1) $PaCO_2$가 증가된 COPD 환자에게 높은 F_IO_2의 산소를 투여하면 왜 CO_2 narcosis가 생길까요?

A) 1950년대와 1960년대에는 COPD환자에서 고농도의 산소를 투여했을 때 CO_2 narcosis가 생기는 주된 원인을 산소 투여에 의한 hypoxic respiratory감소로 설명했지만, 현재는 dead space의 증가로 설명합니다.

5) Hypoxic respiratory drive의 소실

Hypoxic respiratory drive란 만성적으로 높은 CO_2에 노출된 COPD 환자에서는 CO_2 증가가 호흡중추를 자극하지 못하므로 낮은 PaO_2에 의해 호흡 중추가 자극이 되어 ventilation이 유지되는 것을 의미합니다.

만약 이러한 COPD환자에게 고농도의 산소를 공급하게 되면 호흡중추를 자극했던 낮은 PaO_2가 사라지게 되므로, ventilation이 저하되어 CO_2가 상승하고 CO_2 narcosis가 생기게 될 것입니다. 하지만 hyperoxic respiratory depression에 의한 약간의 minute ventilation의 감소가 high CO_2를 유발하는 주된 원인이라는 가설에는 의문이 제기되기 시작했습니다.

▶ **정답** 문제 11: 4)

6) Dead space의 증가

최근에는 CO_2 narcosis가 dead space의 증가에 의해 발생하는 것으로 생각합니다.

COPD의 악화에 의해 hypoxemia가 발생하게 되면 폐는 poorly ventilated lung regions에 localized vasoconstriction을 일으켜 V/Q match를 유지하려고 노력합니다.

그런데 고압의 산소가 공급하게 되면 hypoxic pulmonary vasoconstriction(HPV)이 사라지게 됩니다. HPV가 사라지게 되면 V/Q mismatch가 발생하고 일부 COPD환자에서는 dead space가 증가하게 됩니다.

7) 다른 요인들

높은 분압의 산소 공급은 absorption atelectasis를 유발합니다. 또한 alveolar high O_2 concentration은 Hb과 CO_2의 분리를 촉진시켜 CO_2의 농도를 증가시키고 pH를 감소시킵니다(Haldan effect).

Q2) 최근에 사용되는 PAV(Proportional assist ventilation)는 어떤 방식의 보조 환기법인가요?

A) PAV에서는 환자의 노력에 비례하여 기도압이 결정됩니다. 즉 환자의 흡기 노력이 많으면 높은 기도 압력이 가해지고, 환자의 흡기 노력이 적으면 낮은 기도 압력이 가해집니다. PSV(pressure support ventilation)과 어떤 차이가 있는지 궁금한 학생들이 있겠지요? PSV에서는 환자의 흡기 노력에 관계없이 일정한 양압이 보조됩니다.

참고

두 방식 모두 흡기 시간은 환자의 흡기 노력에 의해 결정됩니다. 반면 PCV(pressure control ventilation)에서는 압력과 흡기시간 모두 ventilator가 조절합니다.

표 6-7. PSV, PCV와 PAV의 비교

	흡기시간 결정	압력보조 결정
PSV	환자	Ventilator
PCV	Ventilator	Ventilator
PAV	환자	환자

Q3) Venturi mask에서 50%의 F_IO_2를 설정하려면 최소 15L/min의 flow를 공급해야 합니다. 그런데 만약 10L를 공급하면 어떻게 될까요?

A) 어떤 환자가 RR 30회/min, TV 500ml로 분당 15L/min로 호흡을 한다고 합시다. 이 양을 high flow system으로 모두 공급을 해야지만 일정한 F_IO_2를 유지할 수 있습니다. 그런데 만약 10L/min를 설정하면 어떻게 될까요? 당연히 부족한 5L/min의 flow가 외부에서 마스크와 안면 사이의 틈으로 유입되어야만 합니다. 즉 충분한 유량이 공급되지 않는다면 high flow system에 외부공기가 추가로 유입되어 high flow system으로 작동하게 됩니다.

Q4) Venturi mask에서 40%의 F_IO_2를 유지하려면 최소 12L/min의 O_2 flow가 필요합니다. Flow 15L/min로 증가시켜도 F_IO_2는 왜 변하지 않을까요?

A) Flow가 증가하면 구멍으로 들어오는 room air도 베르누이의 법칙에 의해 증가해 항상 일정한 F_IO_2가 유지됩니다. 예로 F_IO_2 40%에서 공기와 산소는 3 : 1로 섞이게 됩니다. 산소의 flow가 12L/min였다면 공기는 36L/min가 공급이 되고, 산소의 flow가 15L/min이면 공기의 유입은 45L/min로 증가하여 항상 공기와 산소의 비는 3 : 1을 유지하기 때문에 F_IO_2는 변하지 않습니다.

Q5) 천식 환자들이 병원에 오는 경우 어떤 약물로 치료했냐고 물어보면 이름을 기억하지 못하고 막대기같이 생긴 약물, 보라색의 둥근 흡입기 등으로 설명을 할 때가 많습니다. 천식에 사용하는 inhaler들을 정리해 봅시다.

A) 천식 흡입제는 크게 두가지로 나눌 수 있습니다. 하나는 응급상황에서 사용하는 reliever이고 다른 하나는 평소에 재발을 막기 위해 사용하는 controller입니다. Reliever로는 short acting β2-agonist가 사용됩니다. Controller로는 long acting β2-agonist와 steroid제제가 사용됩니다.

5) Ventolin(salbutamol)

가장 유명한 천식약으로 성분명은 Salbutamol입니다. Shotacting β2-agonist로 증상이 있을 때에만 사용하는 reliever입니다(그림 6-9).

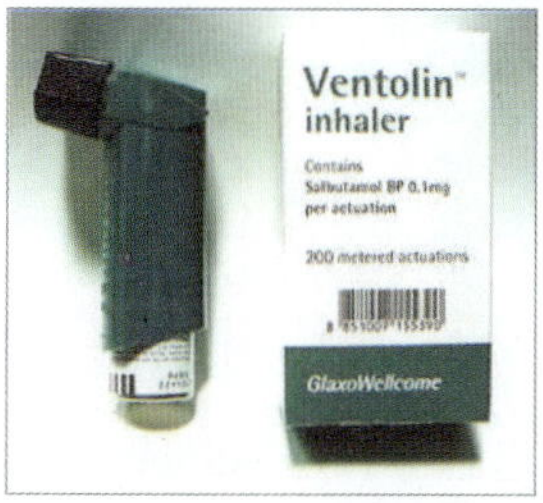

그림 6-9. Ventolin inhaler

6) Pulmicort(budesonide)

천식의 controller는 기본적으로 steroid입니다. 이중 가장 유명한 약 중에 하나가 Pulmicort(성분명으로 budesonide)입니다(그림 6-10).

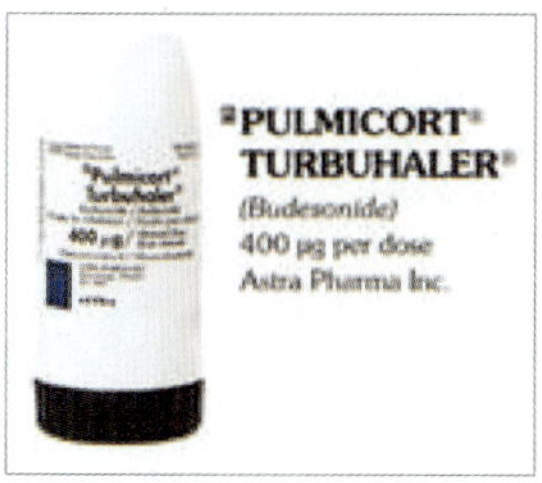

그림 6-10. Pulmicort inhaler

7) Flixotide(Fluticasone propinate)

역시 inhaled glucocorticosteroid로서 controller입니다. 그림 6-11은 flixotide 50, 100의 사진입니다. 50과 100은 한 번에 흡입되는 양을 의미합니다. 아래 그림의 글을 읽어보면 50ug의 발포제가 60개가 들어있는 제품인 것을 알 수 있습니다. 이렇게 원반처럼 생긴 제품은 diskus라고 합니다. 모든 제품은 inhaler형태와 diskus형태가 있습니다.

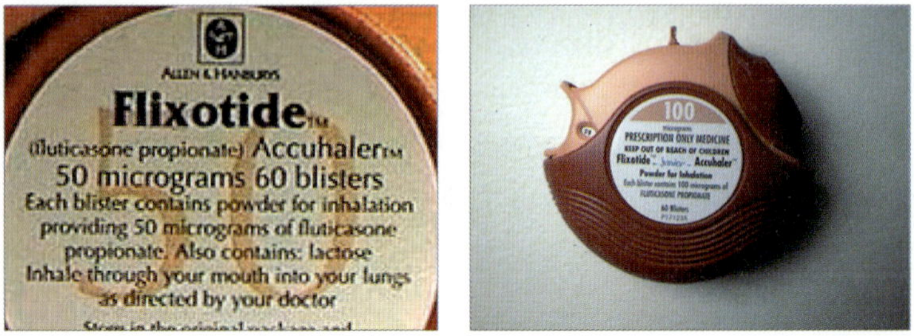

그림 6-11. Flixotide diskus

8) Serevent(salmeterol)

Inhaled long acting β2-agonist로 역시 controller입니다(그림 6-12). Salmeterol과 salbutamol(상품명 Ventolin, short acting β2-agonist)이 헷갈리는데, meter를 긴 단위로 연상하면 salmeterol이 long acting이라는 것을 쉽게 외울 수 있을 것입니다.

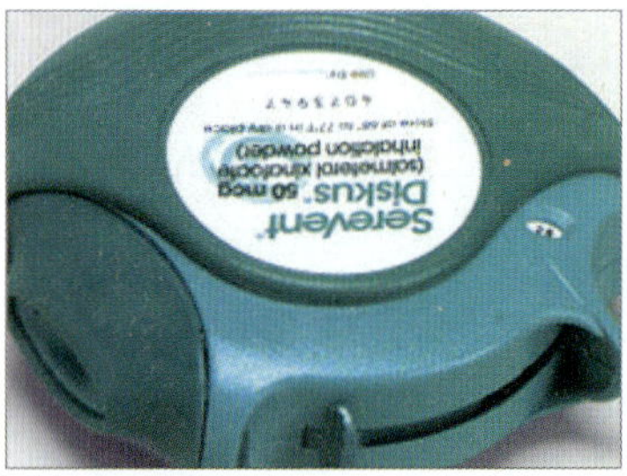

그림 6-12. Serevent discus

9) 혼합제재

천식 환자들은 흔히 inhaled steroid와 inhaled long acting β2-agonist 2가지를 동시에 사용해야 하는데, 두 제품을 모두 가지고 다니기도 불편하거니와 각각의 제품을 매번 사용하는 일도 불편한 일이겠지요? 그래서 두 약물이 혼합된 제품이 존재하는데, 여러분들도 한 번쯤은 들어봤을 Symbicort와 Seretide가 그 예입니다.

(1) Symbicort

Symbicort는 4.5㎍ formoterol(long acting inhaled β2-agonist)와 80 or 160m㎍ budesonide가 1회 흡입시 이용될 수 있도록 혼합된 제품입니다(그림 6-13). Sym이라는 단어는 혼합, B(bi)는 β2-agonist의 β, cort는 steroid를 의미하므로 이 제품이 혼합 제재라는 것은 쉽게 외울 수 있을 겁니다.

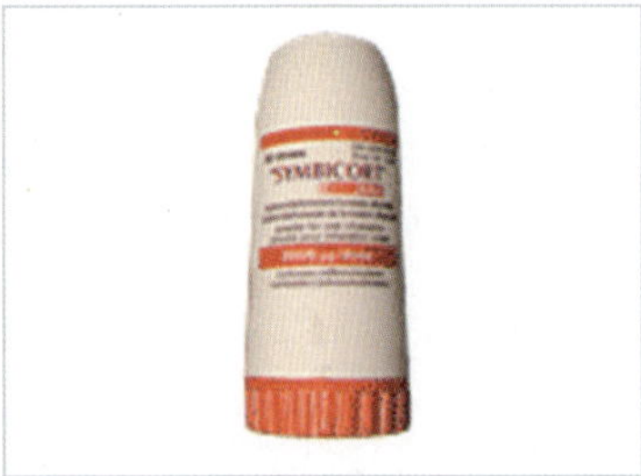

그림 6-13. Symbicort diskus & inhaler

(2) Seretide

Seretide는 Flixotide와 serevent(Salmeterol)이 혼합된 제품입니다(그림 6-14). Sere는 serevent의 sere이고 tide는 flixotide의 tide입니다.

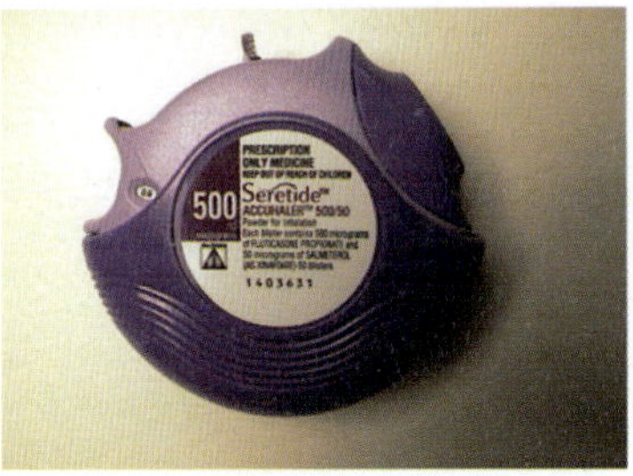

그림 6-14. Seretide diskus

문제

1. 천식이 악화된 환자가 응급실에 내원하였다. 환자는 전에 달팽이 모양의 보라색 흡입제를 사용했었다고 한다. 어떤 흡입제를 투여하고 있었을까?

1) Ventolion
2) Pulmicort
3) Flixotide
4) Seretide

풀이 보라색 diskus 흡입제는 Seretide입니다.

참고문헌

1. AARC Clinical Practice Guideline. oxygen Therapy for Adults in the Acute Care Facility-2002 Revision & Update. Respir Care 2002; 47(6):717-720.
2. AARC Clinical Practice Guideline. oxygen Therapy in the Home or Alternate Site Health Care Facility-2007 Revision & Upate. Respir care 2007; 52(1): 1063-1068.
3. 대한외상학회. 외상학 2/e. 군자출판사 2005.
4. 서울아산병원 내과학교실. 서울아산병원 내과 매뉴얼 3/e. 군자출판사 2008; 712-719.
5. GOLD guideline 2006.

▶ 정답 문제 1: 4)

7. Capnography

마취과 인턴 선생님이 그림 7-1처럼 capnograph가 갑자기 사라지며 알람이 울리자 어쩔 줄 모르고 있습니다. 수술을 하던 레지던트 선생님이 "인턴 선생님! airway disconnection 되었나 봐요!" 라고 하니, 인턴 선생님이 분리되어 있던 airway를 연결하고 안도의 한숨을 내쉽니다.

Capnogaph는 마취 중이거나 중환자실에 있는 환자를 monitoring할 때 매우 유용합니다. Capnography는 이들 환자의 intubation 성공여부, ventilator와의 연결, 근이완에 대한 정보를 제공합니다.

또한 폐 역학과 관련하여 capnography는 dead space와 매우 밀접한 관계를 가집니다. Dead space가 증가할수록 $ETCO_2$(end todal CO_2)는 실제 환자의 $PaCO_2$와 큰 차이가 발생하게 됩니다. 만약 dead space의 생리에 대해 잘 이해하지 못했다면 반드시 2부 폐 역학 6장 V/Q mismatch와 shunt를 다시 공부한 후에 이 장을 읽기 바랍니다.

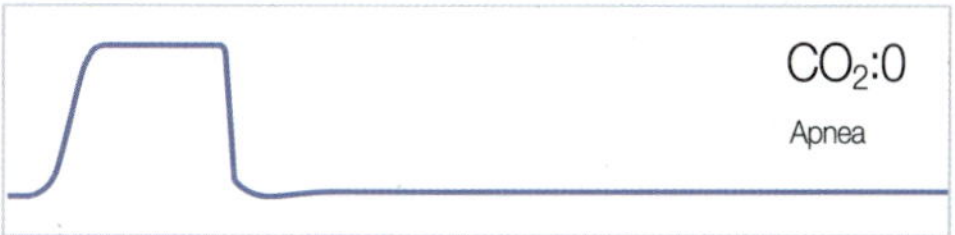

그림 7-1. 갑자기 사라진 capnograph

1) Capnogarphy란?

Capnograph는 환자의 호기 가스 내 CO_2를 감지해 그래프로 나타낸 것입니다. Capnograph는 다른 그래프(pressure, volume, flow)와는 달리 흡기 시 그래프가 감소하고(흡기에는 이산화탄소가 검출이 안됨), 호기 시에 그래프가 증가(호기 시 이산화 탄소 배출)합니다.

그림 7-2는 기계환기를 제공받는 환자에서 air flow과 $ETCO_2$를 동시에 측정한 그림입니다. 그림의 a지점에서 흡기가 시작되는데 $ETCO_2$는 감소합니다. 반면 호기가 시작되는 b지점부터는 $ETCO_2$가 증가합니다.

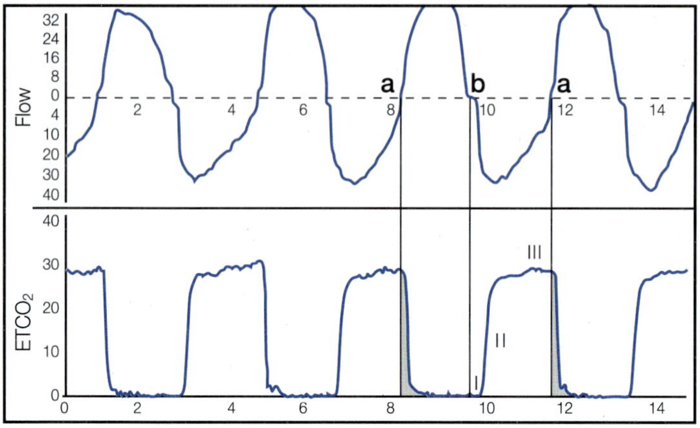

그림 7-2. Flow와 $ETCO_2$

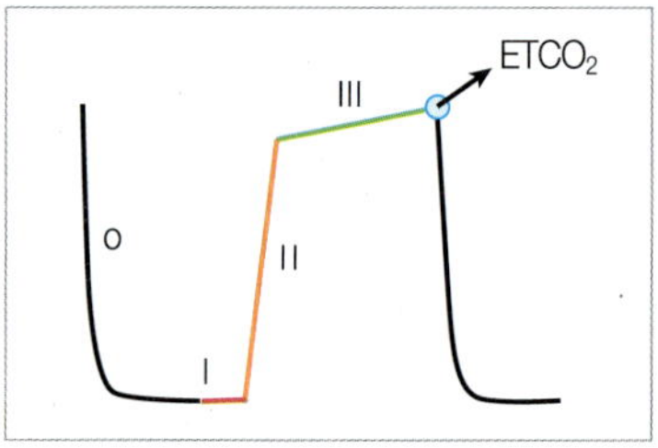

그림 7-3. Capnography의 파형

2) 파형

Capnography의 파형은 그림 7-3와 같습니다. 그래프의 각 부위를 phase 0~4로 분류합니다. Phase 0은 흡기이고 phase I~III이 호기입니다. 각각의 phase가 어떻게 만들어지는지 알아보도록 하겠습니다.

(1) 흡기(phase 0)

흡기가 시작되면 CO_2가 검출이 되지 않기 때문에 CO_2 pressure는 급격히 감소합니다. 이를 phase 0 이라고 합니다.

(2) 호기

1 Phase I

호기 초기에 배출되는 공기는 흡기말에 들이마신 공기(CO_2가 없음)가 삼기도(anatomical dead space)에 머물다가 다시 배출되는 것이므로 CO_2가 존재하지 않습니다.

2 Phase II

Alveoli의 공기가 배출되기 시작하면 CO_2는 급격하게 증가합니다.

3 Phase III

호기가 어느 정도 진행되면 CO_2는 plateau를 이루며 서서히 증가합니다. Phase III에서 측정되는 최고 CO_2 압력이 end tidal CO_2($ETCO_2$)입니다. 호기 말에는 dead space에서 나오는 공기가 없고 순수하게 alveoli에서 나오는 공기만 존재하기 때문에 가장 높은 CO_2가 측정됩니다.

3) $ETCO_2$를 변화시키는 요인들

$ETCO_2$를 변화시키는 요인들을 정리하면 표 7-1과 같습니다. 대사의 증가와 감소는 $PaCO_2$와 $ETCO_2$의 동일한 변화를 일으킵니다. 반면 alveolar ventilation은 $PaCO_2$와 반비례하므로 $ETCO_2$ 와도 반비례합니다.

4) Dead space와 $ETCO_2$

Dead space ventilation이 증가(dead space의 증가는 alveolar hypoventilation이므로)하면 $PaCO_2$와 $ETCO_2$가 증가합니다. 하지만 이 경우 $PaCO_2$에 비해 $ETCO_2$는 상대적으로 덜 증가해 $PaCO_2$와 $ETCO_2$의 차이가 증가하게 됩니다.

Dead space를 구하는 공식은 아래 식(1)과 같습니다. 식 (1)을 통해 우리는 $PaCO_2$와 $PECO_2$(expiratory CO_2 pressure)가 차이가 날수록 dead space가 증가한다는 것을 쉽게 알 수 있습니다.

$$V_D/V_T = (PaCO_2 - PECO_2) / PaCO_2 \quad \cdots\cdots\cdots\cdots\cdots\cdots \text{식(1)}$$

표 7-1. Capnograph를 변화시키는 요인들

$ETCO_2$의 변화	예
정상 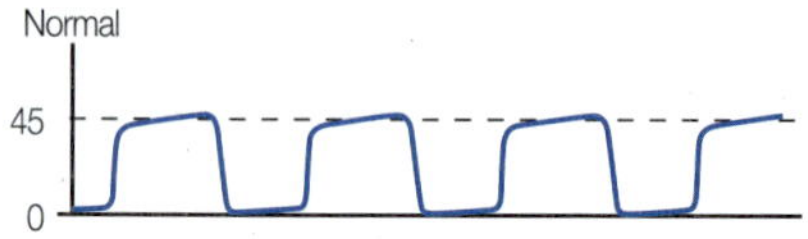 	Normal
증가 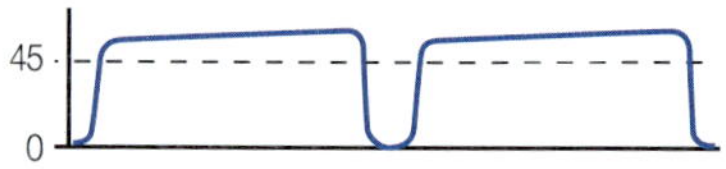 	1) CO_2 생성 증가 고열, sepsis, seizure, bicarbonate투여 2) alveolar hypoventilation (1) Minute ventilation의 감소 (2) Dead space의 증가
감소 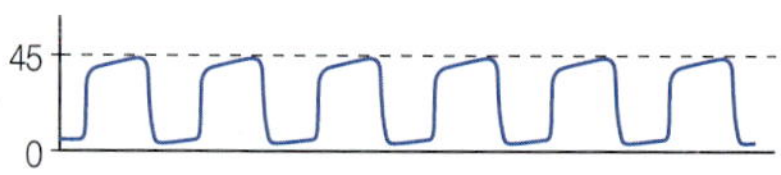 	1) CO_2 생성 감소 (1) 생성 감소 - 저체온 (2) pulmonary perfusion 장애 ① cardiac arrest ② pulmonary embolism 2) Alveolar hyperventilation

Dead space를 구할 때 사용하는 $PECO_2$는 $ETCO_2$가 아니라 expired gas의 random sample로 약간의 차이가 존재하지만, ($PaCO_2-ETCO_2$)의 증가도 dead space를 반영하는 지표로 사용할 수 있습니다.

정리

1. Dead space가 증가하면 $PaCO_2$와 $ETCO_2$는 증가
2. Dead space가 증가하면 ($PaCO_2$ - $ETCO_2$)는 증가
   ($\Delta PaCO_2$ - $\Delta ETCO_2$)
3. ($PaCO_2$ - $ETCO_2$)가 증가하는 대표적인 원인들(dead space가 증가)
   1) Pulmonary embolism
   2) Cardiac arrest
   3) 과도한 PEEP

5) $ETCO_2$의 임상 적용

정상인에서 $ETCO_2$는 $PaCO_2$와 거의 같지만, 폐질환이 있는 환자에서는 $ETCO_2$와 $PaCO_2$가 차이가 발생해 $ETCO_2$로 $PaCO_2$를 예측할 수 없게 됩니다. 그렇다면 폐질환이 있는 환자에서 $ETCO_2$의 monitoring은 의미가 없는 것일까요? 그렇지는 않습니다. 아래에 제시된 질문들에 대답을 해보면서 $ETCO_2$를 폐질환이 있는 환자에서 어떻게 적용할 수 있을지 생각해 봅시다.

문제

1. 중증의 COPD 악화는 dead space의 증가가 그 원인입니다. Dead space가 증가해 PaO_2가 감소하고, $PaCO_2$가 증가하게 됩니다. 어떤 COPD 환자가 호흡곤란 후에 의식이 혼미해져서 응급실에 내원했다고 합시다. PaO_2는 55 mmHg였고, $PaCO_2$는 85mmHg였습니다. 의식이 혼미했기 때문에 NPPV는 시행하지 못하고 기계환기를 시행했습니다. 환자의 $ETCO_2$는 얼마 일가요?

   1) 80mmHg
   2) 80mmHg보다 훨씬 작은 값을 갖는다.

풀이 Dead space가 증가했으므로 $ETCO_2$는 아마도 $PaCO_2$에 비해 상대적으로 덜 증가했을 것이다. 따라서 답은 2번입니다.

▶ **정답** 문제 1: 2)

2. Mechanical ventilation을 시행하고 6시간 후에 측정한 환자의 PaO_2는 60 mmHg였고, $PaCO_2$는 75mmHg, $ETCO_2$는 55mmHg이었습니다. $ETCO_2$와 $PaCO_2$의 차이는 20mmHg입니다. 환자의 상태가 계속 stable 하다면 $ETCO_2$를 통해서 환자의 $PaCO_2$를 유추할 수 있을까요?

1) 있다

2) 없다

풀이 환자의 상태가 stable해진 이 후 환자의 폐 역학이 급격히 변하지 않는다면 ($ETCO_2$의 값이 급격히 변하지 않는다면), 환자의 $PaCO_2$는 $ETCO_2$와 약 20mmHg 차이를 갖는 75mmHg임을 쉽게 알 수 있을 것입니다.

3. 환자의 $ETCO_2$가 갑자기 45mmHg으로 감소하였다. 환자의 $PaCO_2$는 얼마일까?

1) $PaCO_2$와 약 20mmHg차이를 가졌으므로 환자의 $PaCO_2$는 45+20=65mmHg으로 호전되었을 것이다.

2) 환자의 $ETCO_2$의 감소는 폐 역학의 변화(dead space등의 증가)를 의미하므로 환자의 $PaCO_2$는 유추할 수 없으며, $PaCO_2$의 변화가 있을 것만을 암시한다. 따라서 $PaCO_2$를 직접 측정한 후 환자가 stable해지면 다시 $ETCO_2$와의 관계를 알아봐야 한다.

풀이 $ETCO_2$의 갑작스런 변화는 환자의 폐역학의 변화를 의미합니다. 따라서 기존에 알아두었던 $PaCO_2$와 $ETCO_2$와의 관계는 성립하지 않습니다. $PaCO_2$를 직접 측정해봐야 합니다.

정리

$ETCO_2$와 $PaCO_2$의 차이가 얼마나 나는지는 확인한 후 $ETCO_2$의 추이를 살핀다면 $PaCO_2$의 변화유무를 추적하는데 도움이 됩니다.

▶ 정답 문제 2: 1) 문제 3: 2)

$ETCO_2$는 다음과 같은 임상 상황에서 적용할 수 있습니다.

(1) SpO_2와 함께 $ETCO_2$를 측정하면 ABGA를 줄일 수 있습니다.

환자가 stable하고 SpO_2와 $ETCO_2$의 큰 변화가 없다면 기존에 측정해 두었던 ABGA 값이 유지되는 것으로 생각할 수 있고, 너무 자주 행해지는 ABGA를 줄일 수 있습니다.

(2) 갑작스런 dead space 증가

갑작스런 dead space의 증가는 $ETCO_2$를 감소시킵니다. Dead space의 증가는 $PaCO_2$를 증가시키지만 capillary에서 alveoli로 배출되는 CO_2를 감소시키므로 $ETCO_2$는 감소합니다.

(3) 심폐소생술

심정지 시에는 pulmonary capillary로의 blow flow가 없으므로, 폐 전체가 dead space가 됩니다($Q=0$, $V/Q=\infty$). 따라서 폐로 빠져 나오는 CO_2가 거의 존재하지 않으므로 $ETCO_2$ 역시 거의 측정되지 않게 됩니다.

심정지가 발생한 환자에게 심폐소생술을 시행했을 때 심폐소생술이 성공적이라면 $ETCO_2$는 증가하게 됩니다. 따라서 $ETCO_2$는 심폐소생술의 성공 유무를 판단하는 지표로도 사용될 수 있습니다.

한 연구에 의하면 심폐소생술 20분 후 살아서 병원에 입원한 환자들의 $ETCO_2$는 18mmHg 이상이었으나 $ETCO_2$가 10mmHg 미만이었던 환자들은 대부분 사망했다고 합니다.

(4) Ventilator와의 연결 확인

Ventilator와 환자와의 connection이 분리되면 $ETCO_2$는 당연히 측정되지 않겠지요?

(5) Intubation시 확인

Intubation이 성공적으로 이루어지면 그림 7-2와 같이 직사각형 모양의 연속적인 capnograph를 얻을 수 있으므로 capnograph는 intubation의 성공여부를 확인하는데 유용합니다.

또한 capnography의 원리를 응용해 intubation의 성공 유무를 확인하는데 도움을 주는 CO_2 colorimeter라는 기구도 존재합니다. 이 장치는 room air(20% 산소)에 노출이 되었을 때에는 보라색이었다가, 약 4%의 CO_2에 노출이 되면 노란색으로 바뀌게 되어 간편하게 intubation의 성공여부를 판단할 수 있게 도와줍니다(그림 7-4).

주의할 점은 cardiac arrest(pulmonary circulation이 없는 경우)가 발생한 경우에는 CO_2가 검출이 안되기 때문에 사용할 수 없다는 점입니다. 또한 gastric contents, mucus, epinephrine과 같은 약물 그리고 탄산음료를 마신 환자의 경우에는 false positive가 발생할 수도 있습니다.

이러한 false positive를 방지하기 위해서는 환자의 호기와 흡기에 따라 CO_2 colorimeter의 색깔 변화(호기 시 노란색, 흡기 시 보라색)가 발생하는지를 관찰해야 합니다(colorimeter가 보라색에서 노란색으로 한 번 변하면 더 이상 사용할 수 없는 것이 아니라 약 2시간 동안 사용할 수 있기 때문에 환자의 흡기와 호기에 따라 color change가 지속적으로 일어나는지를 관찰해야 합니다).

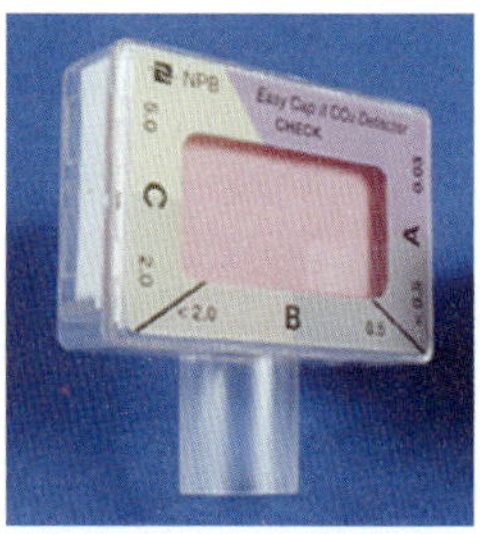

A: CO_2 0.03-0.5%(4mmHg)
B: CO_2 0.5-2%(4-15mmHg)
C: CO_2 2-5%(15-38mmHg)

그림 7-4. CO_2 colorimeter

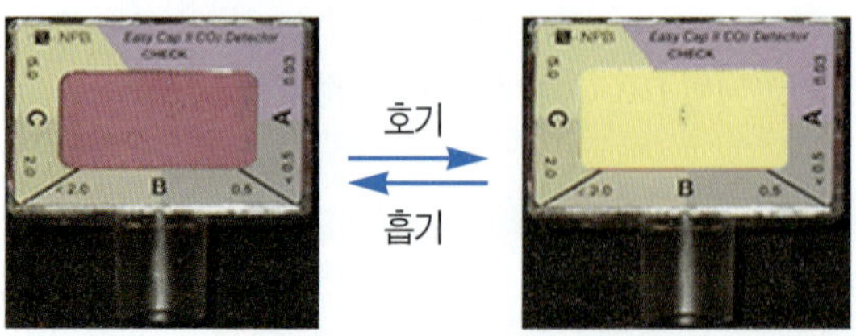

그림 7-5. CO_2 colorimeter의 색깔 변화

더 알고 싶은 사람만(11)

Q1) 수술방에서 intubation을 한 후 capnography를 연결했는데 다음과 같은 파형이 나왔습니다. Intubation은 잘 된 것일까요?

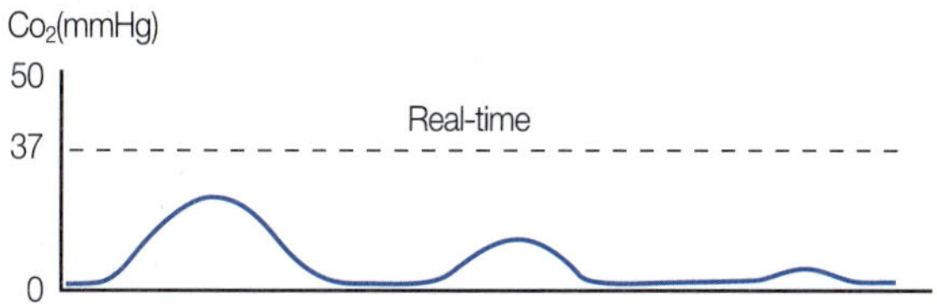

A) 환자의 capnograph는 사각형의 정상 파형 대신 sine파가 점점 작아지는 형태를 보입니다. 이는 esophageal intubtion시 나타나는 파형입니다.

Q2) 마취과 인턴이 수술 중인 환자를 monitoring하고 있었는데, 갑자기 아래 그림과 같은 capnogram을 발견했습니다. 어떻게 해야 할까요?

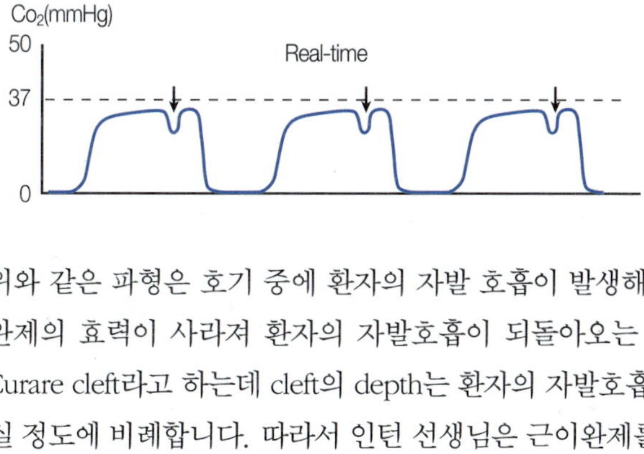

A) 위와 같은 파형은 호기 중에 환자의 자발 호흡이 발생해 발생합니다. 이는 근이완제의 효력이 사라져 환자의 자발호흡이 되돌아오는 것을 의미합니다. 이를 Curare cleft라고 하는데 cleft의 depth는 환자의 자발호흡과 근 이완제의 효력 상실 정도에 비례합니다. 따라서 인턴 선생님은 근이완제를 환자에게 투여해야 합니다. 실제 마취과 인턴을 하다가 많이 보는 그림이니 잘 알아두기 바랍니다.

Q3) 중환자실에서 환자를 prone position으로 바꾸는 도중 아래 그림과 같은 파형이 발견되었습니다. 담당 간호사가 알람을 듣더니 artificial airway가 꺾인 것을 확인한 후 꺾인 것을 풀었더니 정상 capnograph가 나오게 되었습니다. 이 외에 아래 그림과 같은 파형을 발생시키는 다른 원인에는 무엇이 있을까요?

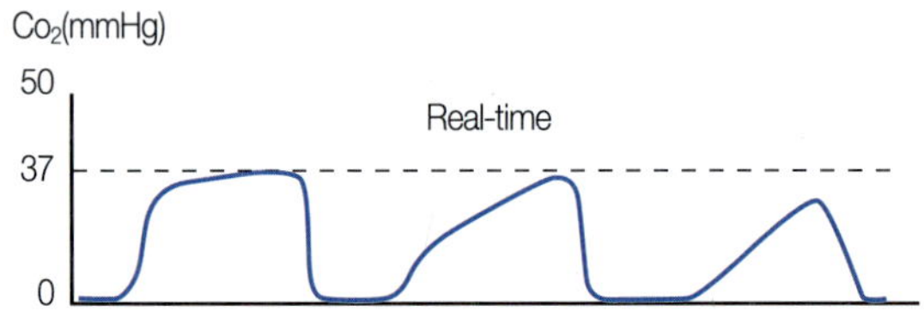

A) Airway의 obstruction(bronchospasm, airway의 foreign body, breathing circuit의 expiratory limb의 obstruction 등)이 발생해도 이와 같은 그래프가 발생할 수 있습니다.

Q4) 27세 asthma history가 있는 남자 환자가 복부의 수술을 받고 있었다. 수술 시작 후 약 1시간 후에 환자의 normal capnogram이 그림 7-6과 같이 변하였다.

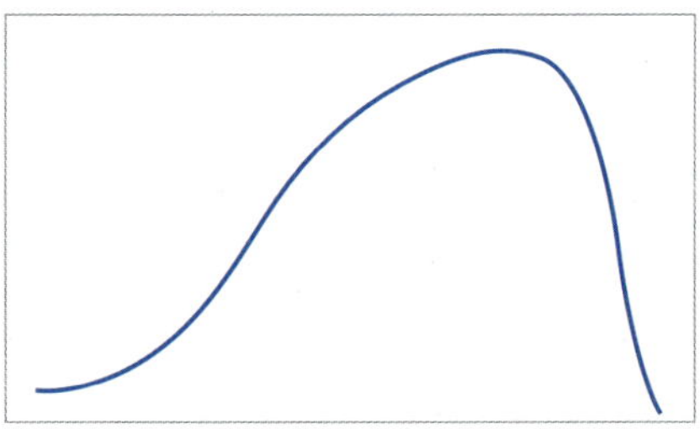

그림 7-6. Obstructive type의 capnography

1) 환자의 capnogram은 어떤 형태인가?

풀이 환자의 capnogram은 phase II가 지속되고 phase III slope가 증가된 형태입니다. 이러한 모양의 caprograph는 호기의 장애를 반영하는 것으로 bronchospasm이나 airway obstruction에 의해 발생할 수 있습니다.

▶ 정답 문제 1): obstructive pattern

2) Bronchodilator를 사용했으나 호전이 없어 tidal volume을 증가하였다. 약 10분 후 BP가 80/50mmHg으로 감소했고, $ETCO_2$는 15mmHg로 급감하였다. 또한 peak airway pressure가 50cmH_2O로 증가하였다. 청진을 하니 왼쪽 폐야에서 호흡음이 들리지 않았다. 의심되는 질환은?

풀이 Tension pneumothorax가 의심됩니다. Tension pneumothorax가 발생하면 기도가 압박되어 airway pressure가 증가하고 pulmonary cirsulation이 감소해 $ETCO_2$가 감소합니다.

3) Pneumothorax가 발생하면 capnogram이 어떻게 변할까?

풀이 Pneumothorax가 발생하면 다음과 같은 capnogram의 변화가 나타날 수 있습니다.

(6) Obstructive pattern

만약 pneumothorax에 의해 기도가 막히면, 호기의 장애가 생겨 그림 7-6처럼 호기가 연장(phase II가 연장되고, phase III slope가 증가)되는 pattern이 발생할 수 있습니다.

(7) Descending limb(phase 0)의 변화(계단모양)

Neonate의 pneumothorax는 descending limb(phase 0)의 계단화를 일으킵니다(그림 7-7).

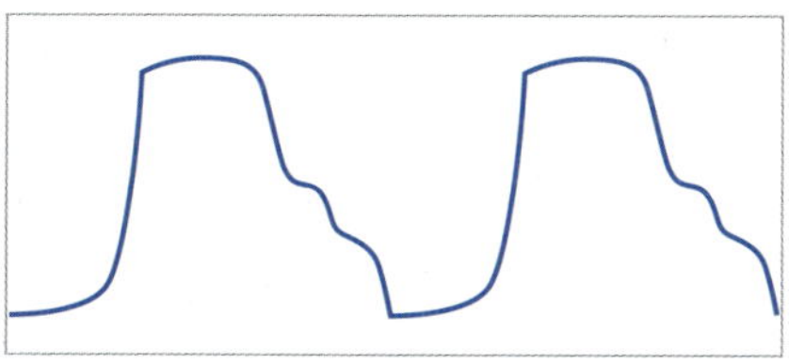

그림 7-7. Staircase effect on the descending limb of capnogram

▶ **정답** 2): pneumothorax 3): (1) Obstructive pattern, (2) 계단 모양, (3) $ETCO_2$의 증가 및 감소

(8) $ETCO_2$의 증가 및 감소

Pneumothorax가 작을 때는 capnography에 아무런 변화도 일어나지 않습니다. 그러나 pneumothorax가 커지게 되면 $ETCO_2$가 변하게 됩니다.

1 Pressure control

Pressure control ventilation에서 pneumothorax가 발생하게 되면, intrathoracic pressure가 증가해 TV이 감소(hypoventilation)합니다. 따라서 $PaCO_2$와 $ETCO_2$가 점진적으로 증가합니다. 그러나 TV이 지속적으로 감소하면 결국에는 alveoli의 CO_2가 배출의 장애가 발생해 $ETCO_2$는 감소하게 됩니다.

2 Volume control

Volume control은 pneumothorax에 의해 intrathoracic pressure가 증가해도 지속적으로 일정한 volume을 공급하므로 tension pneumothorax를 유발합니다. Tension pneumothorax는 pulmonary circulation을 감소시키므로 $ETCO_2$는 감소합니다.

참고문헌

1. AARC Clinical Practice Guideline, Capnography/Capnometry during Mechanical Ventilation-2003 Revision & Update. Respir Care 2003; 48(5): 534-539.
2. Levine RL. End-tidal CO_2:Physiology in pursuit of clinical application. Intensive Care Med 2000; 26:1595-1597.

8. Oximetry

인턴 업무 중에 저를 너무나 좌절시켰던 일 중 하나는 saturation monitoring을 하면서 검사실 앞에서 기다리는 일이었습니다. 때로는 갑상선 보호대도 없이 CT 실에 들어가 ambu를 짜면서 멍하니 SpO_2가 90미만으로 떨어지는지를 감시했었지요. 환자의 SpO_2가 떨어지면 환자의 상태 악화 여부보다 손가락에 장착되었던 sensor가 분리되지는 않았는지 확인하던 기억이 아직도 생생합니다.

한가지 아쉬운 점은 일년 내내 oximeter를 접했음에도 불구하고 oximeter를 사용할 때 주의해야 할 사항에 대해서는 한 번도 고민한 적이 없었다는 점입니다.

여러분도 제가 그랬듯이 SpO_2가 90이상이면 환자가 크게 위중한 상태는 아니라고 생각하고 멍하니 oximeter를 바라보고 있지는 않나요? 이 번 장에서는 oximeter의 원리와 주의할 점에 대해 공부해 봅시다.

1) CO-oximeter와 Pulse oximeter의 차이점

CO-oximeter는 여러분이 채혈한 동맥혈을 분석하는 ABGA기계이고, pulse oximeter는 마취과나 중환자실에서 손가락에 장착하는 기구(그림 8-1)입니다. 이 둘의 차이에 대해 알아봅시다.

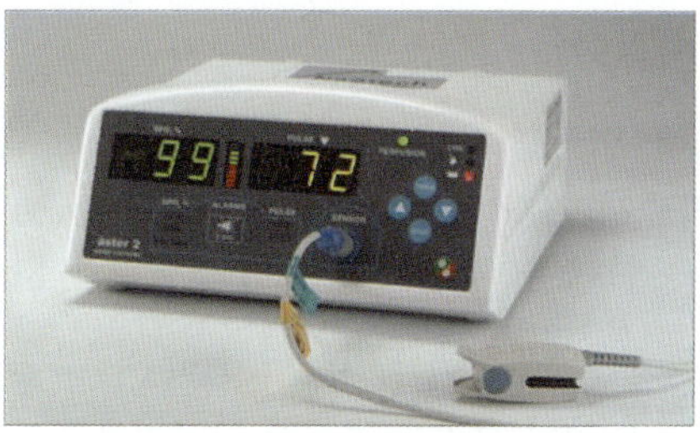

그림 8-1. Oximeter

(1) 분석법

CO-oximeter는 동맥혈 채혈을 통해 얻은 동맥혈을 분석하는 기계이고 pulse oximeter는 비침습적으로 동맥혈의 pulse를 감시하여 동맥혈의 포화도를 검사하는 기계입니다.

CO-oximeter는 4가지의 파장의 광원을 사용하여 oxyhemoglobin, carboxyhemoglobin, methemoglobin을 구분하는 반면 pulse-oximeter의 경우 2가지 파장만을 손가락 또는 귓볼 등에 투과시켜 Hb을 분석하므로 이 3가지를 모두 구분하지는 못합니다.

(2) SaO_2와 SpO_2

CO-oximeter에 의해 분석한 Hb의 saturation은 SaO_2로 pulse oximeter에 의해 분석한 Hb의 saturation은 SpO_2로 표시합니다. P는 pulse를 의미합니다.

2) Pulse oximeter의 임상적 적용

Pulse oximeter를 이용할 때는 다음과 같은 점들을 주의해야 합니다.

(1) Pulse oximeter는 SpO2를 이용해 PaO2를 유추하는 감시법이다.

PaO_2>60mmHg일때 SaO_2>90%입니다. 하지만 PaO_2>100mmHg가 되어도 SaO_2는 100% 이상으로 증가하지 않습니다. 이는 산소를 공급받아 PaO_2가 200mmHg인 환자에서 산소화 장애가 추가로 발생해도 pulse oximeter로는 PaO_2가 100mmHg 미만이 될때까지는 환자의 상태를 전혀 알 수 없다는 것을 의미합니다. SaO_2>90%는 단지 최악의 저산소혈증(PaO_2<60mmHg)이 없다는 것을 보증할 뿐입니다.

(2) $PaCO_2$의 변화를 알 수 없다.

인턴 때 자발호흡이 없는 ICU 환자를 이송하면서 가장 불안했던 것은 내가 ambu bagging을 적절히 하고 있는지에 대한 것이었습니다. Pulse oximeter가 있으니 불안해할 것 없지 않냐구요? 그렇다면 CO_2는 어떻게 해야 할까요? Pulse oximeter로는 CO_2를 monitoring 할 수 없습니다. 실제로 높은 F_IO_2의 산소를 투여시 확산작용으로 산소화는 유지되나 $PaCO_2$는 환자의 생명을 위협할 정도로 상승할 수도 있습니다.

(3) pH의 변화를 알 수 없다.

Pulse oximeter로는 $PaCO_2$의 변화 뿐만 아니라 pH의 변화도 알 수 없습니다.

(4) COHb과 MetHb은 pulse oximeter의 정확도를 떨어뜨린다.

1 COHb

Pulse oximeter는 COHb과 oxyhemoglobin(HbO_2)을 구분하지 못합니다. 따라서 일산화탄소 중독이 생겨 SaO_2 80%, COHb 15%일 경우에도 pulse oximeter는 COHb를 HbO_2로 판단하여 SaO_2를 95%로 측정합니다.

2 MetHb

MetHb은 Ferrous(Fe^{3+}) 형태의 Fe을 가지고 있는 Hb으로 기능을 하지 못하는 Hb입이다. MetHb의 존재는 pulse oximeter의 정확도를 떨어뜨립니다.

(5) Pulse oximeter에 영향을 미치는 여러 가지 인자들

Pulse oximeter에 영향을 미칠 수 있는 인자들은 표 8-1과 같습니다.

표 8-1. Pulse oximeter에 영향을 미치는 여러 가지 인자들

Pulse oximeter에 미치는 요인들	SpO_2와 SaO_2관계
COHb, MetHb	SpO_2 > SaO_2
어두운 색깔의 매니큐어(black, dark blue)	SpO_2 > SaO_2
황달	SpO_2 = SaO_2
저체온, 오한, 심장부정맥, 혈관수축, 관류	
환자의 움직임, 강한 주위의 빛	SpO_2의 측정이 부정확해짐

정리

SpO_2를 monitoring하면서 생각해 봐야 할 2가지 사항

1) 환자의 $PaCO_2$와 산염기 상태를 알 수 없다.

2) COHb과 MetHb의 존재 여부를 알 수 없다.

문제

1. 산소를 공급받은 환자에서 SpO_2가 100%였다. 이 환자의 PaO_2는 얼마일까?

1) 100mmHg 2) 200mmHg 3) 250mmHg

4) 300mmHg 5) 모두 가능

풀이 모두 가능합니다. Pulse oximeter는 PaO_2가 100mmHg 이상으로 증가해도 이를 반영해주지 못합니다. 따라서 SpO_2가 100%가 되는 PaO_2 100mmHg 이상부터는 항상 SpO_2를 100%로 표현합니다.

2. 발목을 삐어 응급실에 내원한 60세 환자의 SpO_2를 측정했더니 95~96%였다. 환자는 호흡기 질환을 앓은 적이 없었고, 호흡곤란이나 흉통을 호소하지 않았다. 어떤 조치가 필요할까?

1) 저산소혈증이 감별하기 위해 ABGA를 한다.

2) Oximeter가 고장 났는지 확인한다.

3) Observation한다.

풀이 SpO_2의 정확도는 SpO_2>70%에서 정확도는 측정값의 ±4%라고 합니다. 이를 감안하더라고 환자의 SaO_2는 90% 이상입니다. 연필로 풀어보는 ABGA 판독법 2판(군자출판사, 2008)에서는 SpO_2의 정확도를 감안하여 SpO_2가 93%정도인 경우 저산소증에 필요한 조치를 시작하는 것을 추천하고 있습니다.

▶ **정답** 문제 1: 5) 문제 2: 3)

3. Pulse-oximeter에 대한 설명이다. 옳지 않은 보기를 모두 고르시오.

1) 대부분의 Pulse-oximeter는 SpO_2와 함께 pulse도 측정한다.
2) 매니큐어는 지우는 것을 추천한다.
3) Pulse oximeter는 cardiac output의 감소에 영향을 받을 수 있다.
4) 강한 빛은 Pulse oximeter의 정확성을 떨어뜨린다.
5) SpO_2가 90% 이상이면 환자의 상태의 변화가 없는 것으로 생각한다.
6) SaO_2가 100% 이면 PaO_2는 약 100mmHg이다.

풀이 PaO_2가 60mmHg 이상이면 SpO_2는 90% 이상으로 측정되므로 pulse oximeter는 PaO_2가 상당히 낮은 값에 이를 때까지 환자의 산소화 장애를 반영하지 못합니다.
예를 들어 어떤 환자가 F_IO_2=0.4로 산소를 투여받았을 때 PaO_2가 160mmHg였다고 합니다(PaO_2/F_IO_2=160/0.4=400). 그런데 산소화 장애로 PaO_2가 100mmHg가 되었습니다. 환자의 PaO_2/F_IO_2=100/0.4 = 250으로 산소화 장애에 대한 evaluation이 필요한 상황이지만, SpO_2는 여전히 100%입니다. 따라서 SpO_2가 90% 이상이어도 환자의 상태 변화가 없다고 생각할 수는 없습니다.

[4~6] 심근경색으로 입원한 환자가 입원 3일에 SpO_2가 87%로 감소하였다. 입원 초기의 SaO_2는 99%, SpO_2는 96%였다. 환자의 입술은 약간 파랗게 보였고, nasal cannula를 통해 2L/min의 산소를 공급받고 있었다. ABGA 상 PaO_2는 150mmHg였는데, SaO_2는 83%, COHb은 0%, MetHb 13.5%이었다.

4. 왜 환자의 PaO_2가 150mmHg인데 SaO_2는 83%밖에 되지 않을까?

풀이 비정상적인 Hb이 없다면 PaO_2 150mmHg에서 SaO_2는 거의 100%이어야 합니다. 그런데 비정상적인 Hb은 산소와 결합을 하지 못하기 때문에 SaO_2는 MetHb 만큼 감소합니다.

▶ **정답** 문제 3: 5), 6) 문제 4: 풀이 참고

5. 환자의 SpO_2의 감소를 유발할만한 약물은?

풀이 MI환자에서 흔히 처방하는 long acting nitrate는 MetHb을 증가시킬 수 있습니다.

6. 청색증이 유발되려면 최소한 5g/dL이상의 Hb의 deoxygination이 존재해야 한다. 이 값은 정상 Hb을 15g/dL로 생각할 때, 33%정도의 Hb에 해당된다. 그런데 환자의 MetHb는 13.5% 정도이다. 어떻게 청색증이 유발되었을까?

풀이 MetHb 자체의 색이 혈액을 푸르스름하게 만들기 때문입니다.

참고문헌

1. Sinex JE. Pulse oximetry: Principles and limitations. Am J Emerg Med 1999; 17: 59-67
2. Lawrence Martin. 연필로 풀어보는 ABGA 판독법 2/e. 군자출판사 2007.

▶ **정답** 문제 5: long acting nitrate 문제 6: 풀이 참고

4부 기계 환기 (Mechanical ventilation)

제가 인턴으로 내과계 중환자실(MICU)에서 근무하고 있을 때 경험했던 일입니다. 교통사고로 타 병원에서 흉부 수술을 받았던 환자가 sepsis에 빠져 제가 일하던 병원으로 전원 되었습니다. 내과계 중환자실에서 약 일주일동안 집중 치료를 했지만 환자는 결국 사망했습니다.

환자가 죽은 후 보호자들이 중환자실에 들어왔습니다. 한 보호자가 환자에게 다가가더니 이제 이 거추장스러운 것들을 제거해 달라고 말한 후 울음을 터트리기 시작했습니다. 환자는 기관 삽관이 된 상태로 C-line, femoral line 및 A-line을 가지고 있었고, chest tube가 삽입되어 있었습니다.

보호자의 울음은 거추장스러울 정도로 많은 기구들을 삽입하고도 환자를 살리지 못했냐는 원망처럼 들렸습니다. 또한 기구들을 삽입하느라고 사랑하는 사람이 얼마나 고통스러웠을까 하는 안타까움도 전해졌습니다.

기계 환기에 대해 관심은 임상실습 때 "이 신기한 기계를 잘 다루고 싶다!" 라는 욕심으로 시작되었지만 보다 많은 지식을 갈구하게 된 것은 이 일을 경험한 이후였습니다. 저는 이 책을 읽을 대부분의 독자들처럼 아직 ventilator를 제대로 setting해 본 적이 없습니다. 마취과 인턴 시절 수술을 받는 환자를 monitoring하고, 내과계 중환자실에서 내과 레지던트들이 환자를 돌보는 것을 어깨 너머로 본 것이 전부입니다.

따라서 이 책에서는 직접적으로 기계를 다루는 방법보다 기계 환기의 원리에 대해 설명합니다. 제가 기계 환기에 대해 이해하기 어려웠던 내용과 오인하고 있었던 내용을 중심으로 내용을 기술하였기 때문에, 제가 길을 잃고 헤맸던 부분을 여러분들은 잘 헤쳐 나갈 수 있을 것이라고 생각합니다.

이번 장의 난이도는 일반적인 내과 교과서와 기계 환기만을 전문적으로 다루는 책(ICU book, 기계 환기의 기초 등)의 중간 정도입니다. 이 책이 기초가 부족해서 기계 환기만을 전문적으로 다루는 책들을 읽어나가기가 조금 어려운 독자들에게 전문 도서를 읽을 수 있도록 도움을 주는 발판이 되었으면 합니다.

1. Ventilator의 기본 구동 방식
(Volume vs. Pressure)

Mechanical ventilatior는 인공적으로 폐 기능을 제공하는 장치입니다. 처음 만들어진 ventilator는 iron lung이라고 불렸으며, polio가 유행했던 1940~1950년대에 많이 사용되었습니다. Iron lung은 abdomen과 chest에 negative pressure를 가해 폐 기능을 제공하는 negative pressure ventilator 방식이었습니다.

현재 사용되는 대부분의 ventilator들은 환자의 기도에 positive pressure를 가하는 positive pressure ventilator로 1955년에 Massachusetts General Hospital에서 처음 사용된 후 기계 환기의 표준이 되었습니다.

1) 기계 환기를 공부하기 위해 필요한 기초 역학

Ventilatior에서 환자의 폐까지 공기의 이동이 일어나려면 ventilatior와 환자의 폐 사이에 pressure의 차이가 존재해야 합니다. 이 pressure 차이를 ventilator가 만들어 flow가 유발되고 일정 시간(time) 동안 flow가 발생하면 일정량(volume)의 기체가 폐에 공급이 됩니다.

이렇게 기계 환기를 위해 알아야 중요한 주요 변수들은 4가지(pressure, flow, volume, time)입니다. 이 4가지 변수들 중 일부를 여러분이 설정을 해 주어야만 ventilator가 작동을 합니다. 이 때 여러분들이 설정을 해 주는 변수들을 독립변수라고 하고 이 독립변수에 의해 자동으로 결정되는 변수들을 종속변수라고 합니다.

Positive pressure ventilator의 일반적인 두 가지 방식은 volume과 pressure를 독립변수로 설정하는 volume control과 pressure control 방식입니다(volume control은 flow와 volume을 독립변수로 설정하고, pressure control은 airway pressure를 독립변수로 설정).

Mechanical ventilation을 이해하기 위해서는 이 두 ventilation 방식의 특징을 매우 잘 알고 있어야 합니다. 특히 어떤 값들을 설정해야 하고 어떤 값들이 결정되는지를 잘 알아야만 합니다.

참고

Pressure control과 pressure control의 한 mode인 PCV(pressure control ventilation)을 혼동하지 않기 바랍니다. 이 책에서 pressure control은 pressure를 설정해 주는 모든 mode(PCV, PSV 등)을 포함한 방식으로 정의하겠습니다.

(1) 기계 환기 역학

폐에 공기를 공급하기 위해서 필요한 압력(P_T)은 기본적으로 폐의 탄성력(P_{el})과 저항(P_{res})에 의해 결정이 됩니다(폐가 쪼그러드려는 탄성력과 공기의 흐름을 방해하는 저항을 이겨내야겠지요?). 따라서 아래와 같은 식(1)이 성립합니다.

$$P_T = P_{el} + P_{res} \quad \cdots\cdots \text{식 (1)}$$

폐의 탄성력(P_{el})은 TV/C(tidal volume/compliance)이고, 폐의 저항(P_{res})은 R(기도저항)에 flow를 곱한 값이므로 식(2)가 성립합니다.

$$P_T = TV/C + R \times flow \quad \cdots\cdots \text{식 (2)}$$

Volume control은 식(2)에서 TV과 flow를 설정하여, P_T가 자동으로 결정(종속인자)되게 합니다. 반면 pressure control은 위 식에서 P_T를 설정하여, TV과 flow가 결정(종속인자)되게 합니다. 이제 volume control과 pressure control에 대해 순서대로 공부해 봅시다.

정리

1. 기계환기의 일반적인 두 가지 방식

1) Volume control

TV과 flow를 설정(독립변수)

P_T는 자동으로 결정(종속변수)

2) Pressure control

Pressure를 설정(독립변수)

TV과 flow는 자동으로 결정(종속변수)

2) Volume control

1절을 읽으며 많은 학생들이 "왜 volume control인데, flow를 설정할까?" 라는 질문을 했을 것입니다. Volume control이라는 용어가 사용되지만 실제 ventilator가 조절하는 것은 inspiratory flow입니다. 이는 flow를 시간에 대해 적분을 하면 volume을 구할 수 있기 때문입니다(식 (3)).

$$TV = \int_0^t flow\ dt \quad \cdots\cdots\cdots\cdots\cdots\cdots\cdots\cdots\cdots \text{식 (3)}$$

즉 의사는 volume을 조절하기 원하지만, 기계는 특정 flow를 조절해 volume을 만들어 냅니다. 따라서 의사는 특정 volume을 공급하기 위해 volume 대신 flow pattern을 설정해야 합니다.

여러분의 이해를 돕기 위해 의사(D)와 ventilator(V)와의 대화를 가상적으로 만들어 보았습니다.

D : "이 ARDS 환자에게 일정한 volume을 주고 싶어!"
V : "얼마나 주고 싶으신데요?"
D : "TV을 8ml/kg(환자의 predicted body weight는 75kg)씩 주고 싶어
(TV=8×75=600ml)"
V : "일정한 volume을 제공하는 방법 중에 한가지를 골라주세요."
D : "뭐야? 내가 그런 것까지 해야 돼?"
V : "네. 공부 좀 더 하고 오세요."

① **일정한 flow를 공급해 주는 방법**

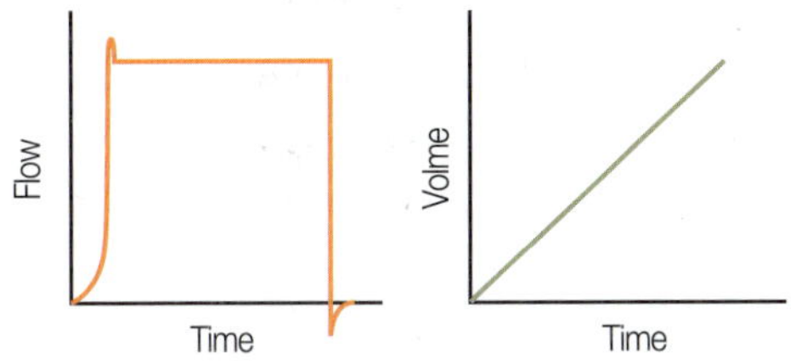

② **하행 ramp 방법**

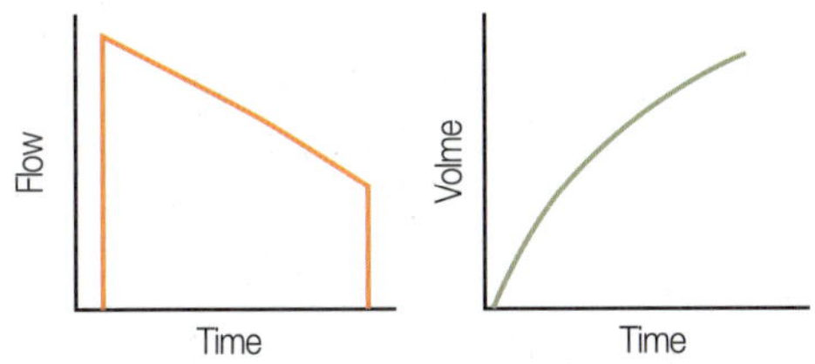

①과 ②처럼 flow pattern이 다르면 공급되면 환자에게 제공되는 volume이 다를까요? 아닙니다. Flow-time curve의 면적이 volume이기 때문에 ventilator는 이 면적을 일정하게 유지하려고 노력하는 것이므로 flow pattern이 달라도 공급되는 volume은 같습니다.

전통적으로는 ①번과 같이 흡기 동안 일정한 flow가 공급되는 양식을 사용했습니다. 일부 학생들은 volume control이라면 ①과 같은 형태만 존재하는 것으로 알고 있는데, 실제로는 그렇지 않습니다. Classic한 형태이기 때문에 많은 책들에서 volume control ventilation을 설명할 때 자주 인용하기 때문에 생긴 오해입니다. 실제로는 처음에 대부분의 flow를 공급한 후 flow를 감소시키는 하행 ramp형도 존재합니다(하행 ramp에 대해서는 더 알고 싶은 사람만(12) 참고).

그렇다면 왜 ventilator는 flow pattern을 결정해 달라고 했을까요? 그것은 inspiratory time을 결정하기 위해서입니다. Flow를 시간으로 적분하면 volume이므로, volume과 flow를 결정해주면 시간은 종속인자로 결정이 됩니다.

정리

1. Volume control은 flow control을 통해 이루어진다.
2. Volume control은 inspiratory time을 결정한다.

공부를 더 한 의사가 앞의 그림 ①과 같이 일정한 flow를 공급하는 방식을 선택한 후 다시 ventilator와 대화를 합니다.

D : "환자에게 ①번과 같이 36L/min(0.6L/s)로 일정하게 공급해 주로 싶어."
V : "그럼 inspiratory time은 TV/flow = 0.6L/0.6L/s = 1 초입니다. 그런데 분당 몇 회나 공급해야 하나요? 또 환자의 호기시간은 어떻게 해요?"
D : "(실망스러운 목소리로)공부하고 다시 올게."

위의 대화와 같이 volume ventilation에서 TV과 flow를 설정하면 inspiratory time이 결정이 됩니다. 그런데 ventilator의 질문과 같이 RR(respiratory rate)과 환자의 호기 시간은 어떻게 해야 할까요? 이를 알기 위해 호흡주기(cycle)와 RR(호흡수), I : E ratio(흡기 : 호기 비) 의 관계에 대해 공부해 봅시다.

① 호흡주기(Cycle)와 호흡수(RR, respiratory rate)

RR는 1분(60초)당 호흡수입니다. 따라서 1회 호흡주기(cycle)를 구하려면 60초를 RR로 나누면 됩니다. 예로 RR이 15회/min이면 호흡주기(cycle)는 4(60/15)초입니다.

② 호흡주기(Cycle)과 I:E ratio

호흡주기(cycle)와 inspiratory tim을 알고 있다면 expiratory time은 호흡주기(cycle)에서 inspiratory time을 빼면 되므로, 우리는 I : E ratio를 구할 수 있습니다. 반면에 inspiratory time 대신 I : E ratio를 알고 있다면 cycle×I/(I+E)로 inspiratory time을 구할 수 있습니다.

정리

1. 호흡주기(cycle)와 RR(호흡수), I : E ratio의 관계(그림 1-1)

1) RR을 이용해 cycle을 구할 수 있다.
   Cycle = 60초/RR
2) Cycle, inspiratory time, I : E ratio 중 2가지를 알면 나머지 한가지 값을 구할 수 있다.

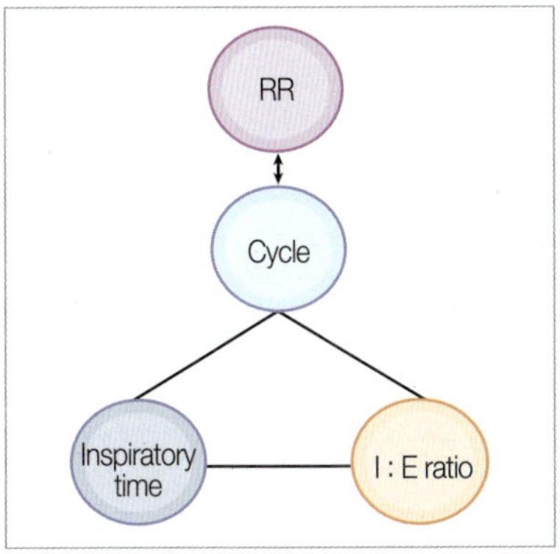

그림 1-1. Cycle과 RR, I : E ratio와의 관계

문제

1. Ventilator가 RR 15회/min, TV = 1000ml/회, airflow = 60L/min로 setting 되었다. I : E ratio를 구하시오.

풀이 Inspiratory time=TV/air flow=1000/1000=1초, cycle=60초/RR=60/15=4초이므로 expiratory time=4 - 1=3초입니다. 따라서 I : E ratio는 1: 3입니다.

2. RR이 12회/min이고 I : E ratio가 2 : 1이다. Inspiratory time은?

풀이 호흡주기(cycle)=60초/RR=60/12=5초입니다. inspiratory time=cycle $\times \frac{I}{I+E}$ $=5 \times \frac{2}{2+1}$ = 3.3초 입니다.

▶ 정답 문제 1: 1: 3 문제 2: 5/3초

공부를 다 마친 의사가 이제 자신있게 ventilator에게 order를 합니다. 복잡하다구요? 이제 겨우 volume control ventilator가 가장 원시적인 형태로 작동하기 시작했답니다.

D : "RR을 15회/min로 설정해줘"

V : "RR이 15회/min면 cycle은 4초입니다. Inspiratory time이 1초였으므로, expiratory time은 3초로 I : E ratio는 1: 3으로 설정되었습니다."

정리

1. Volume control의 기본적인 설정

독립변수	종속변수
TV, Flow pattern	P_T, inspiratory time
RR	I : E ratio

2. Volume control 환기에서 중요한 변수와 상호작용

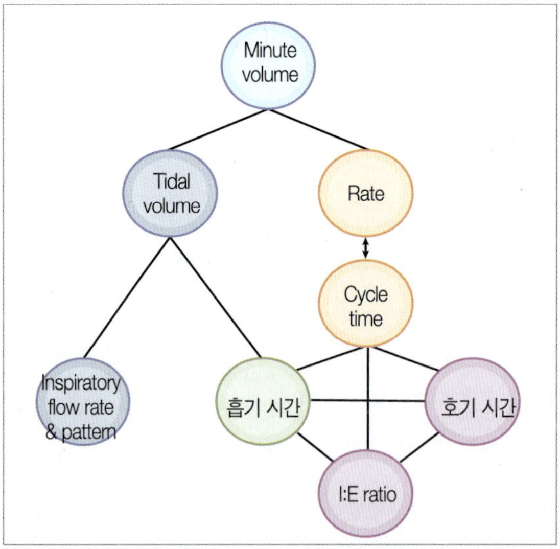

그림 1-2. Volume ventilation에서 중요한 변수와 상호작용

3) Pressure control

Pressure control은 앞의 식(1)의 P_T를 고정하는 방식으로 TV과 flow가 자동으로 결정됩니다. Pressure control은 volume control에 비해 굉장히 상대방(환자의 폐)을 배려하는 방식입니다. Volume control을 공부하면서 우리는 한번도 환자의 폐나 기도 저항에 대해 생각해 본 적이 없지요? 폐의 compliance가 감소하고 resistance가 증가해도 무자비하게 설정된 volume을 공급하는 volume control에 비해 pressure control은 폐의 compliance와 resistance의 변화가 flow와 volume을 조절하도록 설정됩니다. 그림 1-3은 동일한 pressure를 가했어도 compliance가 감소하고 저항이 커지면 flow가 감소하는 것을 보여줍니다.

Pressure control에는 PCV(Pressure control ventilation)으로 대표되는 압력 조절 방식과 PSV(Pressure support ventilation)의 압력 보조 방식이 있습니다. Volume control에서와 같이 대화를 통해 이네들의 특징을 공부해 봅시다.

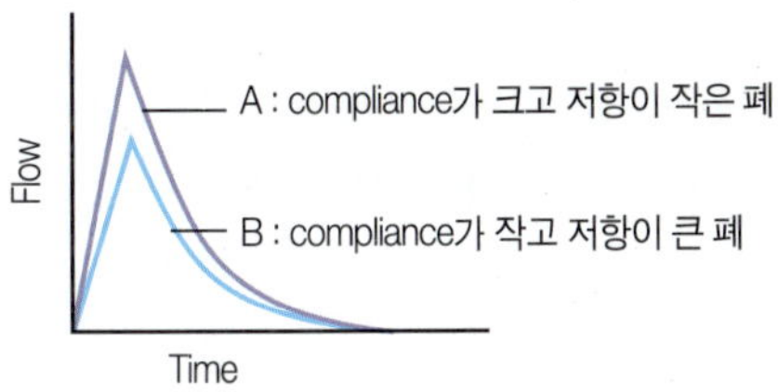

그림 1-3. 저항과 compliance의 변화가 flow에 미치는 영향

정리

1. Pressure control은 pressure를 설정한다(독립변수).
2. 설정된 pressure와 폐의 resistance, elastance에 의해 flow와 volume이 결정된다(종속변수).

(1) PCV(Pressure control ventilation)

Pressure control ventilation은 압력 환기의 전형적인 방식입니다. 보통 사각형 모양의 압력곡선을 설정하면, flow는 지수함수의 모양을 갖습니다(그림 1-4).

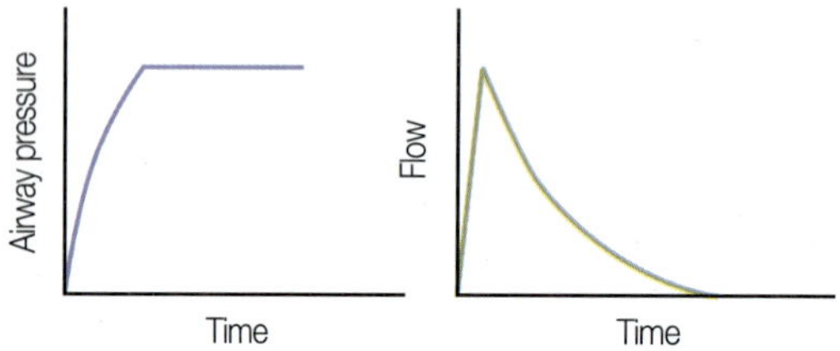

그림 1-4. Pressure control ventilation (PCV)

D : "이 환자에게는 pressure control ventilation을 제공할꺼야!"

V : "Airway pressure를 결정해 주세요!"

D : "20cm H_2O로 설정해줘!"

V : "흡기 시간은 몇 초로 하실 거에요?"

D : "Volume control에서는 자동으로 결정 되었잖아? 내가 해야 해?

V : "끄덕끄덕."

Volume control에서는 TV과 flow pattern을 설정하면 inspiratory time이 결정되었지만, pressure control에서는 inspiratory time을 설정해 주어야 합니다. 보통 RR, I:E ratio를 설정하여 inspiratory time을 정합니다. 자 이제 공부한 의사가 다시 ventilator를 설정합니다.

D : "RR은 20회, I:E ratio는 1 : 2로 해줘"

V : "그럼 cycle은 3초(60초/20회), 흡기시간은 1초, 호기시간은 2초가 됩니다."

D : "이렇게 설정하면 환자에게 공급되는 flow와 volume은 어떻게 되지?

V : "환자의 폐 저항과 탄성력에 의해 자동적으로 결정이 됩니다."

(2) PSV(Pressure support ventilation)

Pressure support ventilation은 환자의 자발적인 호흡 노력이 있을 때 의사가 설정한 압력을 보조해 주는 방식입니다. PCV이 일정 압력을 일정한 흡기 시간 동안 가하는 방법임에 비해, PSV은 flow가 최대값의 일정 백분율(보통 25%)로 감소했을 때 흡기가 끝이 납니다. 따라서 PCV은 time cycled(이 때의 cycle은 흡기를 마치는 인자)이고, PSV은 flow cycled입니다.

D : "이 환자는 pressure support ventilation으로 할 꺼야.
Pressure는 10cm H_2O로 해줘."
V : "네."

잠시 시간이 지난 후, ventilator가 아무 말이 없자

D : "끝이야?"
V : "네."
D : "정말?"
V : "Flow가 최대값의 25%로 감소했을 때 흡기가 끝나도록 설정되어 있는데 이 값을 변경하실 것이 아니라면 추가로 설정해 주실 것은 없답니다."

왜 ventilator는 pressure이외의 RR이나 I:E ratio등의 설정을 해 달라고 하지 않았을까요? PSV에서 이러한 변수들은 전적으로 환자에 의해 결정됩니다. 즉 환자가 triggering할 때에만 ventilator가 support하기 때문에 RR의 결정이 환자에 의해 이루어지며, 환자의 흡기 노력이 끝나 flow가 일정 수준으로 감소하면 흡기가 cycle되기 때문에 inspiratory time도 환자가 결정합니다. 말 그대도 ventilator는 support하는 것이 일입니다.

4) Volume control과 pressure control의 장단점

(1) Volume control의 장 · 단점

Volume control은 환자에게 항상 일정한 폐활량을 제공할 수 있는 장점을 가집니다. 하지만 volume control은 환자의 호흡기계의 상태(airway resistance나 compliance)를 무시하기 때문에, 환자의 상태가 악화되어 compliance가 감소하거나 resistance가 증가하면 높은 기도압이 발생해 barotrauma를 유발할 수 있습니다. 따라서 volume control에서는 이러한 barotrauma를 막기 위해 airway pressure를 monitoring해야 합니다. 또한 과도한 volume을 제공할 경우 volutrauma가 발생하게 됩니다.

(2) Pressure control의 장 · 단점

Pressure control의 장점은 환자와 ventilator 간의 fighting이 일어나지 않는다는 점입니다. 또한 ventilator에 의한 barotrauma나 volutrauma도 거의 일어나지 않습니다.

이는 환자의 compliance나 resistance가 변하면 이에 맞추어 환자에게 제공되는 flow와 volume도 변하기 때문입니다. 반면 pressure control은 일정한 폐활량을 전달하지 못하는 단점을 가지고 있습니다. 따라서 폐활량의 부족을 monitoring 해야 합니다.

정리

1. Volume control과 pressure control의 비교

	폐활량 (volume)	기도압 (Pressure)	장점	단점
Volume control	일정	**변화**	일정한 폐활량을 전달할 수 있다.	1) 환자와 부조화를 일으킬 수 있다. 2) Barotrauma와 volutrauma를 일으킬 수 있다.
Pressure control	**변화**	일정	환자와 조화롭다.	1) 폐활량이 부족할 수 있다.

문제

1. Volume ventilation의 단점을 적으시오.

1)

2)

풀이 정리 참고

2. Volume ventilation과 pressure ventilation에서 각각 monitoring이 필요한 요소는 무엇인가?

풀이 Volume ventilation은 airway pressure의 증가로 인하여 barotrauma를 일으킬 수 있으므로 pressure monitoring이 필요하고, pressure ventilation은 폐활량이 부족할 수 있으므로 minute ventilation을 감시해야 합니다.

▶ **정답** 문제 1: 1) 환자와 ventilator와의 부조화, 2) Barotrauma, volutrauma
문제 2: Airway pressure, minute ventilation

더 알고 싶은 사람만(12)

Q1) 왜 volume control은 환자와 ventilator간 부조화를 잘 일으키고, pressure control은 그렇지 않나요?

A) Positive pressure ventilation에서 기도에 발생하는 압력은 P_T = TV/C + R×flow(식(1))입니다. 그런데 P_T는 환자의 호흡 노력에 의한 압력(P_T)과 ventilator (P_V)가 제공하는 압력으로 이루어지므로 식(1)은 식(2)와 같이 다시 쓸 수 있습니다.

$$P_T = P_V + P_p = TV/C + R \times flow \quad \cdots\cdots\cdots\cdots\cdots\cdots \text{식 (1)}$$

Volume control은 앞에서 공부했듯이 TV과 flow를 설정하는 방식입니다. 따라서 ventilator는 volume을 공급하고 있는 도중 환자의 흡기나 호기에 의해 compliance와 resistance의 변화가 발생해도 이를 전혀 고려하지 않고, 끝까지 일정한 volume을 제공하므로 환자와 ventilator 사이에 fighting이 일어날 수 있습니다.

반면 pressure control에서는 특정 P_T가 유지되도록 압력을 제공합니다. Pressure control에서는 ventilator가 압력을 제공하는 도중 환자의 호기나 흡기에 의해 P_p가 발생하면 ventilator가 제공하는 압력(P_V)도 변화하게 되므로 ventilator와 환자 사이에 fighting이 일어나지 않습니다.

Q2) 하행 ramp란 무엇인가요?

A) Volume ventilation의 가장 일반적인 방법은 일정한 flow(constant flow)를 일정 시간 동안 공급하는 방법입니다(그림 1-5).

이와는 달리 하행 ramp는 흡기 초기에 더 많은 volume을 제공하는 방법입니다(그림 1-6). Ramp는 비탈길 또는 경사로라는 뜻으로 flow-time 곡선에서 flow가 점진적으로 감소하는 모양을 묘사한 것입니다. Ramp는 peak flow의 백분율로 설정할 수 있습니다.

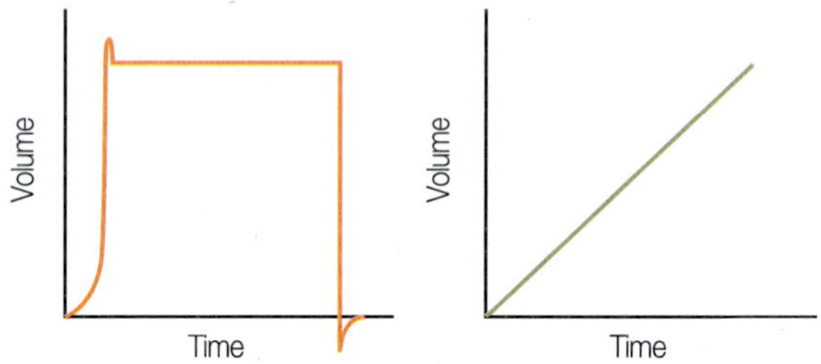

그림 1-5. Constant flow를 이용한 volume ventilation

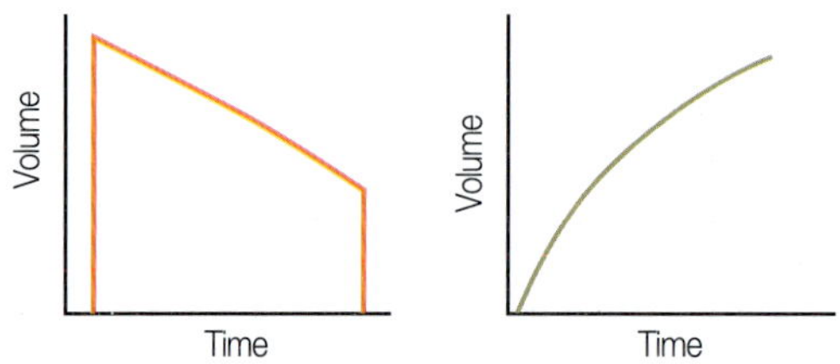

그림 1-6. 하행 ramp에 의한 volume ventilation

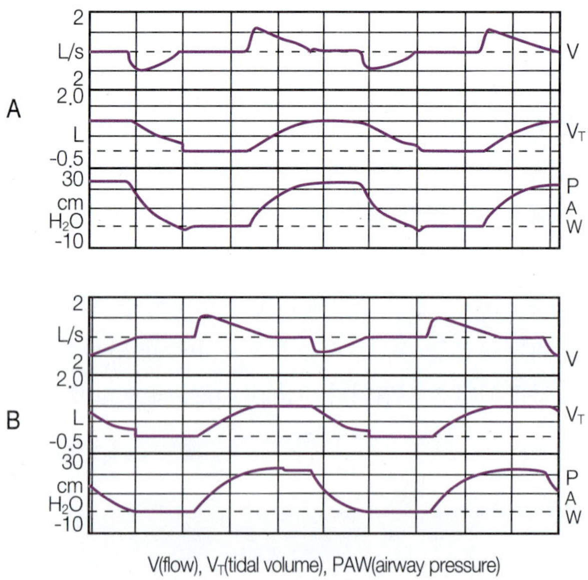

그림 1-7. PCV와 full ramp를 설정한 volume ventilation

Q3) 그림 1-7의 A와 B 중 어느 것이 각각 volume ventilation과 pressure control ventilation 일까요?

A) A와 B 모두 PCV의 특징을 갖습니다. 즉 flow가 흡기 초기에 급격히 증가하고 흡기가 진행될수록 감소합니다. 그렇다면 둘 다 PCV(pressure control ventilation) 일까요? A는 PCV이고 B는 full ramp(flow가 0이 될 때까지 하행 ramp를 적용)를 설정한 volume control ventilation입니다.
Full ramp가 설정된 volume ventilation은 PCV과 매우 유사하므로 이 둘을 감별하지 못할 수도 있습니다.

참고 문헌

1. Dean R. Hess et al. 기계환기의 기초 2/e, 군자출판사 2005; 31-38.

2. Ventilator에 대한 흔한 오해들

Mechanical ventilation이 많은 학생들에게 어려운 이유 중 하나는 명명법(nomenclature)때문일 것입니다. 일반인들이 포도주 명명법을 이해하지 못하고 로마네 콩띠와 같은 유명한 몇몇 포도주를 외우는 것과 마찬가지로 대다수의 의대생들이 SIMV와 같은 대표적인 ventilator mode 만을 외우고 있습니다.

Mechanical ventilation은 지난 30년 동안 5세대 이상 진화되어 과거의 ventilator에 비해 여러 새로운 기능을 가지게 되었습니다. 따라서 과거에 사용되었던 여러 용어들은 그 의미가 변형이 되거나 다른 의미가 추가가 되기도 했습니다. 이 번 장에서는 mechanical ventilation을 공부하는 학생들을 혼란스럽게 하는 여러 nomenclature에 대해 공부해 봅시다.

1) CMV/ACMV/IMV/SIMV는 volume control로만 작동하나요?

처음 개발되었을 때 CMV(controlled mandatory ventilation), ACMV, IMV, SIMV는 volume control mode로만 작동했었습니다. 하지만 기술의 발달로 현재 사용되는 ventilator들은 이네들을 pressure control mode로도 작동시킬 수 있습니다. 일부 책에는 아직도 이들 mode가 volume control로만 작동할 수 있는 것처럼 설명되어 있으니 주의하시기 바랍니다.

2) Control과 assist

Control은 ventilator와 관련된 용어들 중 학생들을 가장 혼란스럽게 하는 용어입니다. Mechanical ventilator가 처음 개발되었을 때 control은 assit와 반대되는 개념으로 사용되었습니다. 예로 ACMV(assit/controlled, mandatory breathing)의 assist는 환자에 의해 유발된 흡기를 ventilator가 돕는다는 뜻을, controlled는 ventilator가 환자를 대신해 흡기의 유발과 흡기 pattern을 조절한다는 뜻을 가지고 있습니다. 하지만 현대의 ventilator에서 control은 ventilator가 특정 breathing pattern을 만들기 위해 mandatory 또는 spontaneous breathing pattern을 어떻게 설계하는지 기술하는 용어로 사용됩니다.

예로 PCV(pressure control ventilation)는 특정 pressure를 일정한 시간 동안 제공한 후 압력이 어떤 수준으로 감소하면 흡기가 끝나도록 설계되는데, control은 이렇게 ventilator가 특정 mode로 작동되는 일련과정을 모두 설명하는 용어로 사용됩니다.

3) Control과 cycle은 거의 동일한 용어인가요?

Control과 cycle을 혼동하는 학생들도 많습니다. Volume control ventilation은 다른 variable(flow, pressure)이 변해도 volume이 항상 일정하게 유지되는 setting을 의미합니다. 따라서 volume control ventilation에서는 일정한 volume이 공급된 후 흡기가 끝나기 때문에 volume cycled ventilation이 설정됩니다. 이 같은 이유로 control을 cycle을 결정하는 요소 또는 cycle과 동일한 뜻으로 오인하는 학생들이 많은데, cycle은 control의 여러 variable 중(특히 phase variable) 한가지라는 것을 반드시 알고 있어야 합니다.

4) Mechanical ventilation에서 control의 이해

Mechanical ventilation에서 control을 단순히 triggering-cycle-limiting 만을 의미하는 개념으로 생각하는 학생들도 많지만 control은 다음과 같은 3가지 개념을 포함한 용어입니다.

1 호흡을 결정하는 control 변수와 호흡의 sequence

Mechanical ventilator는 volume 또는 pressure를 주된 변수로 설정하여 작동하는데, 이렇게 특정 mode를 구동시키는 주된 변수를 control variable이라고 합니다.

한편 설정된 control variable은 매 호흡마다 적용(continuous)될 수도 있고, 간헐적으로 적용(intermittant)될 수도 있습니다. 또한 환자의 자발적인 호흡을 허용(spontaneous)할 수도 있고 허용하지 않을 수도(mandatory) 있습니다. 이와같이 기계 환기에서 control variable들이 일련의 과정을 통해 조절되는 방식을 sequence라고 합니다.

Control 변수와 sequence는 기계환기의 자동방식을 결정하는 가장 중요한 요소들로 이 두 요소를 살펴보면 특정 mode가 어떻게 작동되는지 대략적으로 파악할 수 있습니다.

예

VC-CMV(Vloume controlled-continuous mandatory ventilation)

① Volume control : 일정한 volume을 주입

② Continuous : 모든 호흡마다 volume control을 적용

③ mandatory : 환자의 자발 호흡을 허용하지 않음(환자에 의해 흡기가 시작될 수는 있음)

2 Control 변수의 조절 방법

대부분의 학생들이 mechanical ventilator를 setting 할 때 특정 변수들을 입력하면 다른 변수들은 수동적으로 결정되는 것은 알고 있을 것입니다. 가장 우선 순위로 설정되는 변수가 바로 control 변수 입니다. 이 control 변수는 환자의 상태가 변해도 일정하게 유지해야 하는데, 이 control 변수를 일정하게 유지하기 위해 ventilator가 작동하는 기전 또한 ventilator의 control에 포함됩니다.

3 Operational algorithms

Ventilator의 작동 알고리즘에는 phase variables(triggering-cycle-limitation), conditional variables, computational logics등이 포함됩니다. 이 중 phase variable에 대해서만 잘 알아두기 바랍니다.

5) Phase variables에 대해 설명해 주세요.

Phase variables는 흡기의 시작(triggering)과 끝(cycle) 그리고 흡기를 제한하는 인자들(limiting factor)을 의미합니다.

(1) Triggering

흡기의 시작이 환자에 의해 유발되면 patient triggering이라고 합니다. Ventilator는 환자의 흡기 노력에 의해 발생하는 flow 또는 pressure 변화를 발견하여 흡기를 도와

줍니다. Flow 변화를 인지하는 것을 flow triggering이라고 하며, pressure 변화를 인지하는 것을 pressure triggering이라고 합니다. CPAP에서는 환자의 flow 변화를 triggering으로 사용하는 경우가 많으며, volume control ventilaton에서는 pressure 변화를 triggering으로 사용하는 경우가 많습니다.

반면 ventilator에 의해 흡기가 유발되면 time triggering(일정 시간이 지난 후 ventilator가 triggering 하므로)이라고 합니다.

(2) Cycle

흡기를 끝내는 인자를 cycle이라고 합니다. Volume control에서는 일정한 volume이 공급이 된 후 흡기가 끝나므로 volume cycled라고 해야 하지만, volume과 flow pattern 설정에 의해 결정된 흡기 시간이 지난 다음 흡기가 끝나므로 time cycled라는 표현을 더 많이 사용합니다.

PCV에서는 일정한 시간동안 압력이 가해지므로 time cycled입니다. 반면 PSV의 경우 flow가 최고도 도달한 후 flow가 최고 값의 일정 비율로 감소하면 흡기가 끝나기 때문에 flow cycled입니다.

(3) Limiting factor

Ventilator가 작동되는 동안 여러 가지 변인들이 넘어서지 않아야 할 기준입니다. 예로 volume control ventilation에서는 airway pressure가 과도하게 증가되는 것을 막기 위해 pressure를 limiting factor로 설정하고, pressure control에서는 저환기가 되는 것을 막기 위해 minute ventilation(volume)을 limiting factor로 설정합니다.

6) Barotrauma와 volutrauma가 항상 헷갈려요.

Volume의 증가는 압력의 증가를 유발하고 압력의 증가는 volume을 증가시키기 때문에 barotrauma와 volutrauma를 구분하지 못하는 학생들이 많은데 이 둘을 구분해 봅시다.

Barotrauma는 폐포모세혈관 막이 파괴되어 공기가 pleural space나 subcutaneous tissue로 스며드는 것으로 pneumohthorax, pneumomediastinum등을 의미합니다.

반면 volutrauma는 폐 실질의 국소적이 과팽창의 의한 폐 실질의 손상을 의미합니다. Volutrauma에서는 폐모세혈관막의 투과성의 증가에 의해 폐 부종의 발생, neutrophil과 단백질의 침착, surfactant의 감소 등의 ARDS와 비슷한 폐 손상이 일어납니다. 보다 자세한 내용은 6장 Complication of mechanical ventilation에서 설명하도록 하겠습니다.

참고 문헌

1. Robert L Chatburn RRT-NPS FAARC. Classification of ventilator Modes:Update and Proposal for Implementations. Respir Care 2007; 52(3):301-323.

3. Classic ventilator mode

일부 책에서는 volume ventilation에 CMV, ACMV, IMV, SIMV등을 포함시키고, pressure ventilation에 PSV, PCV등을 포함시킵니다. 하지만 현재 CMV, ACMV, IMV, SIMV 등은 모두 volume과 pressure control mode로 작동시킬 수 있기 때문에 이러한 분류는 옳지 않습니다.

Essentials of mechanical ventilation 2nd edition에서는 TV을 환자가 결정을 하는지(spontaneous breathing), 기계가 결정하는 지에(mandatory breathing) 따라 continuous mandatory ventilation(CMV), continuous spontaneous ventilation(CSV), SIMV(Synchronized intermittent mandatory ventilation)으로 분류합니다. 각각의 mode는 volume 또는 pressure control로 작동할 수 있습니다(표 3-1). 이 분류에서 사용하는 CMV는 일반적으로 의미하는 controlled mandatory ventilation의 약자가 아닌 continuous mandatory ventilation의 약자입니다.

1) CMV(Continuous mandatory ventilation, Assist/control mandatory ventilation(ACMV))

CMV는 ventilator의 초기 설정에 가장 많이 사용하는 방식으로 흔히 ACMV로 불립니다. 2장에서 공부했듯이 여기에서 사용되는 assist는 환자의 자발 호흡이 있을 경우

표 3-1. Classic ventilator의 분류

Mode	강제호흡 control 변수	자발호흡 Control 변수	Name
CMV	Volume	None	VC-CMV
	Pressure	None	PC-CMV
CSV	None	Pressure	CPAP
			PSV
SIMV	Volume	Pressure	VC-SIMV
	Volume	Pressure	PC-SIMV

VC: volume controlled, PC: Pressure controlled, CPAP: Continuous positive airway pressure, PSV: Pressure support ventilation

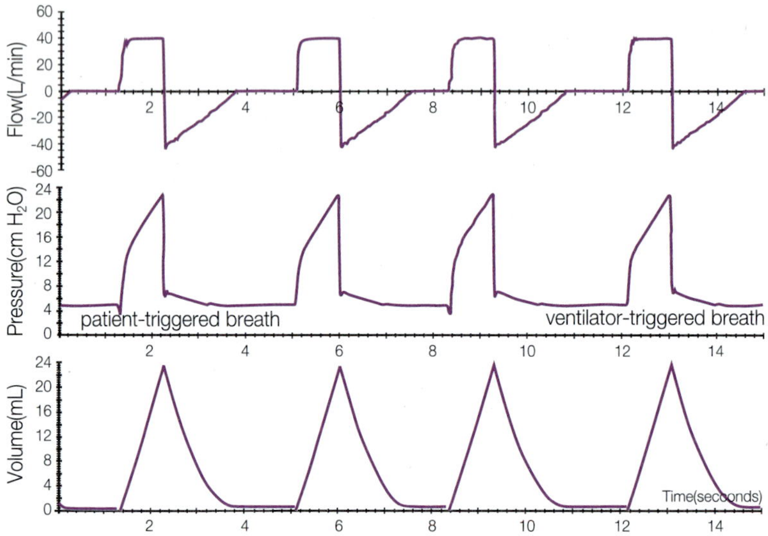

그림 3-1. VC-CMV(continuous mandatory ventilation) or VC-ACMV

ventilator가 mandatory breathing을 제공한다는 뜻이고, control은 특정 시간 동안 환자의 자발 호흡이 존재하지 않을 경우 ventilator가 mandatory breathing을 제공한다는 뜻입니다. 즉 CMV에서 환자는 항상(continuously) mandatory breathing(volume 또는 pressure)을 제공받게 됩니다. 그림 3-1에서 첫 번째와 세 번째 흡기는 환자에 의해 유발(흡기 초기에 압력의 감소)되었으며, 두 번째와 네 번째 흡기는 ventilator에 의해 유발되었습니다.

참고로 다른 책에서 다루는 controlled mandatory ventilation과 이 책에서 소개하는 continuous mandatory ventilation을 혼동하지 않아야 합니다. Controlled mandatory ventilation은 자발적 호흡을 전혀 허용하지 않는 방식으로 수술 시 마취과에서 사용하는 방식이고, continuous mandatory ventilation은 여러분이 ACMV로 알고 있는 mode입니다.

정리

1. Controlled mandatory ventilation - 자발호흡이 전혀 없는 환자(e.g. 전신 마취 환자)

2. Continuous mandatory ventilation(CMV, ACMV)

   1) 자발호흡이 있는 경우 - 자발호흡에 맞추어 mandatory breathing 제공

   2) 자발호흡이 없는 경우 - 일정 시간이 지나면 mandatory breathing 제공

   3) Ventilator를 처음 시작할 때 자주 사용하는 mode임

2) CSV(Continuous spontaneous ventilation)

CSV는 CMV와는 반대로 환자의 자발호흡이 있을 때에만 pressure를 보조합니다. CSV에는 PSV(pressure support ventilation)과 CPAP(Continuous spontaneous ventilation)이 존재합니다. 이네들은 환자의 자발호흡을 보조하므로 ventilator weaning 시 흔히 사용합니다.

(1) CPAP(Continuous positive airway pressure)

CPAP은 호흡주기 전반(흡기 뿐만 아니라 호기 시에도)에 걸쳐 1~2cmH_2O의 양압을 가해주는 방식입니다(그림 3-2).

(2) PSV(Pressure support ventilation)

PSV는 환자의 흡기노력이 있을 때에만 ventilator가 pressure를 보조합니다(patient triggering). 압력 보조는 환자의 흡기 노력이 사라져 flow가 최대값의 일정 백분율(보통 25%)로 감소했을 때 중단됩니다(flow 감소에 의해 흡기가 끝나므로 flow cycled).

한편 보조되는 압력이 특정값 이상으로 증가하지 않게 pressure limit를 설정할 수도 있습니다(그림 3-3).

참고로 PCV는 의사가 설정해 준 특정시간 동안 압력 보조를 제공되므로 time cycled입니다.

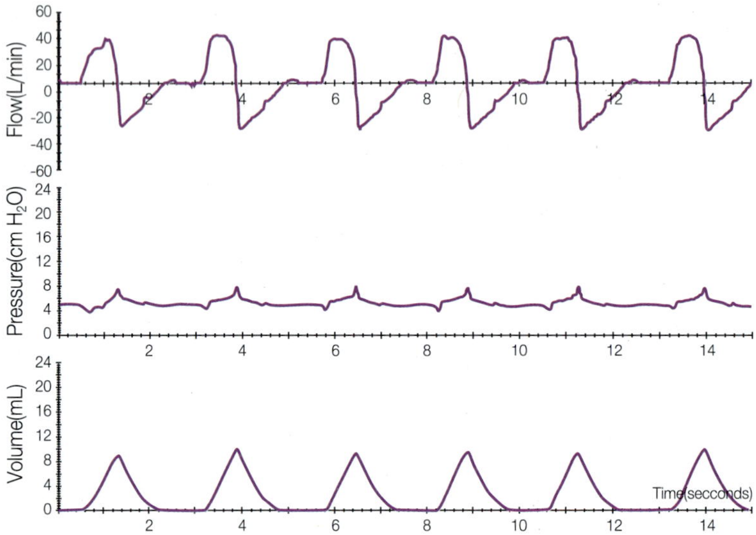

그림 3-2. CPAP(Continuous positive airway pressure)

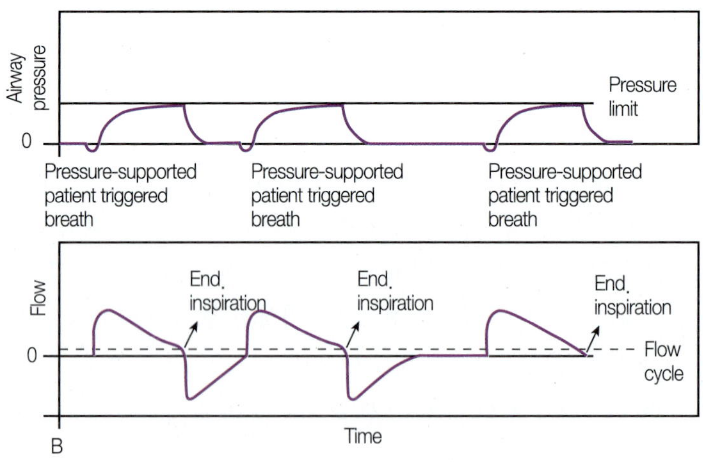

그림 3-3. PSV(pressure support ventilation)

3) SIMV(Synchronized intermittent mandatory ventilation)

SIMV는 spontaneous ventilation과 mandatory ventilation(patient or machine(time) triggered)이 혼합된 방식입니다.

만약 환자에게 특정 횟수의 mandatory ventilation을 제공하도록 설정을 하면 SIMV mode는 환자의 자발적인 흡기 노력에 맞추어 mandatory ventilation을 제공(그림 3-4A)할 수도 있고, 일정 시간 동안 자발 호흡 노력이 없으면 ventilator가 강제적으로 제공할 수도 있습니다(그림 3-4C). 이외에 mandatory ventilation 중간에 방생하는 환자의 자발호흡(spontaneous breathing)은 허용됩니다(그림 3-4B).

Mandatory ventilation은 window라는 보조창을 통해 제공됩니다. 만약 SIMV에서 특정 횟수의 mandatory ventilation이 제공하도록 설정되면 window는 그 횟수만큼 열려 환자의 자발호흡(patient triggering)을 찾습니다. 만약 window가 열려있는 동안 patient triggering이 발견되면 이에 맞추어, 발견되지 않으면 ventilator가 triggering하여 mandatory ventilation이 제공되게 됩니다. 이 외에 mandatory breathing 중간에 발생하는 환자의 자발호흡(spontaneous breathing)은 허용됩니다.

예로 자발호흡이 18회/min로 규칙적인 환자에서 mandatory ventilation을 10회/min로 설정하면 window는 약 6초마다 열리고 mandatory ventilation을 제공합니다

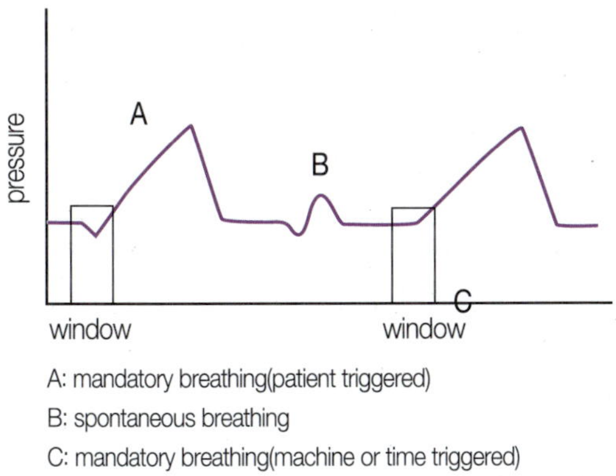

그림 3-4. SIMV와 window

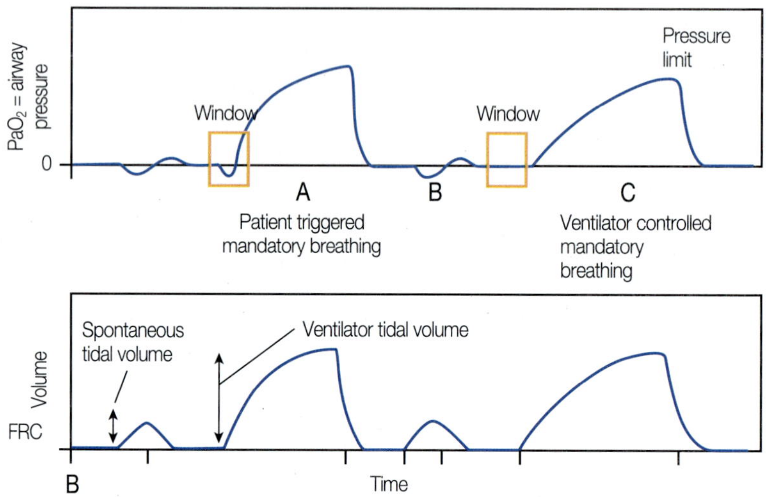

그림 3-5. VC-SIMV

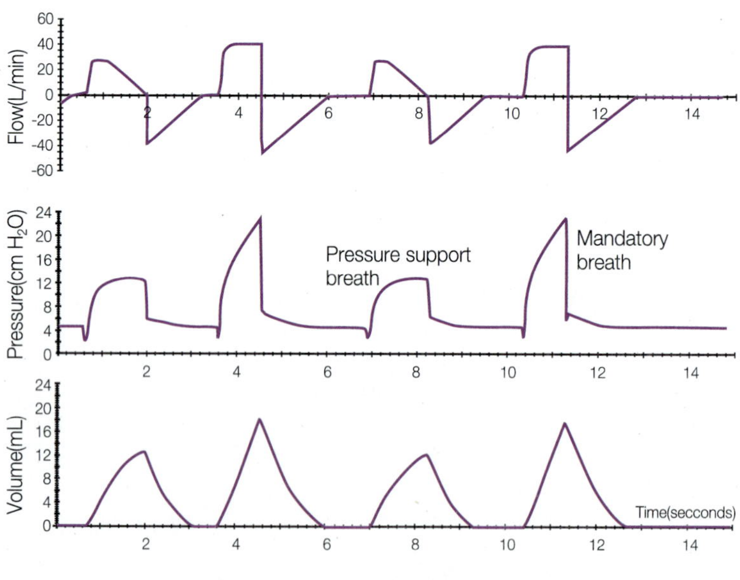

그림 3-6. VC-SIMV + PS (pressure support)

(window가 열렸을 때 환자의 자발호흡이 있으면 자발호흡에 맞추어서 제공하고(그림 3-5A), 자발호흡이 없으면 ventilator가 강제로 제공(그림 3-5C). 이 중간중간에는 환자의 자발 호흡을 허용합니다(그림 3-5B).

신형 ventilator에서는 환자의 자발 호흡에 pressure support를 공급해 줄 수도 있는데, 이를 SIMV + PS라고 합니다(그림 3-6).

정리

대표적인 classic ventilator mode의 phase variables

Mode	Phase variables
CMV(AMCV)	Patient or time triggered
	Time cycled
PSV	Patient triggered
	Flow cycled
SIMV	Patient or time triggered
	Time cycled

문제

1. Controlled mandatory ventilation에 대한 설명 중 옳지 않은 것은?

1) 마취 환자에서 자주 쓰인다.
2) 환자에 의해 흡기가 유발되지 않는다.
3) Control은 assist에 반대되는 개념이다.
4) 가장 초기에 개발된 mode이다.
5) Weaning을 목적으로 한다.

풀이 Controlled mandatory ventilation은 weaning에 이용되지 않습니다.

▶ 정답 문제 1: 5)

2. ACMV에 대한 설명 중 옳지 않은 보기는?

1) 중환자실에서 초기 설정에 흔히 사용된다.
2) 의사가 설정한 횟수만큼 volume 또는 pressure를 의무적으로 제공한다.
3) 환자의 자발 호흡이 있을 경우 mandatory ventilation을 제공한다.
4) 환자의 자발 호흡이 없을 경우 mandatory ventilation을 제공한다.
5) Weaning을 목적으로 한다.

풀이 weaning을 목적으로 하지 않습니다.

3. PSV에 대한 설명으로 옳은 것은?

가. 환자가 호흡 수, I:E ratio 등을 모두 결정한다.
나. Weaning에 사용한다.
다. flow cycled이다.
라. time cycled이다.

1) 가, 나, 다 2) 가,다 3) 나,라 4) 라 5) 가,나,다,라

풀이 PSV는 flow cycled이고 PCV는 time cycled입니다.

▶ 정답 문제 2: 5) 문제 3: 1)

[4~6] 아래 그림은 어떤 ventilator mode를 간략히 표현한 것이다. 질문에 답하시오.

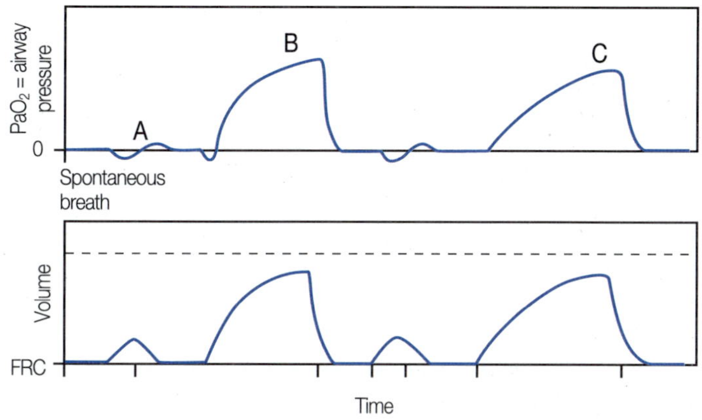

4. 이 mode의 이름은?

풀이 Mandatory ventilation마다 일정한 volume이 제공되므로 volume control(VC)이고, 환자의 자발적인 호흡이 mandatory ventilation 사이에 허용이 되었기 때문에 SIMV입니다.

5. A, B, C 중 mandatory breathing과 spontaneous brathing을 구분하시오.

1) Mandatory ventilation:

2) spontaneous brathing:

풀이 A는 자발호흡이고 B와 C는 강제호흡입니다.

6. 이 모드와 함께 weaning이 자주 이용되는 ventilator mode는?

1) ACMV
2) PCV
3) PSV
4) Controlled mandatory ventilation
5) 정답 없음

풀이 PSV에서 ventilator는 환자의 자발호흡에 따라 단순히 support를 해주기 때문에 weaning에 적절한 mode입니다.

▶ **정답** 문제 4: VC-SIMV 문제 5: 1) B, C 2) A 문제 6: 3)

더 알고 싶은 사람만(13)

Q1) **SIMV에서 mandatory ventilation의 횟수를 높게 설정하면 ACMV와 동일하게 작동합니다. 왜 그럴까요?**

A) 자발호흡이 20회/min인 환자가 있다고 합시다. 만약 이 환자에게 22회/min의 mandatory breathing이 제공되도록 SIMV를 설정하면 ventilator는 환자의 총 자발호흡 횟수인 20회에 대해 mandatory ventilation을 공급하고, 자발 호흡이 없는 2회에 대해 추가로 mandatory ventilation을 공급합니다.

이처럼 높은 횟수의 mandatory ventilation이 설정되면 ventilator는 환자의 자발호흡을 허용하지 않고 mandatory ventilation만을 공급하게 되므로 SIMV는 ACMV처럼 작동하게 됩니다.

Q2) **아래 그림은 특정 ventilator mode를 환자에게 적용시킨 후 얻은 그래프입니다. 다음 질문에 답하세요.**

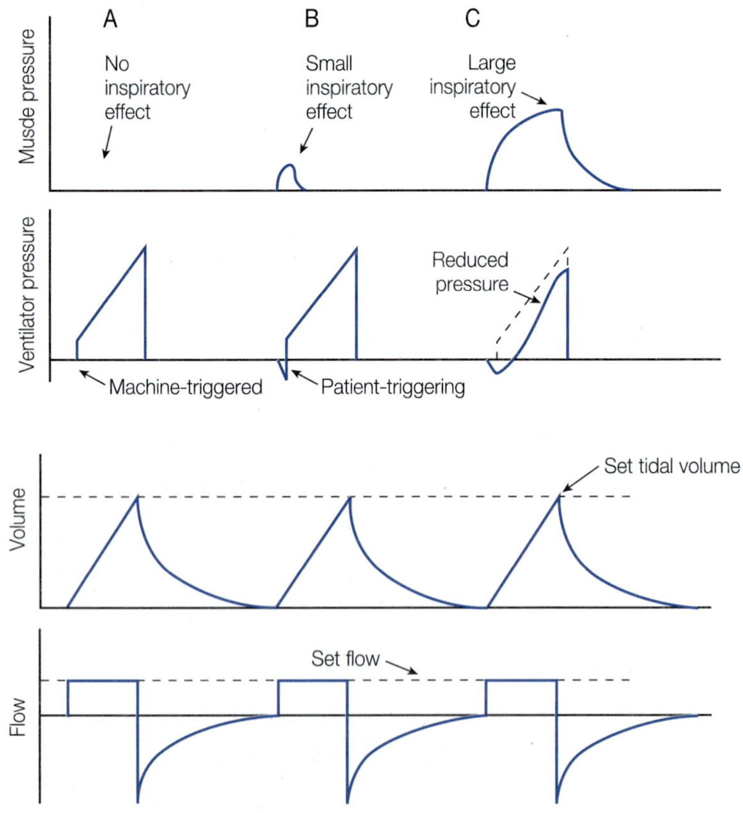

1. 이 ventilator mode에서 어떤 변인이 일정하게 설정되었는가?

1) volume　　　　　　　　　2) pressure

풀이 그래프에서 tidal volume과 flow는 항상 일정하게 공급되는 반면 pressure는 변합니다. 따라서 volume control입니다.

2. 이 ventilator mode의 명칭은?

풀이 Volume과 flow가 일정하게 설정되었으므로 constant flow volume control입니다. 또한 환자의 자발 호흡에 관계없이 항상 mandatory ventilation을 제공하므로 ACMV입니다.

3. 그림의 C에서 ventilator pressure가 감소한 이유는 무엇인가?

풀이 $P_T=P_v+P_p$ = TV/C+R×flow입니다. 그림 C는 P_v를 나타낸 그래프인데, 환자의 inspiratory m.이 수축하여 P_p가 증가했으므로, P_v는 감소하게 됩니다.

참고

P_T : TV을 공급하기 위한 pressure
P_v : ventilator가 공급하는 pressure
P_p : 환자의 호흡근의 수축에 의한 pressure
C : compliance

참고 문헌

1. Dean R Hess et al. 기계 환기의 기초 2/e, 군자출판사 2005; 31-38.

2. Paul L Marino et al. The ICU Book 3/e, Lippincott Williams & Wilkins 2007; 473-489.

▶ **정답** 문제 1: 1) 문제 2: VC-Continuous mandatory ventilation(or ACMV) 문제 3: 풀이 참고

4. 부가 설정과 새로운 ventilator modes

지금까지는 가장 기본적인 classic ventilator mode에 대해 공부했습니다. 이 번 장에서는 기본적인 ventilator mode에 부가적으로 설정할 수 있는 PEEP, sigh, limit 등에 대해 공부하고, 신형 ventilator에 도입된 새로운 기능들에 대해 공부하겠습니다.

신형 ventilator에 도입된 새로운 기능들을 이해하기 어려운 학생들은 부가 설정(PEEP, sigh, limit)에 대해서만 잘 알아두기 바랍니다.

1) 부가설정

(1) PEEP (Positive end expiratory pressure, 호기말양압)

1 PEEP의 효과

호기 말에 대기압보다 높은 압력을 주는 것을 PEEP(호기말양압)이라고 합니다. PEEP은 mechanical ventilation을 제공받는 환자에서 거의 대부분 사용될 정도로 일반적인 보조 설정입니다. 그렇다면 PEEP은 왜 적용하는 것일까요?

기계환기를 받는 대부분의 환자들의 distal airspace는 호기말에 쉽게 collapse되어 atelectasis를 일으킵니다. 이러한 alveolar collapse는 lung compliance를 감소시켜 산소화를 악화시키고 호흡에 따라 개방과 폐쇄가 반복될 때마다 shear stress를 발생시켜 폐손상을 더 진행시킵니다.

그런데 만약 호기말에 양압(PEEP)을 가해주면 alveoli의 collapse가 방지되어 이러한 현상들은 최소화할 수 있습니다.

호기 말에 폐가 이렇게 collapse되어 산소화를 악화시키기 때문에 이를 해결하기 위해 호기 말에 양압, 즉 PEEP을 가하는 것입니다. 또한 PEEP은 pulmonary edema를 분산시키는 효과를 가집니다.

참고

PEEP은 alveolar recruitment(폐포모집술)와 동일한 말로 사용되었으나, PEEP은 단순히 호기 말에 압력을 가해 alveolar collapse를 막아주는 기능을 하지 collapse된 alveoli를 recruitment(모집, 동원)를 하는 것은 아닙니다. 따라서 alveoli recruitment와 PEEP이 동일한 용어는 아니라는 것을 기억하기 바랍니다.

정리

PEEP의 효과 - 호기 말에 alveoli의 collapse를 방지(atelectasis와 shear stress감소)

2 PEEP의 생리학적 효과

PEEP이 미치는 생리학적 효과는 positive pressure ventilation과 동일하게 흉곽내 압력의 증가에 의해 일어납니다.

① 폐역학에 미치는 영향

a. Lung volume

PEEP은 말 그대로 호기말 양압입니다. 호기 말에 폐에 양압을 가하면 기존의 호기말 용적인 FRC에 호기말 양압에 의한 volume이 추가되므로 FRC는 증가합니다.

b. Compliance

PEEP은 collapsed alveoli를 열어 lung compliance를 증가시킬 목적으로 사용합니다. 하지만 lung compliance는 적용된 PEEP의 정도와 alveolar recruitment 정도 여부에 따라 증가, 감소 또는 변화가 일어나지 않을 수도 있습니다. 특히 호기말과 흡기말 정적 기도압 차이를 기초로 하여 compliance를 측정하게 되면 compliance는 오히려 감소하게 됩니다. 왜 PEEP 적용시 compliance가 감소할 수 있는지는 더 알고 싶은 사람만(14) 에서 다루도록 하겠습니다.

c. PaO_2와 $PaCO_2$

대부분의 경우 PEEP은 lung recruitment을 일으켜 동맥혈 산소 분압을 호전시킵니다. 또한 PEEP은 intrapulmonary shunt와 dead space를 감소시켜 $PaCO_2$를 감소시키고 $PaCO_2$와 $ETCO_2$ 차이를 호전시킵니다.

② 심혈관계

PEEP의 적용은 positive pressure venitlation을 제공받는 환자에게 흉곽내 압력을 더 증가시킵니다. PEEP에 의해 추가된 흉곽내 압력은 venous return을 더욱 감소시켜 cardiac output을 감소시킬 수도 있습니다.

③ 뇌압

두부 손상이 발생한 환자들에게 PEEP을 제공하면 뇌압이 상승합니다. 이는 PEEP에 의해 증가된 흉곽내 압력이 venous return을 감소시켜 두개 내 venous blood가 증가하기 때문입니다.

참고 두부 손상이 없는 환자에서도 PEEP에 의한 뇌압의 상승이 일어날 수 있지만 대부분 head elevation으로 중화됩니다.

3 PEEP의 적응증

PEEP의 적응증은 표 4-1과 같습니다.

표 4-1. PEEP의 적응증

ARDS
Chest trauma
Postoperative atelectasis
Cardiopulomnary edema
Acute artificial airway
Auto-PEEP

4 PEEP의 합병증

과도한 PEEP은 collapsed alveoli뿐만 아니라 정상 폐까지도 과팽창시켜 barotrauma나 volutrauma를 일으킬 수도 있습니다.

문제

1. 다음 중 호기말 양압(PEEP)을 적용시 생길 수 있는 부작용은? (KMLE 95')

가. 폐유순도의 증가	나. 기흉
다. 기능적 잔기량(FRC)의 감소	라. 심박출량의 감소

1) 가, 나, 다 2) 가, 다 3) 나, 라
4) 라 5) 가, 나, 다, 라

풀이 폐유순도의 증가는 PEEP을 적용했을 시 발생할 수 있는 장점입니다. 또한 PEEP은 FRC를 증가시킵니다. 반면 기흉과 심박출량의 감소는 PEEP에 의해 생길 수 있는 부작용입니다.

2. ARDS의 치료에서 PEEP 사용으로 나타날 수 있는 것은? (KMLE 01')

가. FRC 증가	나. PaO_2의 증가
다. Venous return의 감소	라. Compliance감소

1) 가, 나, 다 2) 가, 다 3) 나, 라
4) 라 5) 가, 나, 다, 라

풀이 대부분의 KMLE 문제집에서는 1번을 답으로 풀이하였습니다. 하지만 ARDS에서 PEEP의 적용은 compliance를 감소시킬 수도 있습니다. 이에 대해서는 더 알고 싶은 사람만(14) 에서 설명하도록 하겠습니다.

▶ **정답** 문제 1: 3) 문제 2: 5)

3. 50세 여자가 ARDS로 호흡보조를 받던 중 체온 38.8℃, WBC 18,000/mm^3, pH 7.48, $PaCO_2$ 58mmH이었다. 이 때 호기말양압을 5mmHg에서 10mmHg로 바꾼다면 그 목적은 무엇이겠는가? (KMLE 01')

1) pH감소 2) PaO_2 증가 3) 폐렴방지
4) $PaCO_2$감소 5) 심박출량감소

풀이 ARDS에서 PEEP의 사용 목적은 collapse된 alveoli를 열어 산소공급에 참여하게 하는 것입니다. 이 alveoli들이 산소공급에 참여하기 때문에 shunt는 감소하고 산소화가 호전됩니다.

4. 기계호흡 치료 중인 ARDS 환자의 예후를 개선시키는 치료방법은? (KMLE 01')

1) PEEP 2) Prone position
3) Surfactant의 투여 4) Low tidal volume
5) 글루코코티코이드 투여

풀이 호흡기 내과 수업시간에 PEEP에 대해 매우 자세히 공부하기 때문에 PEEP이 환자의 예후를 개선시키는 효과까지 있는 것으로 생각하는 학생들이 많습니다. 하지만 PEEP 자체는 환자의 예후에 큰 영향을 미치지 못합니다. 환자의 예후에 미치는 가장 중요한 인자는 low tidal volume을 이용한 protective lung ventilation입니다.

5. ARDS 환자에서 PEEP은 어떤 효과를 얻기 위해 사용하는가? (KMLE 08')

1) 폐유순도 감소 2) 허파꽈리닫힘 방지
3) 심박출량 감소 4) 동맥혈산소 감소
5) 우-좌 단락 증가

풀이 ARDS에서 PEEP의 사용 목적은 collapse된 alveoli를 열어 산소공급에 참여하게 하는 것입니다. 이 alveoli들이 산소공급에 참여하기 때문에 shunt는 감소하게 됩니다.

▶ **정답** 문제 3: 2) 문제 4: 4) 문제 5: 2)

6. 급성 호흡곤란 증후군 환자를 기계환기로 치료 중 F_IO_2 1.0으로 하여도 PaO_2는 45mmHg이었다. 혈압을 정상이었다. 다음 중 적절한 조치는? (KMLE 05')

1) 코티코스테로이드 정주
2) 기관지 확장제 분무
3) 호기말양압 추가
4) 광범위 항생제 추가
5) 이뇨제 추가

풀이 F_IO_2 1.0으로도 PaO_2가 호전이 없으면 PEEP을 가해야 합니다.

(2) Limitation

Volume ventilation에서는 peak airway pressure가 증가할 수 있으므로 pressure limit를 설정해야 합니다. 반면 pressure control ventilation에서는 minute ventilation이 부족할 수 있으므로 최소 minute ventilation을 설정하여 감시해야 합니다.

또한 pressure support ventilation은 보통 flow cycled이지만 이차적으로 흡기시간과 압력을 limiting factor로 설정하여 흡기를 끝낼 수도 있습니다.

(3) PCV의 inverse ratio ventilation

PCV에는 inverse ratio ventilation이라는 보조설정이 있습니다. 정상인의 I:E ratio는 약 2:3으로 호기가 더 길고 일반적인 ventilator 설정 시에도 호기를 더 길게 setting을 합니다. 하지만 inverse ratio ventilation에서는 흡기를 더 길게 설정해 alveolar collapse를 막습니다. 하지만 길게 설정된 흡기 시간은 호기를 방해하기 때문에 호기말에도 폐가 hyperinflation되어 auto-PEEP을 가지게 됩니다.

Auto-PEEP은 alveolar recruitment가 필요한 환자에서 설정한 PEEP과는 달리 불필요하게 설정된 호기말 양압입니다. Auto-PEEP이 발생하게 되면 환자는 호기말 양압의 부작용인 폐의 overdistension, 혈역학적 불안정성, ventilator triggering의 어려움 등을 겪게 됩니다. 특히 auto-PEEP은 폐 탄성력이 정상이거나 증가된 환자에서 흔히 발생하기 때문에 심혈관계에 미치는 악영향은 더 크게 됩니다.

▶ 정답 문제 6: 3)

2) 새로운 ventilator modes

기술의 발달로 새로 개발된 ventilator들은 기존의 ventilator에는 없었던 호흡 전달 방식을 갖습니다. 새로운 ventilation modes에 대해서 학생들이 자세히 알 필요는 없습니다. 단순히 이러한 방식들이 있다는 것만 알아두었으면 합니다.

(1) 호흡 내 이중 조절(Dual control within a breath)

Classic ventilator들은 한 호흡 주기에서 pressure 또는 volume control 중 한가지 방식으로만 작동합니다. 하지만 새로운 ventilation들은 이 둘을 혼합하여 사용할 수 있습니다. 예로는 volume-assured pressure support(VAPS)와 pressure augmentation이 있습니다. VAPS와 pressure augmentation은 최소한의 tidal volume을 보증하는데, 이는 minute ventilation이 부족할 수 있는 pressure ventilation의 단점을 보안합니다.

이들 mode는 흡기 초기에 설정된 압력까지 빠르게 pressure를 공급(pressure support)한 후, 이 압력까지 공급된 volume을 의사가 설정한 volume과 비교합니다. 만약 초기 압력에 의해 공급된 volume이 설정된 volume 보다 작다면 ventilator는 설정된 volume에 이를 때까지 volume control로 작동하게 됩니다.

반면 이 이상의 volume이 초기 pressure를 가했을 때 제공되었다면 ventilator는 추가 volume 공급없이 PSV으로 끝나게 됩니다.

그림 4-1은 VAPS의 실제 예입니다. ①번 호흡에서 ③번 호흡으로 갈수록 환자에 의한 흡기 노력(파란색 원으로 표시)이 감소합니다. ③번 호흡에서는 환자의 흡기 노력이 거의 없기 때문에 ventilator의 PS(pressure support)만으로는 volume의 부족이 발생합니다(ΔV<설정 volume). 이러할 경우 ventilator는 volume control mode로 바뀌어 constant flow(a)를 설정된 volume까지 공급합니다.

VAPS와 pressure augmentation을 설명하기 위해 환자와 ventilator 간의 대화를 가상적으로 만들어 보았습니다.

D : "난 이 환자에게 pressure support ventilation으로 공급하고 싶어. 그런데 호흡 때마다 TV이 최소한 360ml(환자는 60kg, 6ml/kg)이 들어가게 해줘."

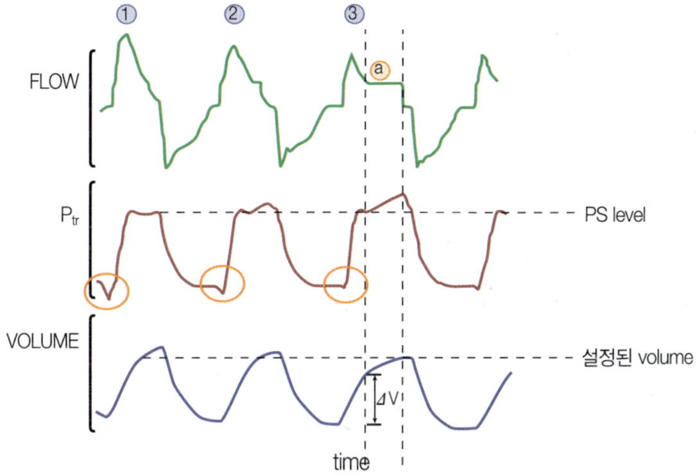

그림 4-1. VAPS(volume assured pressure support)

구형 V : "Pressure ventilation에서는 TV이 매번 변해서 불가능 합니다. 만약 특정 volume이 확실히 들어가기를 원하시다면 volume ventilation으로 설정해 주세요."

신형 V : "잠깐만요. 저는 그거 할 수 있어요!"

D : "어떻게?"

신형 V : "무작정 특정 pressure를 공급하지 말고 환자의 compliance를 계산한 후에 pressure support를 하는 거죠. 우선 환자의 compliance를 측정하기 위해 test breath를 제공하겠습니다. (잠깐 계산을 한 후) 환자의 compliance를 고려한 결과 pressure support를 5cmH_2O를 가하면 될 것 같습니다."

D : "네가 환자의 compliance를 계산했어도 만약 360ml가 안 들어가면 어떻게 해?"

신형 V : "그럼 제가 부족한 volume을 넣으면 되지요? 전 똑똑 하답니다."

참고

Test breath: compliance를 계산하기 위해 ventilator가 제공하는 공기

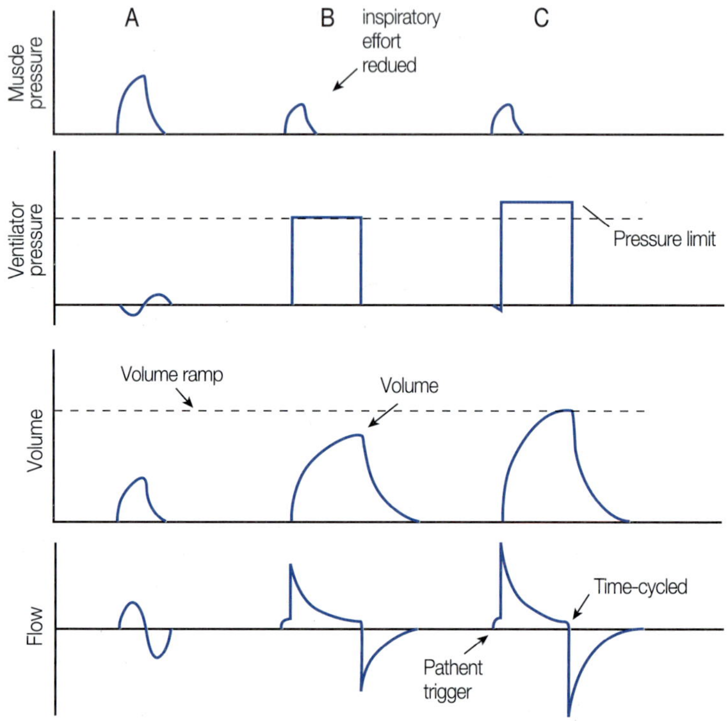

그림 4-2. Autoflow

(2) 호흡간 이중 조절(Dual control breath to breath)

호흡간 이중 조절은 이전 호흡이 다음 호흡을 보정하는 자료로 이용되는 방식입니다. 이 방식은 특정 tidal volume을 유지하는데 큰 도움을 줍니다. 즉 이번 호흡에 의해 공급된 volume이 설정된 tidal volume보다 작으면 compliance를 다시 계산하여 다음 호흡에는 적절한 volume이 제공되도록 새로운 pressure limit를 설정합니다.

PSV에 이러한 기능을 설정할 수도 있으며(예: Volume support), PCV에도 이러한 기능을 설정(pressure-regulated volume control(PRCV), autoflow)할 수 있습니다. Drager Evita 4에서 사용되는 autoflow를 환자와 ventilator와의 대화를 설정해서 공부해봅시다.

D : "신형 ventilator야! 내가 예전에 구형 ventilator를 이용해 PCV를 설정했을 때에는 volume이 적게 들어가면 alarm이 울려서 내가 다시 pressure를 설정해야 했거든. 너는 네가 알아서 적절한 volume이 들어가게 할 수는 없니?"

V : PCV로 공급하다가 volume이 부족하면 알아서 저보고 많이 주라는 거지요? 가능합니다. 저에게 autoflow라는 기능이 있거든요.
우선 PC-SIMV로 작동을 하겠습니다. 어느 정도의 volume이 유지되기를 원하세요?

D : "400ml 정도"

V : "환자의 평상시 inspiratory effort를 고려한 compliance를 계산(A)하여 400ml가 공급되도록 pressure와 time을 설정하도록 하겠습니다. 만약 그림 4-2의 B처럼 환자의 흡기노력이 감소하면 compliance는 제가 처음 측정한 값보다 감소해 volume이 감소하게 됩니다. 그럼 제가 다시 compliance를 계산해 pressure limit를 보정하고 다음 번에는 적절한 volume이 들어가도록 하겠습니다."

D : "고마워!"

정리

1. 호흡 내 조절

VAPS, Pressure augmentation

2. 호흡 간 조절

PRVC(PCV + 호흡 간 보정)
Volume Support(PSV + 호흡 간 보정)
Autoflow

(3) Automode

Automode는 controlled mode와 assisted mode의 상호 전환이 가능한 방식입니다. 이는 호흡간 조절 방식인 volume support와 pressure regulated volume control (PRVC)이 결합된 형태로 환자의 자발호흡이 없으면 PRVC(PCV+호흡간 보정)로 작동하다가 만일 환자가 2번 연속으로 자발호흡을 하면, volume support(PSV+호흡간 보정)로 변환됩니다.

반대로, volume support로 공급하다가 일정시간(성인은 12초)동안 자발호흡이 없으면 PRVC로 되돌아가게 됩니다.

3) 비례보조환기(Proportional assist ventilation, PAV)

PAV에서는 환자의 흡기노력과 기도압이 비례합니다. 즉 환자의 흡기 노력이 많으면 높은 기도압력이 가해지고, 환자의 흡기 노력이 적으면 낮은 기도압력이 가해집니다. PSV(pressure support ventilation)과 어떤 차이가 있는지 궁금한 학생들이 있겠지요? PSV에서는 환자의 흡기 노력에 관계없이 일정한 양압이 보조됩니다.

참고로 두 방식 모두 흡기 시간은 환자의 흡기 노력에 의해 결정됩니다. 반면 PCV(pressure control ventilation)에서는 압력과 흡기 시간 모두 ventilator가 조절합니다(표 4-2).

표 4-2. PSV, PCV와 PAV의 비교

	흡기시간 결정	압력보조 결정
PSV	환자	Ventilator
PCV	Ventilator	Ventilator
PAV	환자	환자

4) 기도압 방출 환기(APRV, Airway pressure release ventilation)

APRV는 호흡주기 동안 환자에 의해 발생되는 자발호흡을 허용하는 방식입니다. 그림 4-3의 mode 환자의 자발 호흡을 허용하면서 PS를 하고 있으므로(mandatory breathing의 모양과 spontaneous breathing의 그래프가 다르므로 ACMV가 아님), SIMV + PS mode입니다. 그런데, 첫 번째 흡기도중에 환자의 자발호흡(그림 4-3①)이 허용되었습니다. 따라서 APRV가 적용되었음을 알 수 있습니다.

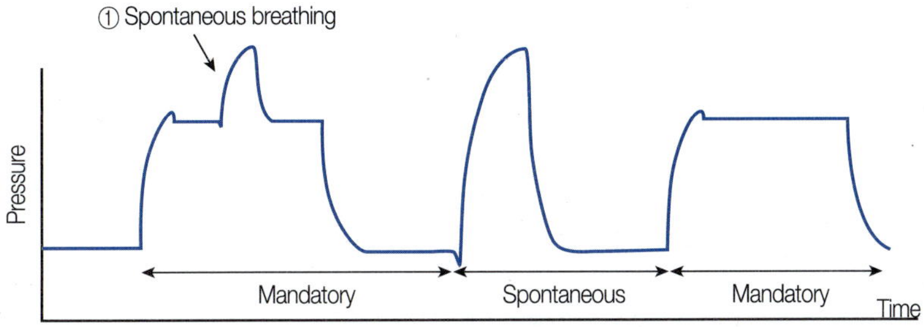

그림 4-3. PC-SIMV + PS +APRV

정리

1. Automode
   Assited ventilation과 controlled ventilation의 변환이 가능한 mode
   PRVC + volume control
2. PAV
   환자의 흡기 노력에 따라 보조 pressure 압력이 변하는 mode
3. APRV
   기계환기 도중에 환자의 자발 호흡을 허용하는 방식

문제

1. 아래 그림의 ventilation mode는?

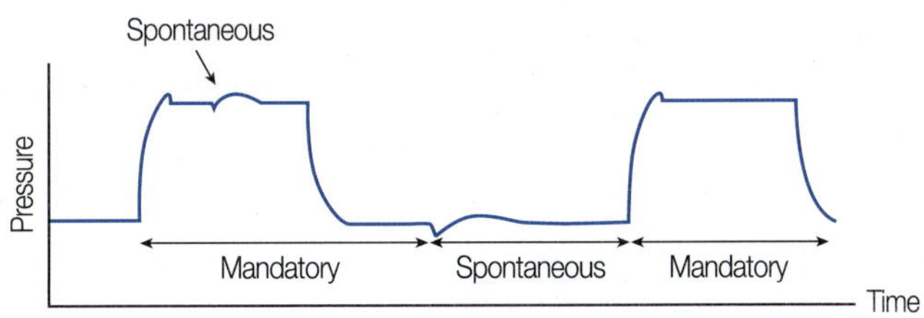

풀이 Mandatory breathing 사이에 환자의 자발호흡이 허용되었기 때문에 SIMV입니다. 그런데 첫 번째 흡기 도중에도 환자의 자발호흡도 허용되었기 때문에 APRV도 적용되어 있습니다.

▶ 정답 문제 1: SIMV+APRV

2. 다음 중 호흡내 조절 방식은?

가. Pressure augmentation	나. APRV
다. VAPS	라. PRVC

1) 가, 나, 다　　2) 가, 다　　3) 나, 라
4) 라　　5) 가, 나, 다, 라

풀이 호흡 내 조절에는 VAPS, pressure augmentation 등이 있습니다.

더 알고 싶은 사람만(14)

Q) Ventilator의 이름을 알고 싶어요!!

A) 병원에서 흔히 쓰이는 ventilator에 대해 알아봅시다.

1. Servo 900c

오래된 라디오처럼 생긴 이 모델의 이름은 Servo 900c입니다(그림 4-4). Servo 900c는 중환자실에서 흔히 볼 수 있는 모델로 작동범주는 표 4-3과 같습니다. Modes를 살펴보면 classic ventilation의 전형적인 방식들을 구동할 수 있음을 보여줍니다.

정상인이 가끔 하품을 하듯이 100회 호흡마다 약 TV의 2배의 volume을 공급하는 sigh(영어로는 한숨(걱정이 있을 때 크게 숨을 들이쉬고 내쉬는 숨)이지만 하품이라는 번역이 더 적당할 것 같습니다)라는 재미있는 기능도 있는데, 70년대에 유행했지만 현재는 잘 사용하지 않는다고 합니다. 최근에 lung recruitment의 한 방법으로 재사용되고 있지만 그 유용성은 불확실 합니다.

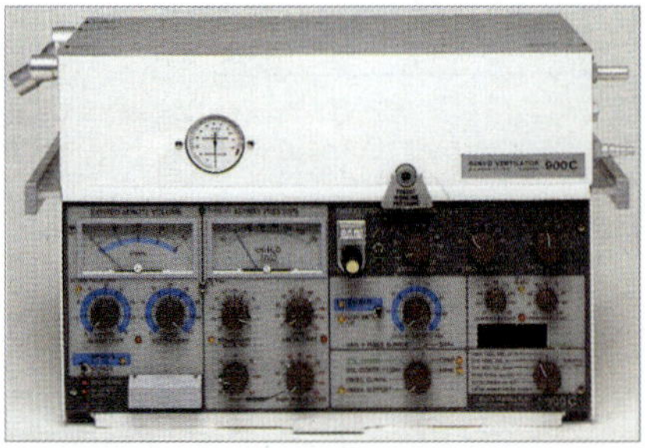

그림 4-4. Servo 900C

▶ 정답 문제 2: 2)

표 4-3. Servo 900c의 control ranges

Control Ranges

- WORKING PRESSURE: Up to 120cm H_2O.
- MODES: Volume controlled, volume control with sight, pressure controlled, pressure support, synchronized intermittent mandatory ventilation(SIMV), SIMV+pressure support, continous positive airway pressure, manual ventilation.
- Present inspiratory minute volume: 0.5~40 1/min, with sufficient working pressure.
- FLOW PATTERN: constant, accelerating or decelerating.
- RESPIRATORY RATE: 5~120 breaths/min.?
- INSPRIATORY TIME: 20~80% of respiratory cycle.
- PAUSE TIME: 0~30% of respiratory cycle.
- PEEP: 0~50cm H_2O.
- UPPER LIMIT: 15~120cm H_2O
- TRIG SENSITIVITY: -20~0cm H_2O (below PEEP)
- SIMV RATE: high rate (4~40 SIMV breaths/min), low rate (.4-4 SIMV breaths/min).
- SIGH : double tidal volume possible every 100 breaths.
- COMPRESSED VOLUME: 0.075 1(internal).

2. Servo 300

중환자실에 또 흔히 볼 수 있는 모델이 Servo 300입니다. 신형 ventilator에서 제공하는 호흡 간 조절 방식인 volume support, Pressure-regulated volume control (PRVC)이 가능하고 automode도 제공합니다(그림 4-5).

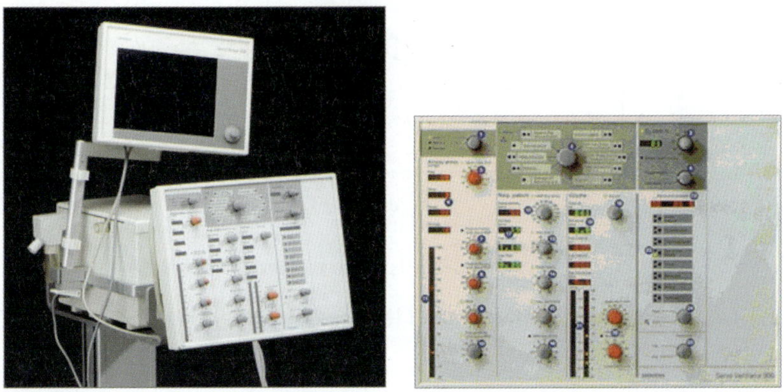

그림 4-5. Servo 300과 controller

3. Servo-i

Servo-i에서는 Servo 300에서 제공하는 모든 mode를 제공할 뿐만 아니라 lung recruitment를 시행할 수도 있습니다(그림 4-6). Lung recruitment에 대해서는 6장 Lung protective strategies에서 자세히 다루도록 하겠습니다.

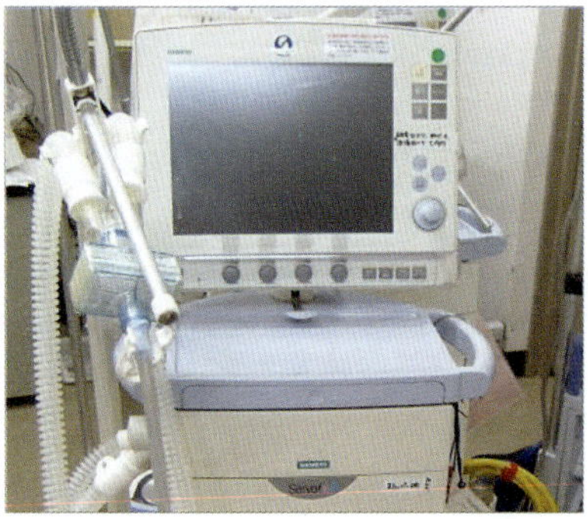

그림 4-6. Servo-i

Q3) Collapsed alveoli가 열리게 되면 lung compliance가 증가할 것으로 생각되는데 왜 감소하나요?

A) 환기중인 환자의 compliance는 호기말과 흡기말 정적 기도압 차이를 이용해 계산합니다.

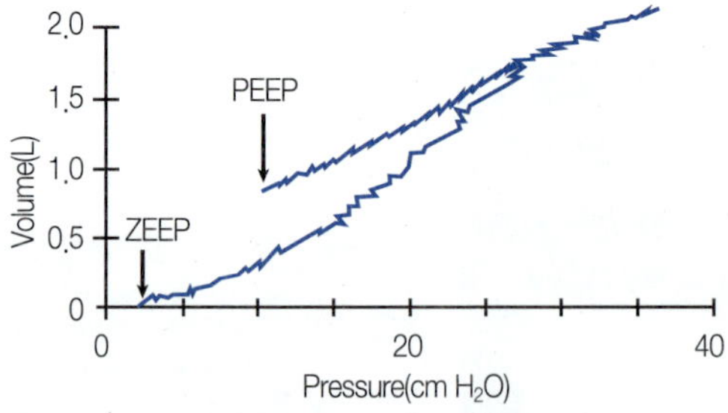

ZEEP(zero end expiratory pressure), PEEP(positive end expiratory pressure)

그림 4-7. ALI 환자에서 PEEP 적용 시 나타나는 pressure-volume curve의 변화

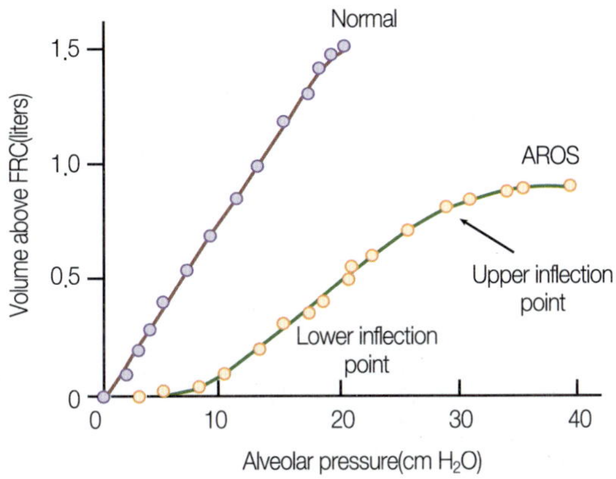

그림 4-8. ARDS환자에서의 이력현상

그림 4-7은 acute lung injury 환자의 pressure-volume curve입니다. Pressure-volume curve에서 slope(기울기)는 compliance를 의미합니다.

그림 4-7에서 ZEEP(zero end expiratory pressure)의 slope가 PEEP이 설정된 경우의 slope 보다 더 큰 값을 가집니다. 따라서 정적 기도압을 기준으로 compliance를 측정하면 PEEP이 적용되었을 때 compliance가 감소하는 것을 알 수 있습니다. 하지만 PEEP의 적용은 이력현상(hysteresis)을 감소시킵니다. 이력현상이란 자극을 가해도 물체의 성질이 변하지 않는 현상입니다. 그림 4-8에서 정상인의 폐는 alveolar pressure가 증가할수록 volume이 일정하게 증가합니다. 하지만 ARDS 환자의 폐에서는 alveolar pressure가 0에서 약 10cmH_2O까지 증가해도 volume이 거의 증가하지 않습니다(이력 현상). 이 때 만약 PEEP을 10cmH_2O만큼 가해준다면 이력현상이 발생하는 부위를 제거하는 효과가 나타납니다. 즉 PEEP을 가하기 전에는 흡기 초기에 compliance가 매우 낮았으나(그림 4-9의 ①), PEEP을 가한 후에는 이력현상을 발생시키는 부위가 사라져 흡기 초기의 compliance가 증가하게 됩니다(그림 4-9의 ②).

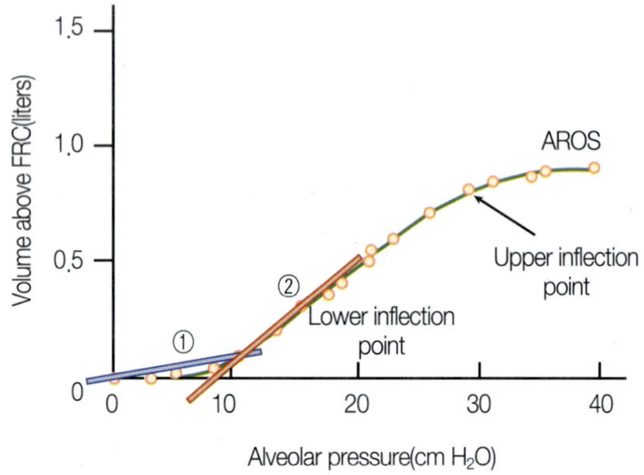

그림 4-9. PEEP에 의한 이력현상의 제거와 흡기 초기 compliance의 변화

참고 문헌

1. Hala M. F. Hamed. Ventilation and ventilators in the ICU: what every intensivist must know. Curr Aneaseth Crit Care 2006; 17:77-83.

2. Marcelo Britto Passos Amato et al. Volume Assured Pressure Suppont(VAPSV): A new approach for reducing muscle workload during acute respiratory failure, Chest 1992; 102:1225-34.

5. Mechanical ventilation이 미치는 생리학적 효과

Positive pressure ventilation은 호흡기계 뿐만이 아니라 심혈관계, 중추 신경계, 위장관 및 신장등의 여러 기관에 많은 영향을 미칩니다.

1. Mechanical ventilation이 심혈관계에 미치는 영향

1) Venous return에 미치는 영향

정상인의 흡기는 negative pressure에 의해 발생합니다. Pleural space의 음압은 venous return을 돕고 pulmonary capillary pressure를 감소시킵니다.

Positive pressure ventilation은 흡기 동안 intrathoracic pressure를 증가시킵니다. 증가한 intrathoracic pressure는 right heart의 cardiac output과 pulmonary blood flow를 감소시킵니다. 반면 호기시에는 intrathoracic pressure가 0으로 되돌아 오므로 venous return은 증가합니다. 그런데 PEEP을 적용하면 호기 시에도 intrathoracic pressure가 증가해 venous return은 감소하게 됩니다.

2) 폐혈관 저항에 미치는 영향

폐혈관의 저항은 FRC에서 가장 작은 값을 가지고 이 이상 또는 이 이하의 volume에서는 증가합니다. 만일 기계환기를 제공받는 환자의 호기말 폐 volume이 FRC보다 감소해 있다면 PEEP의 적용은 폐 volume을 FRC로 복귀시켜 폐 혈관저항을 감소시키는 효과를 보일 수도 있습니다.

또한 저산소증에 의해 폐혈관 저항이 증가되었던 환자들도 mechanical ventilation 후 산소화가 호전되면 폐혈관 저항이 감소하게 됩니다.

3) 우심실 박출량에 미치는 영향

Positive pressure ventilation은 venous return을 감소시키는 대신 폐혈관 저항을 감소시킵니다. 폐혈관 저항의 감소는 venous return의 감소를 일부 보상하지만, 우심실 박출량과 pulmonary blood flow는 감소합니다.

4) 좌심실 박출량에 미치는 영향

Positive pressure ventilation을 제공받는 정상 심기능을 가진 환자의 좌심실 박출량은 venous return에 의해 결정되므로 대부분 감소합니다. 하지만 심기능이 저하된 환자에서는 좌심실 박출량이 증가할 수도 있습니다.

일정한 대동맥압에서 흉곽내 압력이 증가하게 되면 흉곽내 압력은 심장의 수축을 돕는 역할을 합니다. 따라서 심장은 심박출을 위해 대동맥압에서 흉곽내 압력을 뺀 만큼만 수축을 하면 되므로(afterload 감소), 심부전 환자에서 적절한 PEEP의 설정은 좌심실 박출량을 호전시킵니다.

정리

Mechanical ventilation이 심혈관계에 미치는 영향

지표	기계 환기가 미치는 영향
Venous return	감소
폐혈관 저항	감소
RV의 CO	감소
대동맥 저항	감소
LV의 CO	1. 정상 심기능을 가진 경우 VR에 의해 결정→감소 2. 심부전의 경우 증가할 수 있다.

2) Mechanical ventilation이 중추신경계에 미치는 영향

(1) 뇌압에 미치는 영향

Positive pressure ventilation과 PEEP은 venous return을 감소시켜 뇌압의 상승을 일으킵니다. 따라서 두부 손상을 받은 환자에서는 평균 기도압과 PEEP을 가능한 낮게 유지하는 것이 좋습니다.

그러나 mechanical ventilation을 받고 있는 환자에서 과호흡을 유발하면 뇌압을 오히려 감소시킬 수 있습니다($PaCO_2$가 1% 감소할 때마다 뇌혈류량은 약 4%정도 감소).

따라서 신경외과에서는 뇌압의 감소를 위해 인위적인 hyperventilation을 유발하

기도 합니다. 하지만 $PaCO_2$가 25mmHg이하일때는 이러한 효과가 감소하므로 $PaCO_2$를 25~30mmHg까지만 낮추어야 합니다.

(2) 수면에 미치는 영향

기계 환기를 받는 환자들은 수면 장애 및 섬망 등을 일으킬 수도 있습니다.

3) 신장에 미치는 영향

기계환기는 소변량과 Na^+ 배출의 감소를 일으킬 수 있습니다. 이는 기계환기에 의해 심박출량이 감소하여 ADH의 증가하고 ANP의 분비가 감소하기 때문입니다.

4) 위장관에 미치는 영향

(1) Stress 궤양 유발

Mechanical ventilation을 받는 환자에서는 stress ulcer의 빈도가 증가하므로 stress ulcer의 예방을 위해 H_2-blocker나 sucralfate를 사용해야 합니다.

H_2-blocker는 sucralfate보다 stress ulcer 예방에 더 뛰어나지만, nosocomial penumonia를 더 잘 일으킵니다. 그런데 48시간 이상 mechanical ventilation을 제공받거나 coagulopathy가 있는 환자에서는 오직 H_2-blocker만이 stress ulcer를 막는 효과가 있습니다.

따라서 이러한 환자들에서는 pneumonia를 예방할 수 있는 방법들(head elevation, minimal ventilator circuit change)을 시행하면서 H_2-blocker를 사용해야 합니다.

(2) 폐렴

Mechanical ventilation을 받고 있는 환자에서 폐렴은 주로 ① oropharyngeal pathogens의 colonization과 흡인 ② endotracheal tube 주위로 leakage되는 분비물에 의해 발생합니다.

지난 수년간 mechanical ventilation에 의한 폐렴의 원인으로 가습기와 intubation tube가 지목되었고, hospital acquired pneumonia를 막기 위해 가습기와 intubation tube의 교체를 주기적으로 시행하였으나 도관의 교체 빈도와 폐렴의 발생과는 거의 연관이 없다는 사실이 밝혀졌습니다.

따라서 폐렴을 막기 위해 가습기와 intubation tube를 정기적으로 교환하는 것은 추천되지 않습니다. 흡인을 방지하기 위해서는 head elevation등의 고식적인 방법을 사용해야 합니다.

문제

1. 인공호흡기 관련 폐렴(ventilator associated pneumonia)의 예방으로 적절한 방법은? (KMLE 09')

1) 기관내관(endotracheal tube)내로 항생제 투여
2) 예방적 항생제를 정주한다.
3) 인공호흡기회로(ventilator circuit)의 빈번한 교체
4) 45℃ 머리올리기(head elevation)
5) 기관내관(endotracheal tube)내로 주기적 살균제 도포
6) 모두 맞다.

풀이 45℃ 머리 올리기는 흡인을 막아 폐렴 발생을 예방할 수 있습니다.

2. 기계호흡 치료 중에 발생하는 합병증에 대한 예방책이 아닌 것은? (KMLE 07')

1) 폐색전증 - 헤파린
2) 스트레스성 위궤양 - 수크랄페이트 투여
3) 산소독성 - F_IO_2 0.6 이하 유지
4) 기계호흡 폐렴 - 기관내튜브 3일마다 교체
5) pneumothorax - 기도내압 감소

풀이 지난 수년간 hospital acquired pneumonia를 막기 위해 호흡기의 가습기나 intubation tube의 교환을 규칙적으로 시행하였으나 호흡기 도관의 교체 빈도와 폐렴의 발생과는 거의 연관이 없다는 사실이 밝혀졌습니다. 현재는 도관의 오염이 환자에게 폐렴을 일으키는 것이 아니라 환자에 의해 도관의 오염이 발생하는 것으로 생각하고 있습니다.

▶ 정답 문제 1: 4) 문제 2: 4)

참고문헌

1. Matlu GM, Factor P. Complications of mechanical ventilation. Respir Car Clin N Am 200; 6:213-252.

2. Lee Goldmann et al. Cecil medicine 23/e, Saunders 2008; 717-718.

6. Complication of mechanical ventilation

Mechanical ventilation은 여러 가지 complication을 일으킵니다. 이네들에는 barotrauma, volutrauma, atelectrauma, pneumonia, stress ulcer등이 있습니다. 이 번 장에서는 주로 호흡기계에 미치는 complication을 알아보도록 하겠습니다. 특히 많은 학생들이 barotrauma와 volutrauma의 차이를 잘 모르고 동일한 개념이거나 비슷한 개념으로 알고 있는데, 이 둘은 전혀 다른 complication이므로 반드시 이 둘의 차이를 잘 알고 있어야 합니다.

1) Complication of mechanical ventilation

(1) Barotrauma

Lung protective ventilation이 널리 사용되기 전에는 atelectasis를 방지하기 위해 10~15ml/kg의 high tidal volume ventilation이 주로 사용되었습니다. 그런데 high tidal volume ventilation은 static alveolar pressure를 50cm H_2O이상으로 증가시켜 alveolar air leakage를 유발하였습니다. 이렇게 alveolar pressure 증가로 발생한 합병증(pneumothorax, pneumomediastinum)을 barotrauma라고 합니다.

(2) Volutrauma

1988년 Dreyfuss와 동료들은 pulmonary edema의 주요 원인이 barotrauma가 아니라 과도한 lung volume임을 증명합니다. 이네들은 normal tidal volume을 high airway pressure를 공급받은 rats(대조군)과 high tidal volume을 high 또는 low airway pressure로 공급받는 rats(실험군 2, 3)을 비교하였습니다.

실험결과에 따르면 pressure에 상관없이 high tidal volume을 공급받은 실험군 2, 3에서만 pulmonary edema가 발생하는 것이 관찰되었습니다. 이는 pressure에 의한 손상과는 다른 volume에 의한 손상이 존재하며, 이러한 손상(volutrauma)에서는 ARDS와 같은 형태(pulmonary edema)의 lung injury가 발생할 수 있음을 의미합니다.

표 6-1. Volutrauma에 대한 Dreyfuss와 동료들의 실험

	Volume	Pressure	결과
대조군	Normal TV	High	No edema
실험군 1	Low TV	High	
실험군 2	High TV	High	High permeability type lung edema
실험군 3		Low	

(3) Atelectrauma

Atelectrauma는 airway가 반복적으로 닫혔다가 열리면서 받는 shear stress에 의한 injury를 의미합니다. 이를 막기 위해 airway가 항상 열려있도록 PEEP을 제공합니다.

(4) Atelectasis

무기폐는 기계환기의 흔한 합병증입니다. 무기폐는 volume공급이 부족하거나 점액에 의해 기도가 폐쇄되어 발생합니다. 또한 100% 산소를 공급하면 alveoli의 질소가 흡수되어 흡수 무기폐가 발생할 수 있습니다.

무기폐를 막기 위해서는 기관 흡인 등을 통해 점액을 제거해야 하며, PEEP을 사용해 lung volume이 감소하는 것을 막아야 합니다. 또한 PEEP은 산소화를 호전시켜 낮은 F_IO_2의 산소를 사용할 수 있도록 도와주므로 100% 산소공급에 의한 무기폐를 예방하는 효과를 가집니다.

(5) Oxygen toxicity

100% 산소의 공급은 24시간 내에 기관지염이나 기도의 염증성 변화를 초래합니다. 이는 100% 산소에 의해 발생한 free redical이 급성 폐손상과 비슷한 미세 구조에 변화를 일으키기 때문입니다. 따라서 F_IO_2는 동맥혈 산소 분압이 60~80mmHg으로 유지되는 범위에서 가능한 낮게 설정해야 합니다($F_IO_2<0.6$).

(6) Biotrauma

Alveolar overdistention과 atelectrauma의 발생은 pro-inflammatory cytokine과 chemokine들을 분비시켜 alveoli의 inflammation을 유발할 수 있습니다. 이를 biotrauma라고 합니다.

(7) MOF(Multiorgan failure)

기계환기에 의해 발생한 폐 손상(alveolar-capillary membrane의 파괴)은 폐에서 발생한 염증 매개 물질들을 전신으로 이동시켜 여러 장기의 손상을 유발합니다.

문제

1. 양쪽 허파에 giant bullae가 있는 70세 환자가 전신마취하에 담석 제거를 위한 수술을 받던 중 갑자기 기도 내압의 증가, 혈압 강하, 빈맥 및 청색증이 발생하였다. 가장 먼저 생각할 수 있는 원인은? (KMLE 95')

1) 미주신경 반사	2) 과도한 전처치
3) 하대정맥 압박	4) 수술 부위의 과도한 견인
5) 기흉 발생	

풀이 Giant bullae가 있다는 history와 기도 내압의 증가를 생각할 때, giant bullae가 터져 pneumonthorx으로 생겼음을 추측할 수 있습니다.

참고문헌

1. Hala M.F. Hamed et al, Ventilation and ventilators in the ICU : What every intensivist must know. Current Anaesthesia & Critical Care 2006; 17: 77-83.
2. Dean R Hess. 기계환기의 기초 2/e. 군자출판사 2005; 15-23.
3. Lee Goldman et al. Cecil medicine. Saunders 2008; 736-739.

▶ **정답** 문제 1: 5)

7. Ventilator monitoring

1) 폐역학 Monitoring

(1) Airway pressure

자발호흡을 하는 환자에서는 pulmonary function test를 통해 폐의 mechanical 특성을 알아볼 수 있지만, ventilator에 의존하고 있는 환자에서는 폐기능 검사를 하기 어렵기 때문에 airway pressure를 측정합니다. 이는 ventilator가 공급하는 TV이 폐포에 도달하기 위해서는 기도의 저항과 쪼그려드려는 alveoli와 chest wall의 탄성력을 극복해야 하는데, 이들을 극복하기 위해 필요한 힘이 airway pressure로 반영이 되기 때문입니다.

기도의 저항을 극복하기 위해 필요한 압력을 transairway pressure라고 하고, alveoli와 chest wall의 탄성력을 극복하기 위해 필요한 압력을 alveolar distending pressure라고 합니다. TV을 공급하기 위해 필요한 압력(peak airway pressure)은 이 두 압력의 합으로 구할 수 있습니다(식 (1)).

Peak airway Pressure = transairway pressure
+ alveolar distending pressure ········· 식 (1)

한편 transairway pressure = flow × resistance이고
alveolar distending pressure = TV/compliance이므로
식 (1)은 식 (2)와 같이 나타낼 수 있습니다.

Peak airway Pressure=transairway pressure+alveolar distending pressure=flow × resistance+TV/compliance ····················· 식 (2)

정리

1) Airway pressure는 airway의 저항과 alveoli와 chest wall의 탄성력을 반영한다.
2) Airway pressure = transairway pressure + Alveolar airway pressure
3) Transairway pressure는 resistance를 반영
4) Alveolar distending pressure는 elastance를 반영

■1 Peak & plateau airway pressure

Volume ventilation의 전형적인 airway pressure는 그림 7-1과 같습니다. 흡기 시 constant flow가 공급된다면 airway pressure는 직선으로 상승하고, 하행 ramp가 설정되면 볼록한 곡선으로 상승합니다.

Airway pressure는 transairway pressure(P_{TR})와 alveolar distending pressure(P_{pl})로 구성되는데, 흡기 말에 expiratory tube를 막아서 inflation hold를 시키면 이 두 압력을 분리할 수 있습니다. 그림 7-2는 inflation hold 후 plateau를 기준으로 transairway pressure(①)와 alveolar distending pressure(②)가 분리되는 것을 보여주고 있습니다.

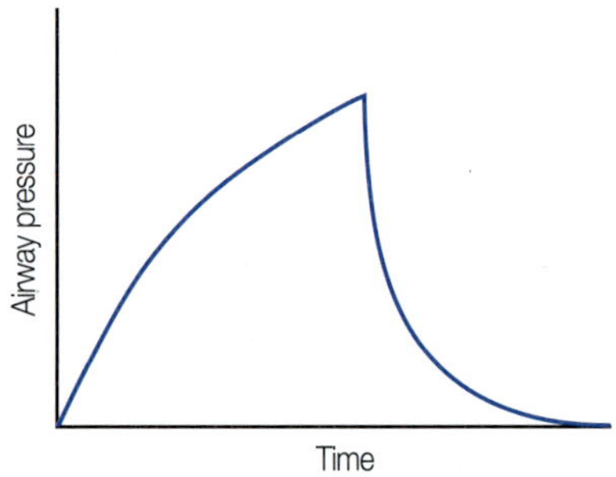

그림 7-1. VC에서 airway pressure의 변화

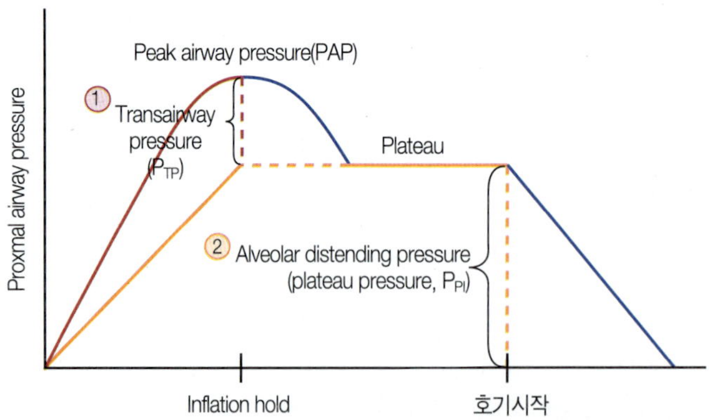

그림 7-2. 흡기 말 호기밸브를 막았을 때(inflation hold method)의 pressure의 변화

흡기 말에 expiratory tube를 막아 형성된 plateau에서는 alveoli와 proximal airway 사이의 flow가 존재하지 않기 때문에, plateau pressure는 alveolar distending pressure만을 반영하게 됩니다.

정리

1) 흡기 말에 inflation hold를 시키면 plateau가 형성된다
2) Plateau pressure는 alveolar distending pressure를 반영한다.
3) PAP = P_{TR}(resistance)+ P_{pl}(elastance)
4) Rsistance을 반영하는 지표 = P_{TR} = PAP－P_{pl}
5) Elastance를 반영하는 지표 = P_{pl}

참고

Mean airway pressure, peak airway pressure, alveolar pressure (plateau pressure)의 차이를 잘 알아둡시다.

앞서 흡기말 호기 밸브를 막아서 측정한 값들은 peak airway pressure와 plateau pressure입니다. Peak airway pressure는 resistance와 elastance를 반영한 값이고, plateau pressure는 elastance만을 반영한 값입니다. 반면 mean airway pressure는 복잡한 식으로 추정되거나 컴퓨터가 계산하여 표시해 줍니다.

Peak airway pressure는 barotrauma의 risk와 연관되어 있고 mean airway pressure는 cardiac output에 영향을 줍니다. 반면 alveolar pressure를 반영하는 plateau pressure는 volurauma와 연관이 있습니다.

폐손상을 막기 위해 peak airway pressure는 40cmH_2O를 넘지 않아야 하며, plateau pressure는 35cmH_2O를 넘지 않아야 합니다.

2 최대 흡기 기도압(maximal inspiratory airway pressure, P_{Imax})

RV까지 충분히 숨을 내쉰 후에 막힌 튜브를 통해 최대한 숨을 들이마실 때의 압력을 최대 흡기 기도압(maximal inspiratory airway pressure)이라고 합니다. 정상인의 P_{Imax}는 적어도 -80cmH_2O이상(절대값)입니다. 만약 P_{Imax}가 -20cmH_2O보다 작다면(절대값) respiratory muscle failure로 간주합니다.

또한 이 기도압은 이탈의 지표로 이용하는데, -30cmH_2O 이상(절대값)이면 이탈이 성공할 가능성이 높고 -20cmH_2O(절대값)보다 작으면 실패할 가능성이 높습니다.

3 임상 적용(Cardiopulmonary status의 감시, 그림 7-3)

기계환자를 제공받는 환자의 cardiopulmonary status가 악화(hypotension, hypoxemia, respiratory distress)되었을 때 airway pressure의 변화는 환자의 폐 역학의 변화를 의미합니다. 따라서 peak airway pressure(PAP)의 변화를 유심히 살펴봐야 합니다.

① Peak airway pressure(PAP)의 변화가 없을 때

Peak airway pressure가 변화가 없으면 pulmonary embolism이나 extrathoracic 원인을 찾아야 합니다. 하지만 peak airway pressure의 변화가 없더라도 lung mechanics의 변화가 없다는 것을 배제할 수는 없습니다.

② Peak airway pressure(PAP)가 감소할 때

Peak airway pressure의 감소는 공기 누출과 환자의 hyperventilation(negative pressure 유발)에 의해 발생합니다.

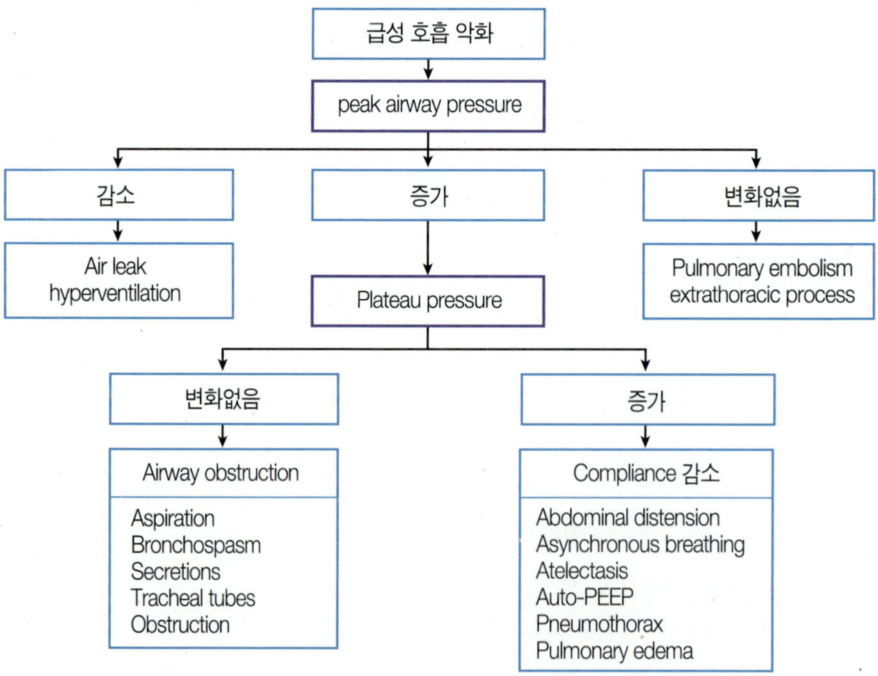

그림 7-3. 급성 호흡 악화 시 airway pressure를 이용한 접근 방법

③ **Peak airway pressure(PAP)가 증가할 때**

Peak airway pressure는 airway resistance(transairway pressure)와 elastance (plateau pressure)를 모두 반영하는 지표입니다. 따라서 PAP가 증가했을 때는 plateau pressure를 측정해서 이 중 어떤 요소가 증가했는지 알아봐야 합니다.

a. Plateau pressure가 증가할 때

Plateau pressure의 증가가 PAP 증가의 원인입니다. Plateau pressure는 compliance를 반영하는 지표이므로 plateau pressure의 증가는 compliance의 감소를 의미합니다. Compliance가 감소할 수 있는 원인에는 abdominal distension, 호흡 부조화, atelectasis, auto-PEEP, Pneumonthorax, pulmonary edema 등이 있습니다.

b. Plateau pressure가 정상일 때

Plateau pressure가 정상이면 trans airway pressure의 증가가 PAP 증가의 원인입니다. Transairway pressure는 airway resistance를 반영하는 지표이므로 transairway pressure의 증가는 resistance 증가를 의미합니다. Airway resistance가 증가하는 원인에는 aspiaration, bronchospasm, secretions, tracheal tube, obstruction등이 있습니다.

(2) Compliance

폐만의 compliance를 측정할 수가 없기 때문에 static thoracic compliance(폐와 chest wall)를 측정합니다. Static thoracic compliance는 TV을 plateau pressure로 나누어 구하는데, airflow가 존재하지 않는 plateau pressure를 이용하므로 static(정적)이라를 단어를 사용합니다. 기관 삽관을 한 정상 폐를 가진 환자에서 정상값은 50~80 ml/cmH_2O입니다.

주의해야 할 점은 connector tube로 인해 폐에 전달되지 않는 volume이 존재하기 때문에 ventilator가 제공하는 volume이 아닌 환자의 호기 때 측정된 volume을 사용해야 한다는 점입니다. 또한 PEEP과 auto-PEEP이 존재한다면 이를 빼줘야 합니다. 한편 자발적인 호흡이 있을 경우 근육의 수축이 chest wall의 compliance를 감소시키므로 완전히 기계호흡을 할 경우에만 측정해야 합니다.

(3) Resistance

Flow가 일정한 경우, ⊿P/R=flow이므로, R=⊿P/F로 구할 수 있습니다. 호흡기계 전체의 저항은 lung volume의 측정방법에 따라 달라지나 0.14kPa/L~0.4kPa/L이며, 0.84 kPa/L 이하이면 정상으로 간주합니다.

이 때 측정되는 resistance는 tube를 포함한 값이기 때문에 절대값 보다는 변화 추이를 살펴봐야 합니다. Tube의 resistance는 일정하기 때문에 계산된 resistance의 변화는 환자의 resistance의 변화를 의미하기 때문입니다.

2) 파형 Monitoring

각각의 파형을 살펴보는 것은 환자의 상태를 monitoring하는데 큰 도움을 줍니다.

(1) Ventilation mode에 따른 airway pressure 파형

1 Volume control ventilation

Volume control ventilation시 pressure 파형은 flow pattern을 어떻게 설정해 주느냐에 따라 결정이 됩니다. Pressure는 그림 7-4의 a와 같이 하행 ramp형인 경우 볼록한 상승을 보이며, b와 같이 constant flow인 경우 직선형 상승을 보입니다.

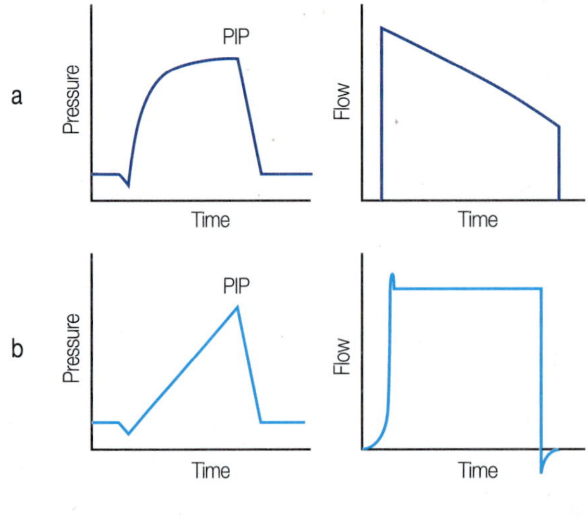

그림 7-4. Volume control ventilation의 파형

2 Pressure control

Pressure ventilation시 파형은 그림 7-5와 같습니다. Pressure ventilation의 파형은 volume control의 하행 ramp형과 비슷(흡기 초기에 flow의 대부분이 공급)합니다. 특히 full ramp를 설정하면 거의 구분을 할 수 없게 됩니다.

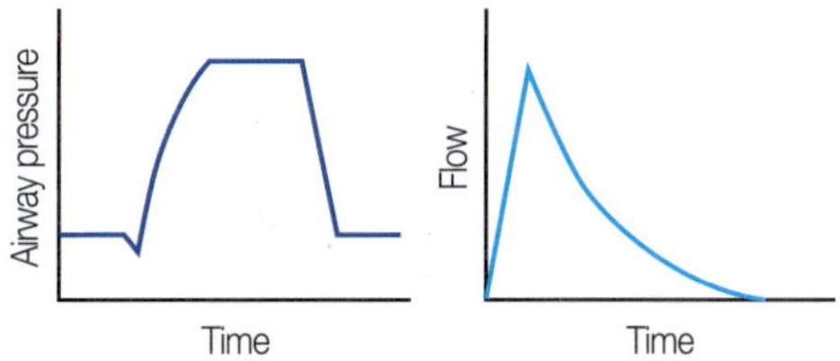

그림 7-5. Pressure control의 파형

참고

Pressure control ventilation(PCV)은 pressure control mode 중 하나입니다. 이 책에서 pressure control은 pressure를 조절하는 모든 ventilation의 mode(PCV, PSV, CPAP)를 의미합니다.

(2) Pressure 파형의 감시

1 Pressure triggering에 따른 pressure 파형의 편화

Airway pressure 파형에서 흡기 초기의 압력 감소는 patient triggering을 의미합니다(그림 7-6A). 반면 흡기 초기에 압력 감소가 일어나지 않으면 machine triggering을 의미합니다.

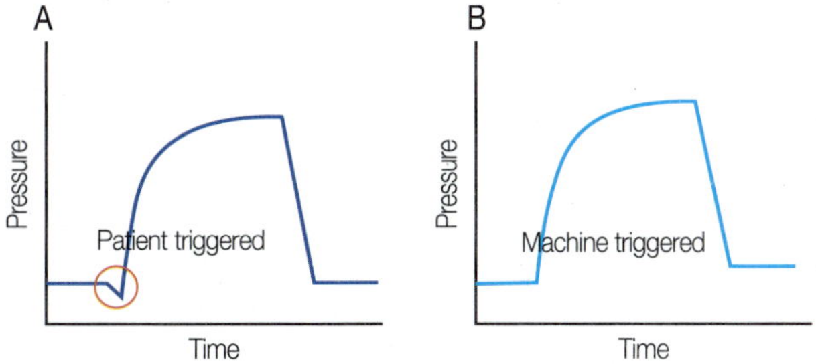

그림 7-6. Triggeirng에 따른 pressure 파형의 변화

2 Scalloping

Volume control ventilation을 제공받는 환자의 정상 airway pressure 그래프는 직선 또는 볼록한 형태입니다(그림 7-7의 실선). 만일 환자의 흡기 노력에 비해 ventilator가 공급하는 flow가 부족하면 그래프가 오목해질 수 있는데, 이를 scalloping이라고 합니다. Scalloping이 발생하면 환자에게 제공하는 flow를 증가시켜야 합니다.

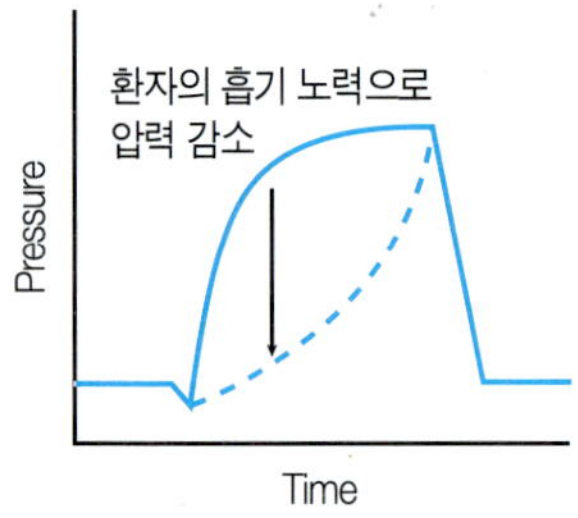

그림 7-7. Scalloping

3 Auto-PEEP(intrinsic PEEP)의 관찰

호기말에 호기 tube를 막아 auto-PEEP을 찾는 방법을 end expiratory occlusion method라고 합니다. 흡기가 시작되기 바로 직전(호기 말)에 호기 tube를 막으면 airflow가 사라져 alveolar pressure와 proximal airway pressure는 같아지게 됩니다. 정상적인 경우 호기 말 alveolar pressure는 0cmH_2O로 end expiratory occlusion method를 시행해도 proximal airway pressure가 증가하지 않지만, 비정상적인 양압(auto-PEEP)이 발생하면 호기말 alveolar pressure가 증가해 proximal airway pressure가 증가하게 됩니다(그림 7-8).

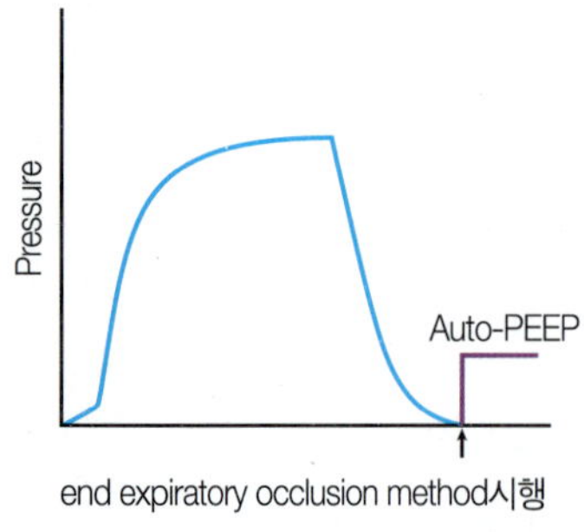

그림 7-8. End expiratory occlusion method (Auto-PEEP의 관찰)

(3) Flow curve

1 Flow triggering에 따른 flow curve의 변화

앞서 pressure triggering에 의해 유발되는 pressure 파형의 변화를 공부했지요? 이번에는 flow triggering에 따른 flow curve의 변화를 공부해 봅시다.

그림 7-9의 B는 앞서 공부한 pressure triggering에 따른 flow와 pressure curve의 변화입니다. Pressure에 의해 triggering 되므로 pressure가 감소하면 ventilator가 이를 인식하고 flow를 공급합니다.

그림 7-9의 A는 flow triggering입니다. 환자의 흡기노력에 의해 flow가 어느 정도 증가하면 ventilator가 흡기를 제공합니다.

흡기가 시작하는 지점에서 pressure의 감소 정도는 환자의 노력을 반영하는데, flow triggering에 의해 흡기가 시작 되는 지점의 pressure감소(ΔP_1)가 pressure triggering에 의한 지점의 pressure 감소(ΔP_2)보다 더 작습니다. 이는 flow-triggering

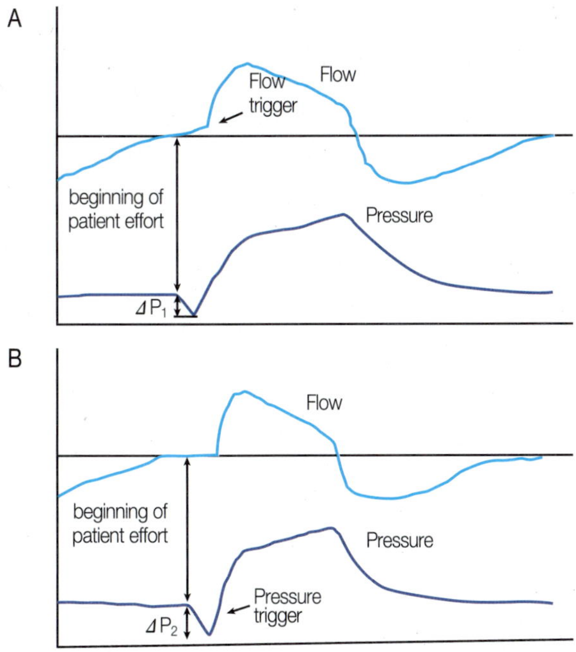

그림 7-9. A: Flow triggering와 B: pressure triggering

에서 흡기를 유발하기 위해 환자가 들이는 노력이 pressure-triggering에서 드는 노력보다 더 적다는 것을 의미합니다. 따라서 CPAP등에서는 환자의 흡기근의 피로를 막기위해 flow triggering을 사용합니다.

2 Auto PEEP

Flow curve 역시 auto-PEEP(intrinsic PEEP)을 찾는데 활용될 수 있습니다. 정상호기말에는 flow가 존재하지 않는데(flow = 0, 그림 7-10의 normal), auto-PEEP이 발생하게 되면 flow가 0에 도달하지 않게 됩니다. 이와 같이 호기말 flow를 관찰하여 auto-PEEP을 찾는 방법을 expiratory flow tracing이라고 합니다.

하지만 호기시 flow curve의 이러한 현상이 보이지 않아도 auto-PEEP이 존재할 수 있습니다. 따라서 호기말 flow가 정상처럼 보인다고 해서 auto-PEEP이 없다고 생각하면 안됩니다.

(4) Pressure-volume curve

환자를 sedation시킨 후 커다란 syringe를 이용해 slow flow를 지속적으로 공급하여 환자의 pressure와 volume을 측정한 그래프가 pressure-volume curve입니다. Pressure volume curve는 optimal PEEP을 적용하기 위해 도입이 되었으나, 그 효용성에 적잖은 의문이 제기되고 있다고 합니다. Pressure volume curve는 8장 Lung protective strategies에서 공부하도록 하겠습니다.

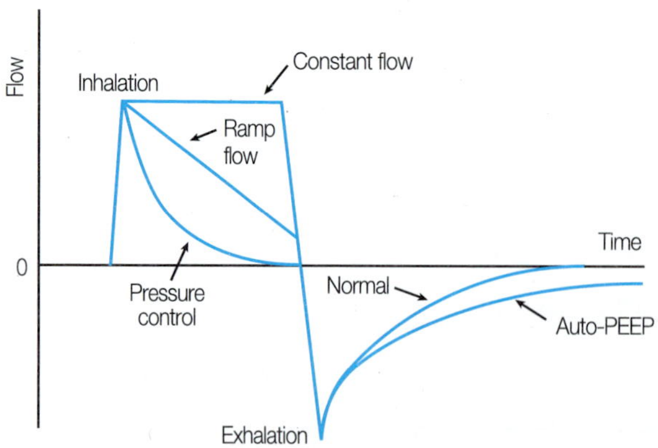

그림 7-10. Expiratory flow tracing(Flow 파형에서 auto-PEEP의 발생 관찰)

문제

[1~2] 아래 그림은 기계환기를 받고 있는 어떤 환자의 pressure 및 flow 파형이다. 옳은 답을 고르시오.

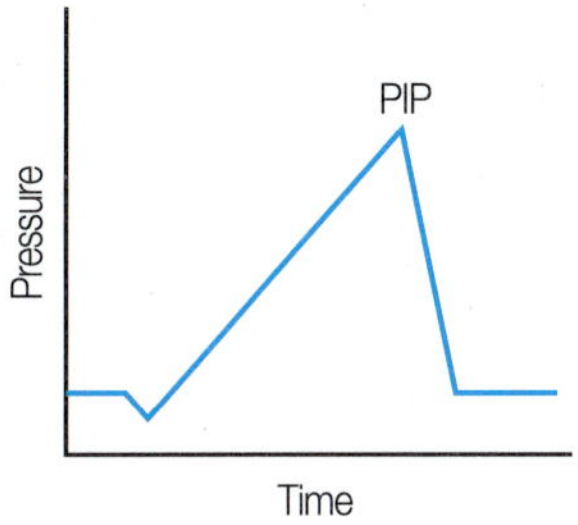

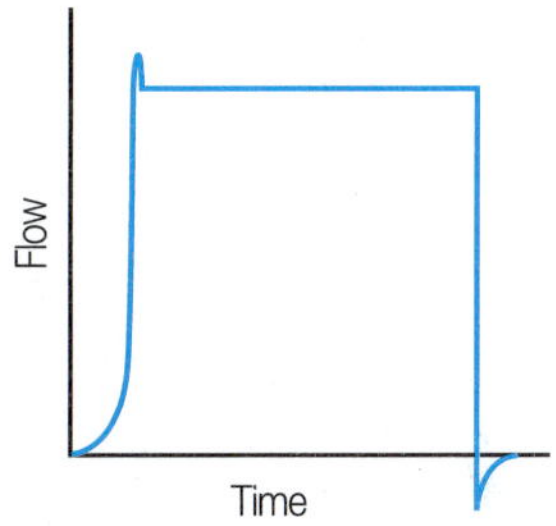

1. 이와 같은 파형을 보이는 모드는 (① volume control, ② pressure control) 이다.

풀이 일정한 flow가 공급되고 pressure는 linear하게 증가하므로 constant flow volume control입니다.

2. 위 mode의 cycle은 (① patient triggered, ② machine treggerd) - time cycled - pressure limited 로 작동된다.

풀이 흡기 초기 음압의 pressure는 patient triggerd를 의미합니다.

▶ 정답 문제 1: 1) 문제 2: 1)

[3~4]

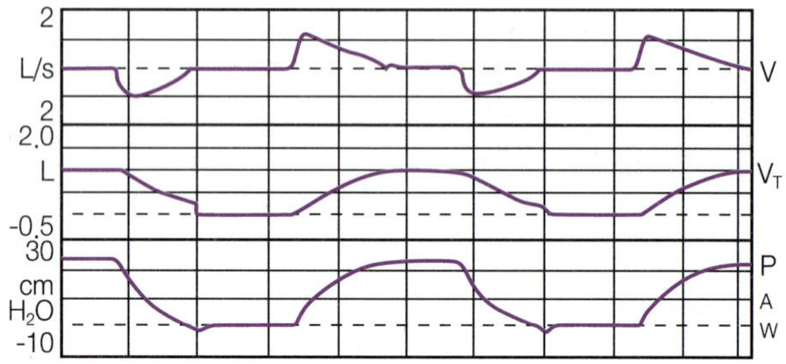

3. 위 그림과 같은 파형을 보이는 ventilator는 어떤 control 인가?

(V: flow, V_T: tidal volume, P_{AW} = airway pressure)

1) volume

2) pressure

3) 둘 다 가능하다.

풀이 4번 풀이 참고

4. 3번 문제의 답과 같이 생각하는 이유는?

풀이 문제의 그래프는 flow의 대부분이 흡기 초기에 제공되는 pressure control의 전형적인 그래프입니다. 하지만 full ramp를 설정한 volume control에서도 이와 동일한 그래프가 만들어질 수 있습니다.

▶ **정답** 문제 3: 3) 문제 4: 풀이 참고

5. VC-ACMV로 ventilation하는 환자에서 아래와 같은 pressure 파형이 나타났다. 이와 같은 파형이 나타나는 원인과 해야 할 조치는?

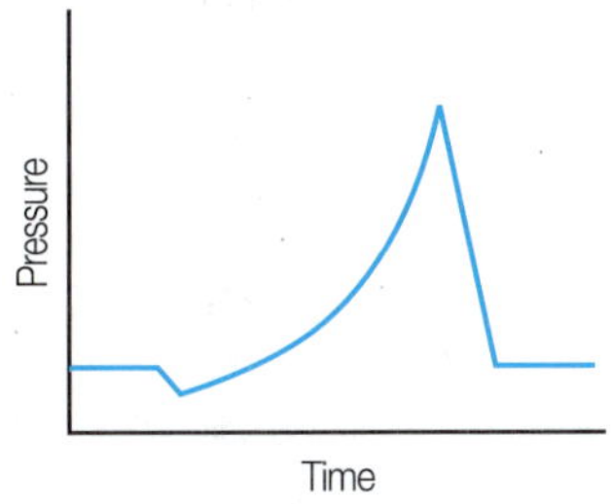

1) 원인은?

풀이 Scalloping은 환자의 흡기 요구량에 비해 ventilator가 제공하는 환기량이 부족해 발생합니다.

2) 조치는?

풀이 부족한 흡기량을 보충하기 위해 flow를 증가해야 합니다.

6. 기계 환기를 받고 있는 환자에서 SpO_2가 떨어져 알람이 울리고 있었다. 모니터링 상 peak airway pressure가 $40mH_2O$로 기존의 값인 $28cmH_2O$보다 증가해 있었다. 환자가 stable할 때 측정했던 plateau pressure는 $20cmH_2O$였다.

1) Plateau pressure를 측정하기 위해서는 어떻게 해야 하는가?

풀이 Plateau pressure를 측정하기 위해서는 흡기 말에 호기 밸브를 막은 후 proximal airway와 alveolar airway가 평형을 이룰 때까지 기달려야 합니다. 이를 inflation hold method라고 합니다.

▶ 정답 문제 5: 1) 풀이 참고, 2) Inspiratory flow를 증가 문제 6: 1) Inflation hold method를 사용

2) Plateau pressure는 21cmH_2O였다. 환자의 폐 역학의 변화를 설명하시오.

풀이 Plateau pressure는 증가하지 않았으므로 peak airway pressure의 증가는 transairway pressure증가 때문입니다. Transairway pressure의 증가는 기도저항의 증가를 의미합니다(그림 7-3).

3) 원인에는 무엇이 있는가?

풀이 기도 저항이 증가하는 원인은 정답의 4가지 입니다. 앞 글자만 따서 BOATS로 외웁시다. 공기가 BOATS를 타고 폐까지 이동하는데, 저항이 증가되어 이동하지 못하는 상황을 상상해 보세요.

4) 다음에 해야 할 검사와 조치는?

풀이 Bronchospasm을 일으킨 환자에서는 기관지확장제를 투여해야 합니다. Secretion은 suction으로 제거할 수 있습니다. Trachea tube를 감별하기 위해서는 Chest x-ray를 촬영해야 합니다. 필요한 경우 bronchoscopy를 시행하여 obstruction의 원인을 감별해야 합니다.

5) Suction을 해 달라는 레지던트의 요청에 suction tip을 넣은 간호사가 "선생님! Suction tip이 들어가지 않아요!" Tube가 막힌 것 같아요!" 라고 노티했다. 어떤 조치를 취해야 하는가?

풀이 Tube가 막혔으므로 새로운 tube로 교환을 해야 합니다.

▶ **정답** 문제 6: 2) 기도저항의 증가, 3) Braonchospasm, Obstruction, Aspiration, Trachea tubes, Secrertion
4) 풀이 참고, 5) Tube 교환

7. 기계환기를 제공받는 한 환자의 들숨이 620ml, 날숨이 600ml로 측정되었다. 흡기말 호기 밸브를 막아 측정한 압력 곡선은 아래 그림과 같았고 intrinsic PEEP은 없는 것으로 가정한다.

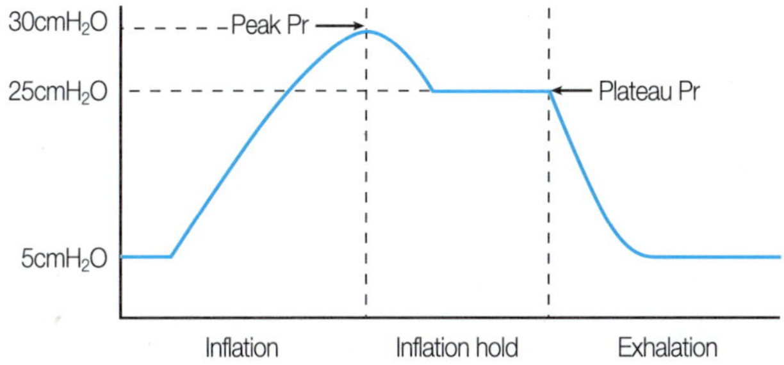

1) Static compliance를 구하시오.

2) Compliance는 증가했는가 아니면 감소했는가?

풀이 Compliance를 구하기 위해 사용되는 volume은 호기시의 volume으로 600ml입니다. Tansthoracic pressure=$P_{plateau}$ - PEEP=25-5=20cmH_2O입니다. 따라서 compliance 600/20=300ml/cmH_2O입니다. 정상 값은 50~80ml/cmH_2O(임상호흡기학 2판(군자출판사)에서는 60~100ml/cmH_2O)이므로 감소되어 있습니다.

8. Intrinsic PEEP에 대한 질문들이다. 답하시오.

1) Intrinsic PEEP을 찾는 방법에는 어떤 방법들이 있는가?

풀이 Intrinsic PEEP을 찾는 방법에는 ① Expiratory flow tracing(그림 7-10), ② End-expiration시 intraesophageal pressure 측정, ③ End expiratory occlusion method등이 있습니다.

▶ **정답** 문제 7: 1) 600/(25-5) = 30 ml/cmH_2O, 2) 감소 문제 8: 1) ① Expiratory flow tracing(그림 7-10), ② End-expiration시 intraesophageal pressure 측정, ③ End expiratory occlusion method(그림 7-8)

2) 어떤 방법이 가장 정확한가?

풀이 위 3가지 방법 중 intraesophageal pressure의 측정이 가장 정확합니다. Intraeshophageal pressure는 pleural pressure를 간접적을 측정하는 방법으로 pressure 변화를 직접 측정할 수 있기 때문이 가장 정확합니다.

3) End-expiration시 intraesophageal pressure의 변화는 왜 auto PEEP을 반영할까?

풀이 Postive pressure ventilation에서 pleural pressure는 흡기시 증가하고 호기 시에는 감소합니다. intraesophageal pressure는 pleural pressure를 간접적으로 측정하는 방법이기 때문에 pleural pressure와 동일하게 흡기시 증가하고 호기시 감소합니다. 그런데 호기말 비정상적인 양압(Auto-PEEP)이 발생하게 되면 호기말에도 폐포가 팽창하여 pleural pressure를 증가시키는데, 이는 호기말 intraesophageal pressure의 증가로 반영되게 됩니다.

4) 가장 흔히 사용되는 방법은 무엇인가?

풀이 Intraeshophageal pressure의 측정이 가장 정확하지만 측정 과정이 복잡하기 때문에, 실제적으로 측정이 용이한 end-expiarotry ocllusion method가 가장 많이 사용됩니다.

참고문헌

1. Paul L. Marino. The ICU Book 3/e. Lippincott Williams & Wilkins 2007; 464-471.

2. 대한결핵 및 호흡기학회. 호흡기학, 군자출판사 2004.

3. Lee Goldman et al. Cecil medicine 23/e, Saunders 2008; 719-721.

4. Dean R. Hess et al. 기계환기의 기초 2/e, 군자출판사 2005; 258-276.

▶ **정답** 문제 8: 2) Intraesophageal pressure 측정법, 3) 풀이 참고, 4) End-expiratory occlusion method

8. Lung protective strategies

대다수의 많은 학생들이 lung protective strategies와 low volume ventilation이 ARDS(Acute respiratory distress syndrome)환자의 예후를 호전시킨다고 배웠을 것입니다. 하지만 이러한 전략은 폐질환(ALI, ARDS 등)이 있는 환자들에게만 적용되는 전략입니다. 만일 환자의 폐가 정상이라면 전통적으로 제공했던 large volume(10~15ml/kg)을 공급해야 합니다.

이번 장에서는 ARDS의 치료 전략을 통해 lung protective strategies에 대해 알아봅시다.

1) ARDS의 치료전략

ARDS에서는 alveolar collapse에 의해 intrapulmonary shunt가 발생하므로 산소 공급에 반응이 없습니다. 또한 이렇게 collapse된 폐포들이 기계 호흡에 의해 반복적으로 열리고 닫히게 되면 shear stress를 받아 폐포 손상은 더 진행되게 됩니다.

이렇게 기도가 열리고 닫히면서 발생하는 손상을 막기 위해 전통적으로 large volume(10~15ml/kg)을 사용했었습니다. 그런데 이러한 large volume 자체가 폐손상을 유발하는 것으로 밝혀졌기 때문에 현재는 large volume을 공급하지 않습니다.

또한 예전에는 $PaCO_2$를 정상으로 유지하려고 노력했었습니다. $PaCO_2$가 증가된 환자에서 $PaCO_2$를 정상으로 유지하려면 hyperventilation(large volume, RR 증가)을 공급해야 했는데, 이 또한 폐손상을 유발하는 원인이었습니다. 따라서 지금은 높은 기도압을 감수하는 것보다 $PaCO_2$의 증가를 허용하는데, 이를 permissive hypercapnia라고 합니다.

현재 널리 ARDS의 치료를 위해 널리 사용되는 lung protective 전략에는 2가지 방식이 있습니다. 하나는 open lung protocol이고 다른 하나는 ARDSnet 연구팀에서 제안한 방법입니다.

(1) Open lung protocol

Open lung protocol은 alveoli가 열리고 닫히면서 생기는 shear stress에 주목합니다. Shear stress를 방지하기 위해 open lung protocol에서는 호기말에도 폐포가 닫히지 않도록 폐포 모집 수기(lung recruitment maneuver)를 시행합니다. Shear stress는 폐포의 열리고 닫힘이 반복되어 일어나는데 항상 폐포가 열려 있도록 폐포모집술을 시행하면 shear stress가 감소하게 됩니다.

PEEP과 lung recruitment를 동일한 용어로 생각하는 학생들이 많은데, PEEP은 본질적으로 폐포의 개방을 유지해주는 힘이지 닫힌 alveoli를 여는 힘이 아닙니다. 따라서 이미 닫혀진 alveoli들은 폐포 모집술을 이용해 흡기를 충분히 실시해야만 열리게 됩니다. 실제 폐포모집술을 하는 방법에 대해서는 더 알고 싶은 사람만(15)에서 다루겠습니다.

폐포모집술을 마친 후에는 폐포를 열어둘 수 있는 최소한의 PEEP(optimal PEEP)을 찾아야 하는데 이는 불필요한 압력이 폐를 손상시키지 않게 하기 위해서입니다.

정리

Open lung protocol

1) 폐포모집술 - 닫힌 폐포들을 여는 방법

2) Optimal PEEP 설정 - 열린 폐포들이 닫히지 않게 유지

Lung recruitment를 이해하기 전에 ventilator에 의존하는 환자의 pressure-volume curve에 대해 알아봅시다.

정상인의 폐는 그림 8-1과 같이 압력을 가하면 volume이 거의 일정하게 증가합니다. 반면 ARDS 환자에서는 압력을 가해도 volume 증가가 거의 없다가 갑자기 volume이 증가(compliance가 증가)하는 지점이 발생합니다. 이 지점을 lower reflection point(변곡점)라고 하는데 닫혀있던 많은 폐포가 열리는 시점으로 여겨져 최소한 이 압력 이상의 PEEP이 가해져야 lung recruitment가 이루어진다고 여겨졌습니다.

하지만 최근의 연구들은 flow-volume cureve 전반에 걸쳐 lung recruitment가 일어나므로 lower reflection point 이상의 압력을 가하는 방법만으로는 lung recruitment를 충분히 일으킬 수 없다는 지적을 하고 있습니다.

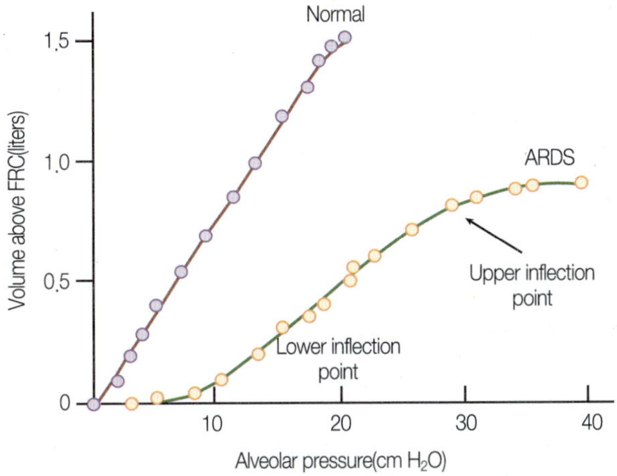

그림 8-1. Pressure-volume curve

따라서 현재는 닫힌 폐포를 모집해서 다 열어놓은 다음 호기를 시키면서 갑자기 많은 수의 폐포가 닫혀 폐역동학 지표들이 감소하는 지점(compliance가 떨어지거나 산소교환이 감소하여 SpO_2등이 감소)을 찾아 이 이상의 압력(PEEP)을 제공하는 방법을 시행합니다.

이렇게 폐포모집을 유지할 수 있는 최소압력을 optimal PEEP이라고 하는데 optimal PEEP을 찾는 방법에 대해서는 더 알고 싶은 사람만(15) 에서 다루도록 하겠습니다. 참고로 아직까지 consensus를 이룬 폐포모집술은 존재하지 않습니다.

2) ARDSnet protocol

ARDSnet의 접근법의 핵심은 volume control ventilation을 통해 TV을 제한을 하는 것에 있습니다. 이는 2000년에 NEJM에 보고한 lower tidal volume을 이용한 ventilation이 traditional volume(large volume)을 제공했을 때보다 mortality가 감소했다는 연구결과에 의합니다. 실제 ARDSnet에서 제공하는 ALI와 ARDS의 mechanical ventilation을 위한 ARDSnet protocol은 표 8-1과 같습니다. 실제 환자에서 어떻게 제공하는 지는 더 알고 싶은 사람만(15) 에서 다루도록 하겠습니다.

표 8-1. ALI와 ARDS에서의 ARDSnet protocol

INITIAL VENTILATION TIDAL VOLUME AND RATE ADJUSTMENTS

A. Calculate predicted body weight(PBW)

Male = 50 + 2.3 [ht (in)−60] kg

Female = 45.3 + 2.3 [ht (in)−60] kg

B. Mode: Volume Assist-Control

C. Set initial tidal volume to 8 mL/kg PBW

D. Reduce tidal volume to 7 mL/kg PBW after 1~2 hrs and then to 6 mL/kg PBW after a further 1~2 hrs

E. Set initial ventilator rate to maintain baseline minute ventilation (not > 35/min)

SUBSEQUENT TIDAL VOLUME ADJUSTMENTS

Plateau Pressure Goal: $\leq$ 30 cm H_2O

Check inspiratory plateau pressure (P_{plat}) with 0.5 s pause at least every 4 hrs and after each change in PEEP or tidal volume.

- If P_{plat} > 30 cm H_2O. decrease tidal volume by 1 mL/kg PBW steps to 5 or if necessary to 4 mL/kg PBW.
- If P_{plat} > 25 cm H_2O and tidal volume < 6 mL/kg, increase tidal volume by 1 mL/kg PBW until P_{plat} > 25 cm H_2O or tidal volume = 6 mL/kg.
- If breath stacking or severe dyspnea occurs, tidal volume may be increased (not required) to 7 or 8 mL/kg PBW if P_{plat} remains $\leq$ 30 cm H_2O.

ARTERIAL OXYGENATION

GOAL: Pa_{O_2} 55~80 mm Hg or SP_{O_2} 88~95%

Use these F_iO_2/PEEP combinations to achieve oxygenation goal

F_iO_2	0.3	0.4	0.4	0.5	0.5	0.6	0.7	0.7	0.7	0.8	0.9	0.9	0.9	1.0
PEEP	5	5	8	8	10	10	10	12	14	14	14	16	18	20-24

RESPIRATORY RATE AND ARTERIAL pH

ARTERIAL pH GOAL: 7.30~7.45

A. Acidosis Management:

If pH 7.15~7.30:

- Increase set rate until pH > 7.30 or Pa_{CO_2} < 25 (max set rate = 35/min)
- If set rate = 35/min and pH < 7.30, $NaHCO_3$ may be given (not required) if pH < 7.5:
- Increase set respiratory rate to 35/min
- If set rate = 35/min and pH < 7.15 and $NaHCO_3$ has been considered, tidal volume may be increased in 1 mL/kg PBW steps until pH > 7.15 (P_{plat} target may be exceeded)

B. Alkalosis Management: (pH > 7.45):

Decrease set rate until patient rate > set rate. Minimum set rate = 6/min

C. I:E Ratio Goal: 1:1~1:3

Adjust flow and inspiratory flow waveform to achieve goal.

(1) Initial volume 설정

ARDSnet protocol에서 가장 중요하게 생각하는 것은 low volume ventilation입니다. Protocol에 의하면 초기에는 8ml/kg을 환자에게 공급하다가 산소화가 호전되면 6ml/kg까지 volume 공급을 감소시켜야 합니다.

또한 산소화(PaO_2 > 55~80mmHg, SpO_2 88~95%)를 돕기 위해 PEEP과 F_IO_2를 설정해야 하는데, ARDSnet protocol에서는 Open lung protocol에서와는 달리 목표 PaO_2/F_IO_2를 유지하기 위해 요구되는 정도의 PEEP만을 설정합니다. 각각의 F_IO_2에 적용해야 하는 PEEP은 표 8-2와 같습니다.

표 8-2. ARDSnet protocol에 따른 F_IO_2와 PEEP

F_IO_2	0.3	0.4	0.4	0.5	0.5	0.6	0.7	0.7	0.7	0.8	0.9	0.9	0.9	1.0
PEEP	5	5	8	8	10	10	10	12	14	14	14	16	18	20-24

(2) 이 후의 volume 설정

이 후의 volume은 plateau pressure를 측정하여 변경합니다. Plateau presure는 alveolar overdistension에 의한 volutrauma를 반영하는 지표로 25~30cmH_2O로 유지해야 합니다.

Plateau pressure가 30cmH_2O를 초과하면 환자에게 제공하는 volume을 4ml/kg까지 제한시키고, 25cmH_2O에 이르지 못하면 volume을 6ml/kg까지 증가시킵니다.

(3) pH

Plateau pressure와 적절한 산소화가 유지된다면 마지막으로 pH를 7.3~7.45로 조절해야 합니다. pH조절은 respiratory rate를 변경해 $PaCO_2$를 조절함으로써 이루어집니다(표 8-3).

표 8-3. ARDS-protocol에 의한 산증의 교정

pH	RR	Bicarbonate	TV
< 7.15	증가	투여	증가 고려
7.15~7.3	증가	투여 고려	

pH < 7.3인 산증인 경우 산증을 완화시키기 위해 RR을 증가(최대 35회/min)시켜 호흡성 산인 CO_2의 배설을 증가시킵니다. RR변화를 통해 조절되지 않는 경우, bicarbonate를 투여하거나 TV을 증가시킬 수도 있습니다(표 8-3).

pH > 7.3인 염기증인 경우 알카리증을 완화시키기 위해 RR을 감소(최소 6회/min)시킵니다.

정리

1. ARDSnet protocol의 목표

1) TV<6ml/kg

2) Plateau pressure≤30cmH_2O

3) Oxygenation - PaO_2 55~80mmHg(SpO_2 88~95%)

4) pH 7.30~7.45

2. Open lung protocol과 ARDSnet protocol의 비교

	Open lung protocol	ARDSnet protocol
특징	Lung recruitment와 PEEP	Low tidal volume
Control	Pressure	Volume
목표 PaO_2	ALI>70mmHg Moderate ARDS>60mmHg Severe ARDS>50mmHg	55~80mmHg (SpO_2 88~95%)
Permissive hypercapnia	허용	허용
PEEP	Alveolar recruitment를 유지를 위해 10~20cmH_2O	특정 F_IO_2로 목표 PaO_2를 유질할 만큼의 PEEP만 허용(각각의 F_IO_2에 해당하는 PEEP을 protocol로 제시)
Plateau pressure	≤ 30cmH_2O	≤ 30cmH_2O

문제

1. 27세 남자가 교통사고 후 의식이 혼미한 상태로 응급실에 내원하였다. 혈압이 60/40mmHg으로 대량 수혈을 시행한 뒤 상태가 호전되다가 하루 후에 호흡곤란이 나타났다. 환자의 흉부 X-선은 다음과 같다. 이 환자의 폐 생리 지표의 변화로 옳은 것의 조합은? (KMLE 96')

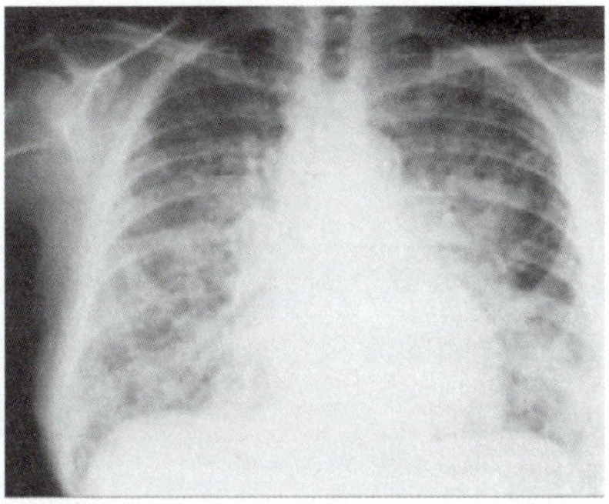

가. dead space 감소　　나. compliance 감소
다. diffusion capacity 증가　　라. shunt 증가

1) 가, 나, 다　2) 가, 다　3) 나, 라　4) 라　5) 가, 나, 다, 라

풀이 ARDS의 주된 기전은 alveolar collapse에 따른 compliance 감소와 shunt의 증가입니다. 따라서 shunt를 반영하는 지표인 PaO_2/FiO_2가 200미만으로 감소합니다. ARDS에서 dead space는 증가하고 diffusion capacity는 pulmonary edema에 의해 감소합니다.

▶ 정답 문제 1: 3)

2. 급성 호흡곤란 증후군(ARDS)의 원인으로 옳은 것은? (KMLE 03')

가. 패혈증	나. 좌심실 기능상실(부전)
다. 위 내용물 흡인	라. 간질성 폐질환

1) 가, 나, 다　2) 가, 다　3) 나, 라　4) 라　5) 가, 나, 다, 라

풀이 ARDS의 원인은 아래 표와 같습니다. ARDS의 정의상 left ventricular failure는 제외됩니다. Left ventricular failure에서는 PCWP>18mmHg 이지만 ARDS에서는 18 미만입니다.

직접 손상(폐성 ARDS)	간접 손상(폐외성 ARDS)
폐 감염: 폐렴, 결핵, SARS	패혈증(m/c)
위 내용물의 흡인	심한 외상, 화상
폐 타박상	대량 수혈
익사 직전(near-drowning)	약물 과다
독성물질 흡입	췌장염
산소 과다흡입(oxygen toxicity)	심폐우회술(cardiopulmonary bypass)

3. ARDS를 유발할 수 있는 것은? (KMLE 05')

가. 폐렴	나. 급성이자염
다. 패혈증	라. 왼심실기능상실

1) 가, 나, 다　2) 가, 다　3) 나, 라　4) 라　5) 가, 나, 다, 라

풀이 2번 문제 풀이 참고

▶ **정답**　문제 2: 2)　문제 3: 1)

4. 성인 호흡곤란 증후군(ARDS)를 초래할 수 있는 것은? (KMLE 97')

가. diffuse pulmonary infection
나. morphine 과용
다. inhalation burn
라. 고농도 산소(F_IO_2)로 2주간 흡입

1) 가, 나, 다 2) 가, 다 3) 나, 라 4) 라 5) 가, 나, 다, 라

풀이 2번 문제 풀이 참고

5. ARDS에서 관찰되는 소견은? (KMLE 99')

1) 폐 동맥압 감소
2) 정적 폐 유순도 감소
3) 기도 저항 감소
4) 폐포-동맥혈 분압차 감소
5) 폐내 단락 감소

풀이 ARDS에서는 Hypoxemia에 의해 폐동맥압이 증가합니다. 또한 alveolar collapse에 의해 atelectasis가 발생하므로 기도 저항은 증가하고 compliance(유순도)는 감소합니다. ARDS의 저산소증의 주된 기전은 폐내 단락(shunt)의 증가입니다. (A-a)DO_2는 증가합니다.

6. 급성호흡곤란증후군에서 나타나는 것은? (KMLE 07')

1) 좌심방압 증가
2) 양측 폐의 미만성 침윤
3) (A-a)DO_2 감소
4) BAL에서 호산구 증가
5) FEV_1/FVC 감소

풀이 ARDS에서는 양측 폐의 미만성 침윤이 나타납니다. 좌심방압이 증가하는 질환은 정의상 ARDS에서 제외됩니다. (A-a)DO_2는 증가하고 BAL에서는 neutrophil이 증가합니다. 폐기능 검사상 restrictive pattern이 나타납니다.

▶ 정답 문제 4: 5) 문제 5: 2) 문제 6: 2)

7. 다음 중 성인성 호흡장애 증후군(ARDS)의 진단에 맞는 소견은? (KMLE 95')

가. 폐용적의 감소
나. 단락의 증가
다. 흉부 사진 상 폐부종의 형태
라. 폐유순도(compliance)의 증가

1) 가, 나, 다　　2) 가, 다　　3) 나, 라　　4) 라　　5) 가, 나, 다, 라

풀이 Compliance는 감소합니다.

8. 54세 남자가 3일간의 객담, 기침, 발열을 주소로 내원했다. 체온 39.8℃, 호흡수 35회/분, 혈압 95/60mmHg이었다. F_IO_2 0.6으로 주어서 PaO_2 60이었다. 다음 중 옳은 것은? (KMLE 01')

1) PCWP가 정상
2) $PaO_2/F_IO_2 = 300$
3) 항생제에 의해 호전될 수 있다.
4) 좌심실 부전 소견
5) V/Q mismatch이다.

풀이 $PaO_2/F_IO_2=60/0.6=100$입니다. PaO_2/F_IO_2는 shunt를 잘 반영하는 지표로서 $PaO_2/F_IO_2<200$은 shunt fraction이 20% 이상임을 의미합니다. ARDS에서 PCWP는 정상이고 좌심실 부전 소견은 없어야 합니다. 또한 산소 공급에 의해 호전이 없으므로 V/Q mismatch보다는 shunt가 저산소혈증의 기전입니다.

▶ 정답　문제 7: 1)　문제 8: 1)

9. ARDS의 치료에 대한 설명 중 가장 옳은 것은? (KMLE 00')

1) PaO_2는 적어도 80mmHg 이상 유지한다.
2) 대부분 안면산소 마스크로 혈액 내 산소 농도가 적절한 수준으로 유지된다.
3) 발병초기에 부신피질스테로이드를 투여하면 생존율이 증가한다.
4) 호기말 양압을 걸어주면 심박출량이 증가한다.
5) 인공호흡기 치료 시 혈액 내 산소 농도는 앙와위보다 복와위 자세에서 개선될 수 있다.

풀이 ARDS의 PaO_2의 목표치는 55~80mmHg으로 대부분 기계환기를 통해서만 적절한 산소화가 이루어집니다. 발병 초기의 steroid는 생존율을 증가시키지 못합니다. PEEP은 대부분의 환자에서 venous return을 감소시켜 CO을 감소시킵니다. Open lung protocol에서는 산소화 개선을 위해 prone position을 취하기도 합니다. 하지만 예후에 큰 영향은 끼치지 않는 것으로 알려져 있습니다.

10. 급성 호흡부전에 대한 기계호흡 방법이다. 옳은 것은? (KMLE 02')

1) 산소 포화도는 100%에 가깝게 한다.
2) Tidal volume은 10mL/kg 이상으로 한다.
3) PEEP은 사용하지 않는다.
4) F_IO_2는 가능하면 60% 이하로 한다.
5) 기도내압은 35cmH_2O 이상으로 유지한다.

풀이 ARDSnet에서 제시하는 산소 포화도의 목표치는 88~95%이고 PaO_2의 목표치는 55~80mmHg입니다. 또한 tidal volume은 6~8ml/kg으로 공급해야 합니다. PEEP을 사용하여 기도압은 35cmH_2O 이하로 유지하는 것이 추천됩니다. 산소 독성을 막기 위해 F_IO_2<60%로 하는 것이 좋습니다.

11. 기계호흡 치료 중인 ARDS 환자의 예후를 개선시키는 치료 방법은? (KMLE 06')

1) PEEP
2) 엎드린 자세
3) Surfactant 투여
4) 저용량 tidal volume
5) 글루코코티코이드 투여

풀이 저용량 tidal volume만이 환자의 예후를 개선시킵니다.

▶ **정답** 문제 9: 5) 문제 10: 4) 문제 11: 4)

12. 다음은 쇼크 후의 ARDS에 대한 설명 중 옳은 것은? (KMLE 01')

가. 기관지 부종에 의한다.
나. 저산소증이 생긴다.
다. Chest-X ray는 대부분 정상이다.
라. 인공호흡기로 PEEP을 적용한다.

1) 가, 나, 다 2) 가, 다 3) 나, 라 4) 라 5) 가, 나, 다, 라

풀이 기관지 부종이 아니라 폐부종이 발생합니다. X-ray에서는 pulmonary edema가 관찰됩니다.

13. 55세 남자가 18일 전부터 심한 호흡 곤란으로 호소하였으며, 현재 기계 환기 호흡 치료 중이다. 산소 분율 50%에서 동맥혈 가스 분석 결과는 다음과 같다. 생존율을 높이는 방법은? (KMLE 09')

pH 7.30, $PaCO_2$ 45mmHg, PaO_2 70mmHg, HCO_3- 23mEq/L, SaO_2 93%

1) 체외막 산소화
2) Glucocorticoid를 투여한다.
3) 항생제를 정주한다.
4) Low tidal volume ventilation을 시행한다.
5) 폐포 동원술을 시행한다.
6) 호기말 양압 치료를 시행한다.

풀이 Low tidal volume만이 생존율을 높이는 것으로 알려져 있습니다.

▶ 정답 문제 12: 3) 문제 13: 4)

더 알고 싶은 사람만(15)

Q1) ARDSnet protocol에 따라 어떤 ARDS 환자(환자는 남자이고 키는 170cm)의 mechanical ventilation을 설정하려고 합니다. 실제 환자에게 ventilator를 setting하는 마음으로 질문에 답해 봅시다. 문제를 풀기위해 표 8-3의 ARDSnet-protocol을 참고하기 바랍니다.

1) 환자의 predicted body weight(PBW)를 구하면?

풀이 170cm를 inch로 환산하면 67inch(1inch는 1.54cm)입니다. 따라서 Male의 PBW=50 + 2.3[ht (in)－60]=50+2.3 [67－60]=66.1 kg입니다.

2) 어떤 mode의 기계환기를 제공해야 하는가?

풀이 ARDS-net protocol에서는 VC-ACMV를 추천합니다.

3) 기계환기를 제공받기 전 환자의 minute ventilation이 17L/min라고 가정했을 때 초기에 환자에게 공급해야 하는 tidal volume, 호흡수, PEEP, F_IO_2는?

풀이 1) TV

초기에 공급해야 하는 TV은 8ml/kg 입니다. 환자의 경우 PBW가 66.1kg이므로 공급해야 하는 TV=8.1/kg×66.1kg=529ml 입니다. 이후 TV은 2시간마다 1ml/kg씩 감소시켜 6ml/kg이 되도록 설정해야 합니다.

2) RR

초기에 환자에게 공급해야 하는 minute ventilation은 기계환기를 제공받기 전 환자의 minute ventilation과 동일합니다. RR=minute ventilation/TV이므로 공급해야 하는 RR = 17000/529=32회/min 입니다. 참고로 RR은 35회/min를 초과하면 안됩니다.

3) PEEP과 F_IO_2

초기에 제공해야 하는 PEEP은 5~7cmH_2O이고 F_IO_2는 1.0입니다. 이후에는 ARDS net protocol의 PEEP, F_IO_2 table(표 8-2)에 따라 PaO_2(55~80mmHg)와 SpO_2(88~95%)가 유지되게 PEEP과 F_IO_2를 재설정해야 합니다.

▶ **정답** 1) 66.1kg, 2) VC-ACMV,
3) TV = 8×66.1 = 529ml, RR = 17000/529 = 32회/min, F_IO_2 1.0, PEEP을 5~7cmH_2O 제공

4) 2시간 후에 TV을 7ml/kg으로 감소시켰고, 다시 두 시간 후에 6ml/kg으로 TV을 감소시켰습니다. ARDSnet protocol에 따라 F_IO_2 0.5, PEEP 8cmH_2O로 설정하여, PaO_2 65mmHg가 되도록 하였습니다. 다음에 측정해야 할 지표는 것은 무엇인가?

풀이 초기 volume을 설정한 다음 이 후의 volume은 plateau pressure를 이용해 조절합니다. Plateau pressure는 alveoli의 overdistension과 volutrauma를 반영하는 지표로 lung volume을 잘 반영합니다. plateau pressure는 25~30cmH_2O 이내로 조절해야 합니다.

5) Inflation hold method를 실시하여 측정한 환자의 plateau pressure가 28cmH_2O였다. 환자의 활력증후에는 큰 변화가 없었고, SpO_2는 93%였다. 다음에 측정해야 할 지표는 무엇인가?

풀이 Plateau pressure가 25~30cmH_2O로 잘 조절되고 있으므로 pH를 조절해야 합니다.

6) 환자의 pH가 7.10이었다. 어떻게 조치해야 하는가?

풀이 목표 pH는 7.3~7.45입니다. 만약 pH<7.15라면 RR를 35회까지 증가시켜야 합니다.

7) RR을 35회/min까지 증가시켰으나 pH는 7.12로 거의 반응이 없었다. 어떻게 해야 하는가?

풀이 RR을 35회/min까지 증가시켜도 pH의 변화가 없다면 bicarbonate를 투여해야 합니다.

8) 이 후에도 pH의 변화가 거의 없었다. 어떻게 해야 하는가?

풀이 RR을 35회/min까지 증가시키고, bicarbonate를 투여해도 반응이 없으면 TV을 1ml/kg을 증가시켜볼 수 있습니다.

9) 문제 5)에서 F_IO_2 0.5, PEEP 8cmH_2O일 때, PaO_2 〈50mmHg였다면 어떻게 해야 하는가?

풀이 F_IO_2 0.5, PEEP 8cmH_2O에서 PaO_2가 조절이 안 된다면, F_IO_2/PEEP table에 따라 F_IO_2와PEEP을 제 설정을 해 주어야 합니다.

▶ **정답** 4) Plateau pressure, 5) pH 측정, 6) RR을 35회까지 증가, 7) $NaHCO_3$투여, 8) TV을 1ml/kg 증가, 9) PEEP과 F_IO2_2로 재설정

Q2) Open lung protocol은 폐포모집술(lung recruitment)과 optimal PEEP을 찾는 두가지 과정으로 이루어집니다. 이 중 폐포모집술은 어떻게 시행하는 것일까요?

A) 현재 consensus를 이룬 폐포모집술이 존재하지 않아 각 병원마다 다른 protocol이 사용되고 있습니다. 폐포모집술에는 높은 수준의 CPAP을 가하는 법, 일시적 PEEP 증가법, 한숨법(sigh)등이 있습니다.

(4) 일시적 PEEP 증가법

① PCV으로 설정합니다.

② PIP(peak inspiratory pressure)를 40~60cmH_2O가지 증가시키고 RR을 10~30회/min, I:E를 1:1 또는 2:1로 설정합니다.

③ PEEP을 10~20cmH_2O로 설정합니다.

④ TV이 유지되는 최소한의 PIP를 찾습니다(PEEP은 유지).

(5) 확장 한숨법

서울 아산병원에서 사용되는 proocol로 서울아산병원 내과매뉴얼 제3판(군자출판사) 720p에 소개되어 있습니다.

① PIP가 40cmH_2O를 초과하지 않게 설정합니다.

② 30초 간격으로 PEEP을 증가시키고 TV은 감소시킵니다.

Q3) 그림 8-2는 open lung protocol에서 lung recruitment를 한 후 PEEP을 감소시키면서 optimal PEEP을 찾는 것을 보여 주고 있습니다. 이 과정을 같이 공부하면서 어떻게 optimal PEEP을 찾는지 알아봅시다.

A) ① Alveolar recruitment를 시행한 후에 30초마다 PEEP을 1cmH_2O씩 감소시킵니다.

② $ETCO_2$나 SpO_2, compliance 등이 급격히 감소하는 지점 ②를 찾습니다. 바로 이 지점에서 많은 수의 alveolar collapse가 일어나 여러 지표들이 크게 감소하게 됩니다. PEEP은 이 이상의 압력을 가해주어야 합니다.

③ 이 지점보다 약간 높은(2cmH_2O) 압력의 PEEP을 설정해 줍니다.

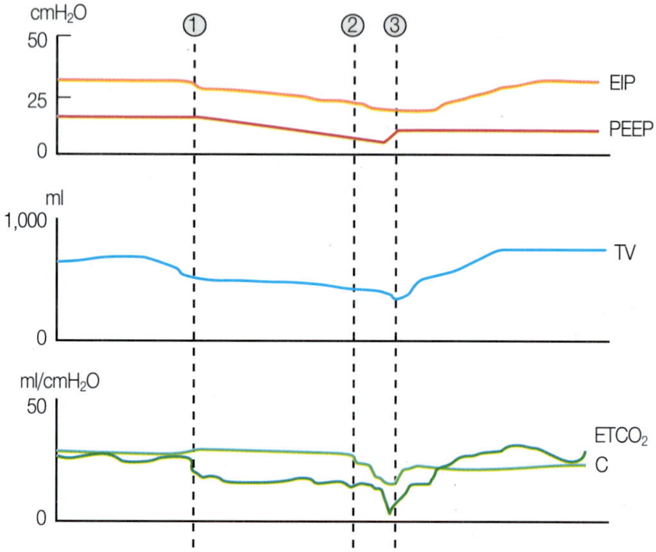

EIP(end inspiratory pressure), TV(tidal volume), C(compliance)

그림 8-2. Open lung protocol

참고 문헌

1. ARDS Network. Ventilation with lower tidal volumes as compared with traditional tidal volumes for acute lung injury and the acute respiratory distress syndrome. N Engl J Med 2000; 342:1301-1308.

2. Amato MB, Barbas CS, Medeiros DM, et al. Beneficial effects of the "open lung approach" with low distending pressures in acute respiratory distress syndrome: A prostective randomized study on mechanical ventilation Am J Respir Crit Care Med 1995; 152:1835-1846.

3. Ware LB, Matthay MA. The acute respiratory distress syndrome. N Engl J Med 2000;342:1334-1349.